의사도 포기한 병을 극복한 사람들
천기누설 4

의사도 포기한 병을 극복한 사람들
천기누설 4

초판 1쇄 발행　2014년 4월 17일
초판 2쇄 발행　2014년 5월 30일

지은이　　MBN 〈천기누설〉제작팀
감수　　　서재걸 김달래 이광연
정리　　　박수경 전연주
발행인　　곽철식
발행처　　다온북스

출판등록　2011년 8월 18일 제110-92-16385호
주소　　　서울시 은평구 갈현동 327-132 301호
전화　　　070-7516-2069　　팩스　　02-332-7741

종이　　　　상산 페이퍼
인쇄와 제본　M프린트

값　　15,000원
ISBN 979-11-85439-12-9 13510

* 이 책은 저작권법에 따라 보호를 받는 저작물이므로 무단전재와 복제를 금하며,
　이 책 내용의 전부 또는 일부를 사용하려면 반드시 저작권자와 다온북스의 서면 동의를 받아야 합니다.

* 잘못되거나 파손된 책은 구입하신 서점에서 교환해 드립니다.

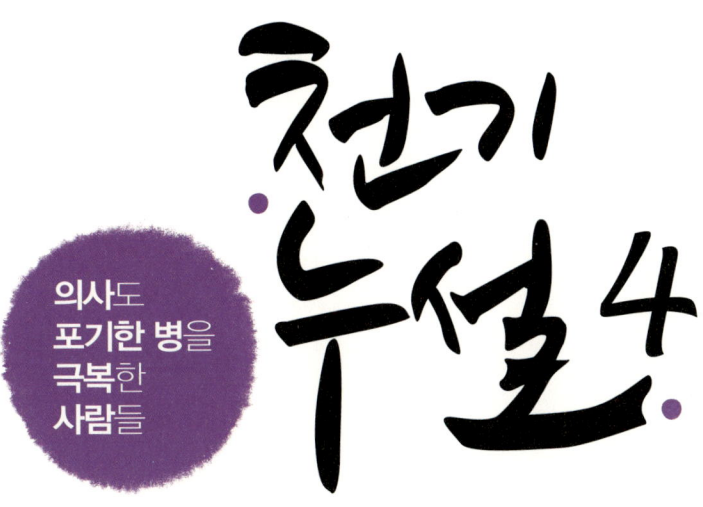

천기누설 4

의사도
포기한 병을
극복한
사람들

MBN 〈천기누설〉제작팀 지음 | 서재걸·김달래·이광연 감수

다온북스

의사도 포기한 병을 극복한 사람들

추천의 글

자연에
답이 있었다

어떤 집안에 경사스러운 일이 일어났습니다. 옆집에 떡을 만들어 전해주면서 같이 기뻐하고 축하 받는 게 인지상정입니다. 만약 이 기쁜 소식을 옆집에 안 알리고 혼자 기뻐한다면 그 기쁨이 정말 오래 갈 수 있을까요? 또 옆집에서 무슨 수로 알아서 축하해 줄 수 있겠습니까? 우리 몸속도 살아있는 생명체(세포)가 60조개나 존재합니다. 이 세포들끼리도 기쁜 소식이나 위험한 정보를 교환해야 세포들의 주인인 우리 몸도 건강할 수 있습니다.

그래서 필요한 게 자연에 존재하는 다양한 생리활성물질과 면역물질들입니다. 사람들이 자연을 멀리 하면서 경험하지 못한 일들을 식물들이 대신 자연과 접해 겪으면서 얻은 수많은 정보를 식물 자신의 몸속에 담아 동물이나 사람들을 통해 전달하고 더불어 살 수 있는 기회를 제공하는 것입니다. 또 사람들에게 부족한 면역성을 채워 줄 수 있습니다. 하지만 사람들은 자연의 파괴로 얻은 여러 원인모를 병들을 치료하지 못하고 화학약품에 의존하고 있는게 현실입니다.

좀 더 잘 찾아보면 자연에 답이 있습니다.

다만 사람에게 독이 되지 않게 약용이 되는 식물들을 얻을 수 있다면 많은 도움이 될 것입니다. 암을 포함한 많은 질병들은 결국 면역과 관련된 질환입니다. 따라서 면역기능을 항상 유지하고 있는 것이 질병 예방과 치료의 핵심이라 할 수 있습니다. 현대인들은 오래 살고 건강하게 살고 싶어 합니다. 아프지 않고 하고 싶은 일을 하고 살 수 있다면 가장 행복한 삶이 될 것입니다. 그러길 바란다면, 자, 이제 이 책〈천기누설〉에 집중을 해보는 게 좋겠습니다. 내 건강을 지켜주고 내 생각을 전달해줄 자연의 이야기가 시작되기 때문입니다. 바깥세상이 무섭다고 집에만 있으라고 강조하는 전문가들보다 바깥세상에서 살아가는 법을 알려주는 전문가가 더 필요한 세상이 되었으면 좋겠습니다. 이제 건강은 의학 전문가의 것이 아니라 나 자신의 선택과 결정에 달려 있기 때문입니다. 〈천기누설〉도 비밀이 저 멀리 하늘에 있는 것이 아니라 알고 보면 우리 가까이에 있다는 사실을 알려주는 의미 있는 책입니다.

2013년 10월 포모나자연의원 대표원장 서재걸박사

추천의 글

건강은 건강할 때
챙겨야 한다

우리나라 사람들의 평균수명은 2013년을 기준으로 이미 81세를 넘어섰고, 생명보험회사에서는 머지않아 90세에 근접할 것으로 예측하고 있습니다. 오래 사는 것은 모든 사람의 염원이긴 하지만 건강하지 않으면서 오래 사는 것은 축복이 아니라 재앙일 수 있다는 점에서 건강에 대한 관심은 어느 때보다 더 높아지고 있습니다.

우리의 신체는 성장기를 지나 청년기가 되었을 때 가장 건강하고, 장년기가 되면 자꾸 어느 한부분에서 탈이 나기 시작하게 되며, 노년기가 되면 갑자기 동시다발적으로 몸과 마음에 이상이 나타나게 됩니다. 부모로부터 물려받은 건강은 청년기가 지날 때까지는 영향을 미치지만 장년기 이후의 건강은 스스로의 관리와 관심 여부에 따라 확연하게 달라집니다. '골골하던 사람이 80까지 살더라'라는 옛말이 있습니다. 몸이 약한 사람은 항상 자신의 건강을 생각하고 생활하고 결국 건강을 찾게 됩니다. 하지만 평소 건강을 자신하던 사람들은 몸을 함부로 굴리게 됩니다. 그래서 젊었을 때는 잠을 줄여가면서까지 공부하고, 사회생활을 하면서는 몸에 무리를 주면서까지 사업에 몰두하게 됩니다. 또 몸에 이상이 나타나도 대수롭지 않게 여기고 무시하다가 생각지도 않던 일을 겪게 됩니다.

건강은 건강할 때 챙겨야 합니다. 또한 건강이 이상이 있다고 판단되면 그 때부터 최선을 다해 진료을 받고 스스로도 공부해야 합니다. 아무리 뛰어난 의사도 그 환자의 몸상태에 대해서까지 시시콜콜 파악하지는 못합니다. 전문의들은 그들이 전공한 질병에 대해서는 매일 연구하고 고민하지만 환자의 몸상태에 대해서는 그렇게까지 관심을 기울이지 않습니다.

손자병법에서 손무는 말합니다. "지피기기하면 백전불퇴한다"라고. 이것을 건강과 연관지어보면 결국 자기 자신을 안다는 것은 자신의 몸상태에 대해서 파악하는 것이고, 상대방을 안다는 것은 뛰어난 전문의를 만나 질병에 대해 대처하면 결국 이길 수 있다는 의미로 해석할 수 있습니다. 현재 우리가 살고 있는 사회는 지식정보화 시대입니다. 산업사회 때는 누가 최고의 전문의인지, 또 뭐가 몸에 좋은 것인지를 알 수가 없었습니다. 그래서 인맥을 동원하고 여러 의사를 직접 찾아다녀야 하는 수고를 마다하지 않았습니다. 하지만 정보화 시대가 되면서 건강에 대한 정보는 방송과 인터넷을 통해 매일 쏟아져 나오고 있습니다. 이들 정보 가운데 상당수는 괜찮은 것들이지만 또 상당수는 엉터리 정보이기도 합니다. 이를 제대로 검증하고 자신의 체질과 몸 상태에 맞게 활용하기 위해서는 전문가의 진찰이나 조언이 필수적입니다.

이번에 다온북스에서 펴낸 〈천기누설〉이라는 책은 MBN에서 방송되었던 건강과 관련된 내용 중에서 전문가의 조언과 환자들의 체험을 통해 어느 정도 검증된 것들만 모아서 책으로 엮었습니다. 더구나 이 책에서는 요즘 사람들의 폭발적인 관심을 받고 있는 암에 대한 사례가 많이 실려 있습니다. 따라서 이 책에서 사례로 든 내용 가운데 자신에게 해당되는 약재나 음식재료가 있다고 판단되면 다시 한 번 전문가와 상의한 다음에 자신이나 가족에게 적용해보시면 좋을 듯 합니다. 아무쪼록 이 책을 통해 많은 사람들이 좀 더 쉽게 건강을 회복하게 되기를 진심으로 기원합니다.

2013년 10월 경희대학교 한의대교수 김달래박사

추천의 글

이 책만 있으면 어렵지 않게
건강을 위한 음식과 약차를 만들 수 있어

MBN의 〈천기누설〉은 미스터리한 현상에 대해 다양한 방향에서의 해석과 새로운 접근방식으로 널리 알려져 있는 프로그램입니다. 몇몇 인연으로 〈천기누설〉 팀에서 간혹 저에게 의학적 검증을 위해서 인터뷰를 요청하는 경우가 있었습니다. 환자를 진료하던 중 〈천기누설〉 팀에서 인터뷰 요청 전화가 오면 깜짝깜짝 놀라고 걱정이 앞서는 경우가 많습니다. '이번엔 어떤 주제로, 어떤 질문으로 나를 괴롭히려고 그러나?' 하는 생각이 들기 때문입니다. 천기누설 팀의 질문은 다른 방송 프로그램과 달리 다양하고 자료준비도 많이 해야하고 생각을 많이 해야만하는 심도깊은 질문이 많기 때문입니다. 〈천기누설〉의 인터뷰에 임하기 위해서는 저도 잊고 있었던 자료들을 찾고, 치열하게 검증하는 수밖에 없었습니다. 그러던 오늘 연락이 온 것은 기쁜 일이었습니다. 드디어 〈천기누설〉의 방송 내용을 모아서 책으로 엮었으며, 미천하지만 저의 추천사를 부탁하는 연락이었습니다. 그동안의 〈천기누설〉 방송을 보면서 좋은 내용들을 일목요연하게 정리하여 책으로 내었으면 더욱 좋겠다는 생각이 실현된 것입니다. 기대하는 마음으로 원고를 읽다보니 어느새 처음부터 끝까지 탐독하게 되었습니다.

암과 같은 여러 불치병으로 고통받고 있는 환자분들은 명확한 치료방법이 없기 때문에 다양한 민간요법과 식이요법을 찾게 되는 경우가 많습니다. 간혹 좋은 결과가 나오는 경우도 있지만, 때에 따라서는 자신의 체질과 질병 상황에 맞지 않는 경우에는 오히려 독이 되는 경우도 있습니다.

　이 책에서는 우리 주변의 다양한 식재료들이 건강의 어떤 면에 도움이 되고, 그 이유를 과학적으로 분석하며, 동시에 많은 전문가들의 인터뷰 내용을 첨부하여 도움이 되는 부분과 주의해야 할 부분을 명확히 언급하고 있습니다. 또한, 식재료를 요리하거나 차로 만드는 방법을 사진과 함께 자세히 설명하여, 어떤 사람이라도 이 책만 있으면 어렵지 않게 건강을 위한 음식과 약차를 실생활에서 바로 만들 수 있도록 세세히 신경쓴 점이 눈에 띄었습니다. 이처럼 다양한 내용을 심도있게 정리하고 명료하면서도 이해하기 쉽도록 간결히 설명하는 옥고(玉稿)를 발간하심에 다시한번 축하드립니다.

　동의보감(東醫寶鑑) 내경편(內景篇)의 신형(身形)에 보면 學道無早晩이란 말이 있습니다. 이 말은 "도(道 - 도리, 올바른 길, 양생법)를 배우는데는 빠르고 늦은 것이 없다"는 뜻입니다. 건강을 지키고 질병을 치료하는데는 빠르고 늦은 것이 없습니다. 바로 지금부터 시작하면 되는 것입니다. 이 책을 읽으시는 모든 분들께서 이 책과 함께 항상 건강하시고 행복하시길 바랍니다.

2013년 10월 이광연한의원 원장 이광연 박사

추천의 글 **서재걸** 대한자연치료의학회 회장 **김달래** 경희대학교 한의대 교수 **이광연** 한의학 박사

chapter 01
: 피부질환

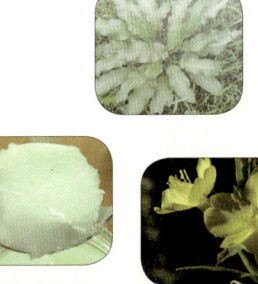

피부염 : 약초증류수 14
지루성피부염 : 소리쟁이 22
피부건선 : 울금 32 마크로비오틱 식습관 42
피부근염 : 달맞이 꽃 씨앗 48

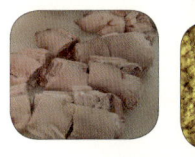
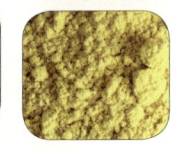

탈모 : 혈관 확장법 60 족발 66 하수오주 70

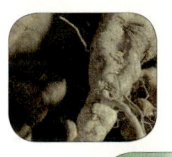

물사마귀 : 코코넛 오일 82

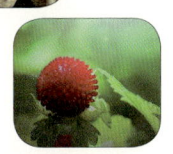

아토피 : 산초기름 92 뱀딸기 104 양파 망 흙 대부 집 112
       니시의학 126 식초세안 140 머드팩 148 모유목욕 150

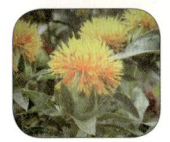

회춘 : 검은죽 160 오갈피 168 홍화 176

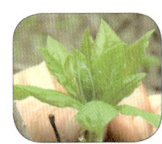

chapter 02
: 그 외 질환

시각장애 : 황토집 186

위선종 : 옻순 198

위경련 : 냉초 208

우울증 : 발기공 220

혈액암 : 장생 도라지 228   인삼차 238

결핵암 : 파프리카 250

안면마비 : 망태버섯 264

골수이형성 증후군 : 잎새버섯 278

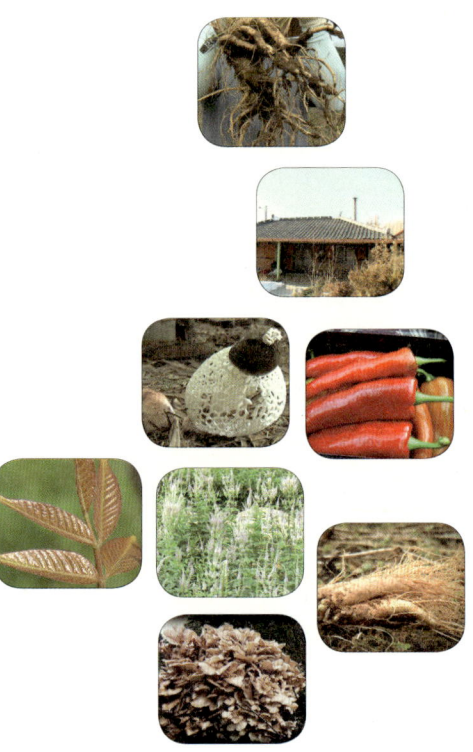

피부질환
01
피부염

약초증류수

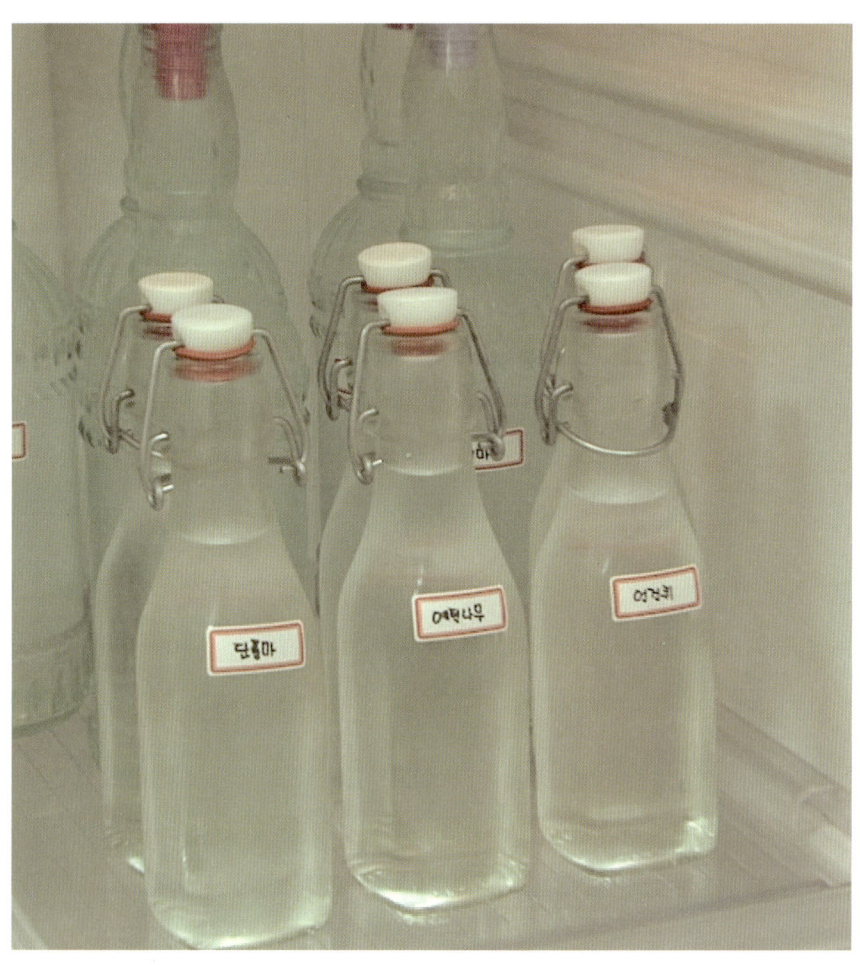

증류수로 아토피와 피부 염증을 잡는다!

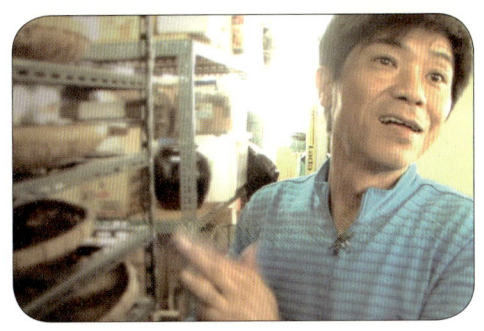

경남 양산시에는 약이 되는 물을 마시는 것이 아니라, 바르는 사람이 있다. 약초 연구가 이성훈씨. 그의 방에는 상상을 초월할 정도로 많은 약초들이 가득했다. 마치 약초가 있는 산을 통째로 옮겨 놓은 듯 도무지 가늠할 수 없는 양이다.

"약초 종류로 따지면 방안에 있는 것이 1,200여 가지. 좀 남는 풀들은 술을 샘플로 하는데 몇 가지 안돼요. 저는 거의 약초에 묻혀서 삽니다."

약초 연구가다운 방이다. 그런데 또 한 가지 특이한 점은 그의 집 냉장고를 가득 채우고 있는 물이다.

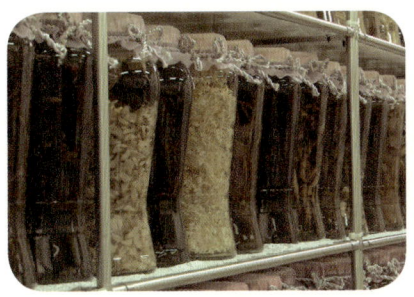

| 방 안에 가득한 약초

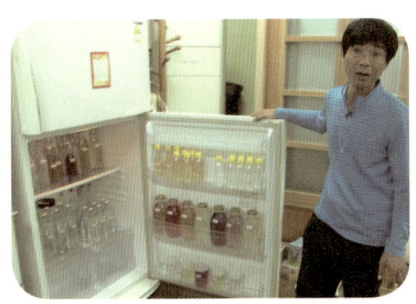

| 냉장고 안 증류수

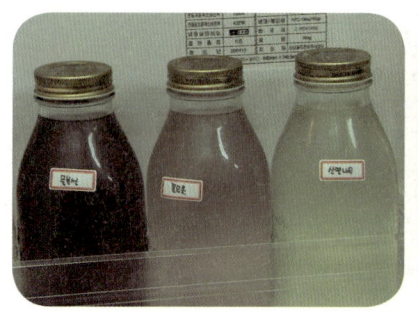 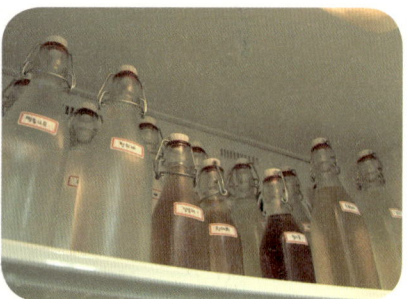

| 증류수들

정체를 알 수 없는 물이 그 종류만 해도 무려 50여 가지, 각각의 병마다 약초의 이름을 달고 있었다. 혹시 약초를 달여 만든 물일까?

"이것은 아까 전에 건조한 꽃을 사용해 만든 꽃 증류수예요."

자연수를 증류하여 불순물을 제거한 물인 증류수는 주로 화학 실험, 의약품 등에 쓰이는 게 일반적이다. 그런데 어떻게 약초로 증류수를 만든다는 것일까?

우선 그가 약초를 구하러 가는 길을 따라가 보았다. 인근의 야산. 거의 매일 산에 온다는 그에게 사시사철 약초를 얻을 수 있는 이곳은 보물과 같은 산이다.

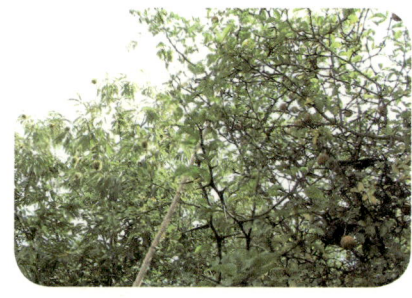 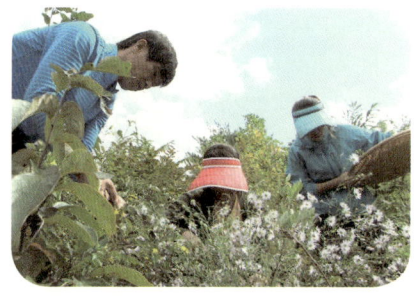

| 탱자 따기 | 쑥부쟁이 따기

"제가 약초 캐러 다닌 지는 그리 오래 되지는 않았습니다. 열 서너 살부터 산에 다녔으니까 이제 한 30년 정도."

30년 약초 인생인 이성훈씨는 제철에 나는 약초를 사용해야 좋은 증류수를 만들 수 있다고 한다.

"어, 여기 하수오다! 이게 한 25년 정도 된 거예요."

오랜 경험 때문인지 한눈에 얼마나 묵은 건지 알 수 있다는 이성훈 씨. 하수오는 예부터 혈기를 보하며 뼈를 건강하게 하고 골수를 메우며 머리털을 검게 하는 효능을 가지고 있다고 알려져 있다. 그리고 한방에서 피부 가려움증에 효과가 있다는 탱자와 비타민, 칼슘 등이 풍부해서 감기, 기침 등에 효과가 좋은 쑥부쟁이도 약초 증류수의 훌륭한 재료가 된다.

약초 다음으로 중요한 것이 물이다. 피부에 약으로 바르는 증류수이기에 약초 재료도 중요하지만 그에 못지않게 물도 중요하다는 것.

"석간수에요."

그는 산에서 귀하게 얻은 약초의 효능을 제대로 발휘 할 수 있도록 좋

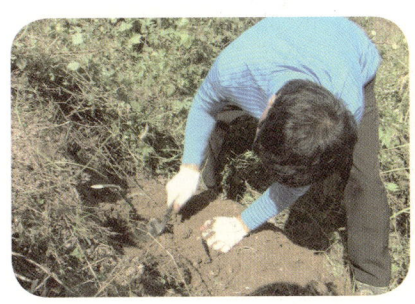

| 하수오 캐는 주인공

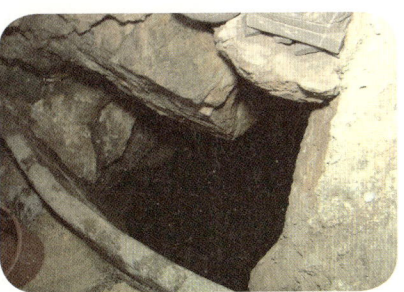

| 증류수로 사용될 약수

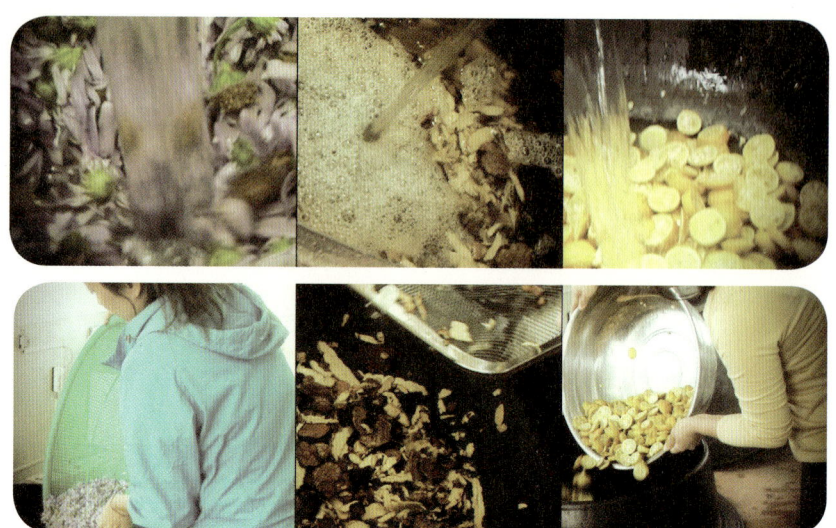
| 약초 증류수 만들기

은 물을 써야 하기 때문에 수고스럽지만 이곳의 약수를 사용한다.

"물 찾아서 한 십 년 다녔죠. 우리나라 물 좋다는 약수, 광천수 할 것 없이 거의 수십 군데는 찾아 다녔어요. 그런데 이 근방이 돌에 철분이 상당히 많아요. 증류수를 만들기에는 이 근방에서는 손꼽을 정도로 물이 괜찮아요."

좋은 성분이 들어 있다는 약수까지 준비되면 본격적으로 약초 증류수 만들기가 시작 된다. 이제 약초를 물과 함께 준비할 차례이다. 이 과정에서 물과 약초의 비율을 잘 맞춰야 하는데 뿌리 종류의 비율은 5:1정도, 줄기를 사용할 때는 6:1, 꽃을 사용할 때는 4:1정도로 맞춰야 약으로 쓰는 증류수가 될 수 있다고 한다.

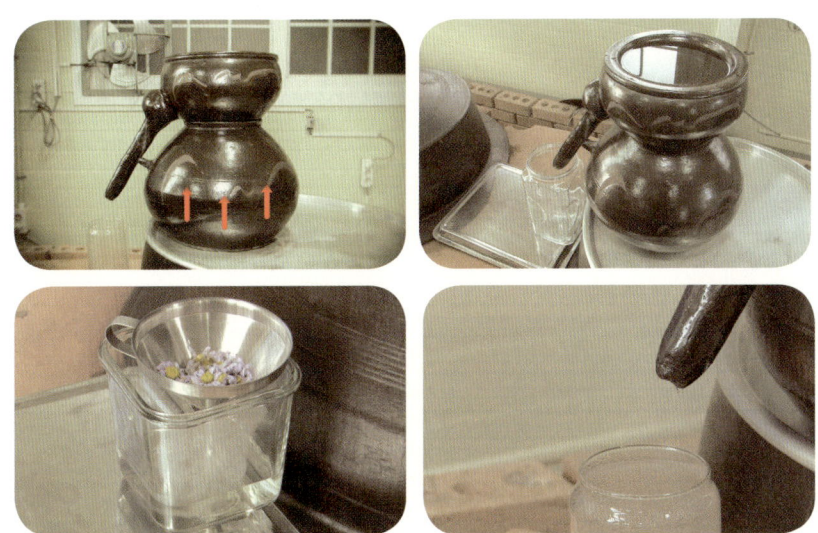

| 약초 증류하는 모습

   달이는 시간도 종류에 따라 다르다. 물 비율이 적은 꽃은 보통 3~4시간 정도, 뿌리와 줄기 종류는 8시간에서 길게는 15시간까지 정성을 다해서 달여야만 비로소 약초 성분이 약수에 우러나온다. 그리고 소줏고리를 통해 증류를 시키면 약초 증류수가 완성된다.
   열을 가하면 증발된 수증기가 소줏고리 윗부분에 있는 찬 물을 만나 냉각이 되면서 다시 물방울이 되어 흘러내리게 되는 원리이다. 가정에서는 압력 밥솥에 추를 제거한 후 투명한 고압 호스와 과학 용기로 사용되는 증류관을 연결하면 약초 증류수를 얻을 수 있다고 한다.

   쑥부쟁이 증류수의 경우에는 한 가지 과정이 더 들어간다. 나온 증류수를 마지막으로 쑥부쟁이 꽃을 넣은 깔대기를 통과하게 하는 것! 이렇게 하면 향도 더 진해질 뿐만 아니라 약초 증류수로서 효능도 더 좋아지게 하는 그만의 비법이다.

이렇게 만든 약초 증류수, 그는 어디에 사용 하는 것일까?

"피부병이라든지 이쪽에 쓰는 약초를 달여서 증류수를 받아내서 아토피라든지 습진, 이런 병에 도움이 많이 되죠."

입소문을 듣고 아토피와 같은 피부염을 앓고 있는 아이를 둔 주부들이 약초 증류수 만드는 법을 배우러 오고 있었다. 그들은 과연, 약초 증류수의 약효를 봤을까?

"써보니까 큰 애가 아토피가 있었는데 피부가 촉촉해지는 것 같고 크게 재발을 안 하더라고요."

약초 증류수는 독한 피부약을 대신하여 아이들에게 많이 사용되고 있었다. 아토피와 피부염에 좋다는 약초 증류수! 과연 어떤 효능이 있는 것일까?

탱자와 미스트

아토피 치료에 가장 중요한 것은 보습력이다. 약초 증류수 중 보습력이 높아 아토피 치료에 탁월한 효과를 보인다는 탱자 증류수와 보습력이 좋은 미스트를 각각 양쪽 뺨에 뿌려 실험을 해 보았다.

잠시 후 피부에 남아 있는 수분 양을 체크해 보았다. 과연 탱자 증류수와 미스트, 어느 쪽의 수분 양이 더 높게 나왔을까?

"지금 왼쪽이랑 오른쪽에 미스트와 탱자수를 발랐는데 거의 비슷하게 나온 것을 알 수 있었다. 비슷하게 나왔기 때문에 어느 정도 탱자수가 보습에 효과가 있는 것 같아요. 탱자에는 비타민C가 있어 좋기는 하지만 탱자에 과민반응이 있는 사람은 반드시 주의해서 사용하시는 게 좋습니다"

임이석 박사 / 피부과 전문의

천연 약초에 맑은 물을 사용해서 만드는 증류수, 좋은 물이 피부를 새롭게 하는 것은 당연한 이치일 것이다. 그러나 그 원재료가 나하고 맞는지는 반드시 확인해야 할 것이다.

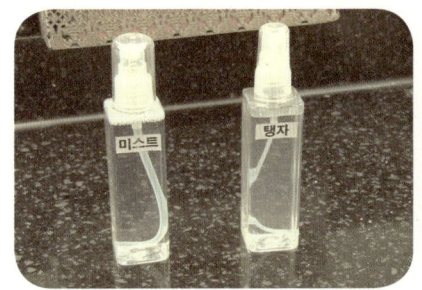

| 미스트와 탱자

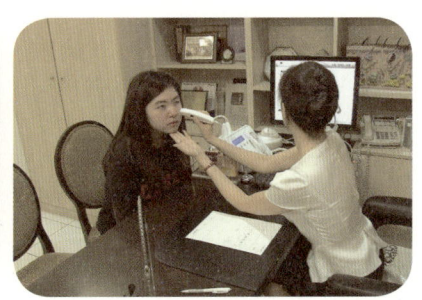

| 피부를 측정하는 모습

지루성 피부염
소리쟁이

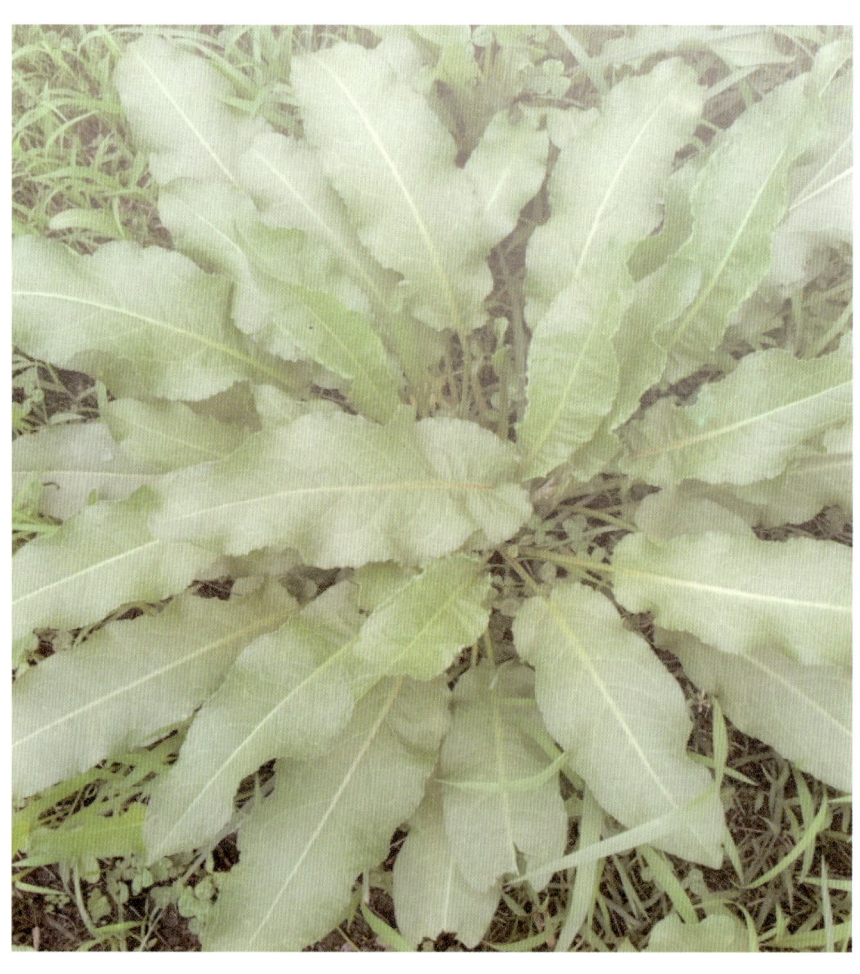

소리쟁이로
지루성 피부염을
잡다!

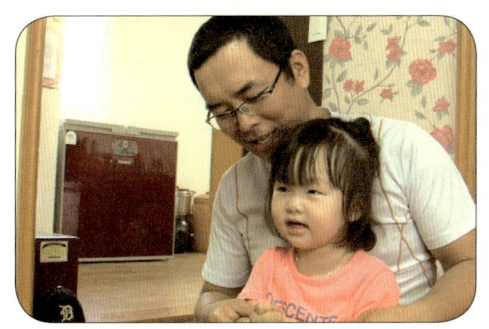

우리 몸의 이상 신호가 가장 먼저 드러나는 곳, 피부. 특히 지루성 피부염을 앓는 환자들의 고통은 이루 말 할 수가 없다.

"초기에는 얼굴이 가렵고 붉어지면서 가벼운 각질을 동반하게 되고 더 진행되면 붉은색 홍반이나 진물, 황색의 각질 등을 동반하게 됩니다."

오유진 박사 / 한의사

장시간 지속되는 습진의 일종인 지루성 피부염. 피지분비가 왕성한 두피나 얼굴에 주로 발생하는 염증성 피부질환이다. 특히 무더위가 계속되는 여름 날씨에 그 증상이 심각해진다.

"여름에는 지루성 두피 환자 분들에게 특히 땀과 피지의 분비가 더 많아지게 됩니다. 그래서 증상이 악화되는 경우가 많습니다. 특별한 원인은 알려져 있지 않습니다. 다만 체내 면역력이 떨어져 있고 신경

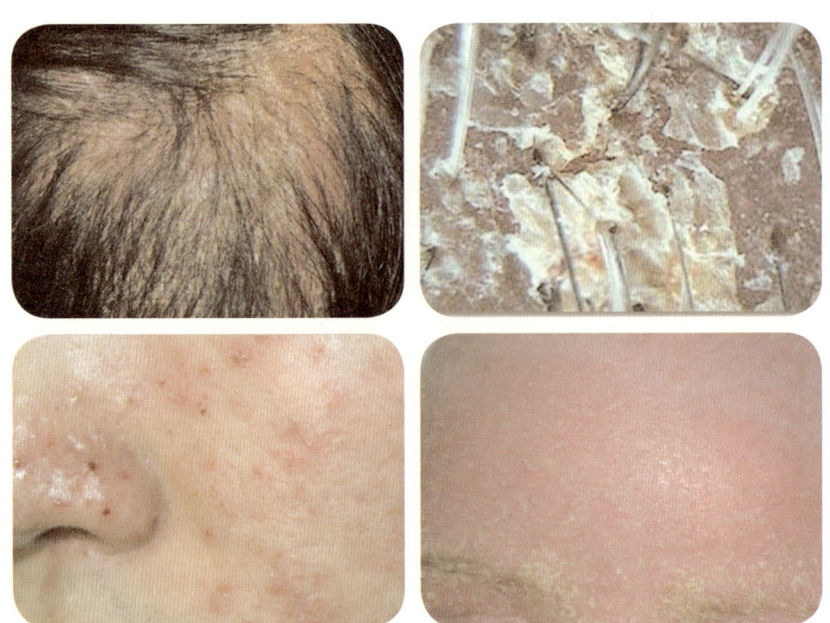

| 지루성 피부염 사례

전달물질에 이상이 있는 경우에 많이 생깁니다."

이상돈 박사 / 피부과 전문의

여름철 피부질환을 대표하는 지루성 피부염, 과연 극복할 수 있는 방법은 없을까?

충북 청주시. 3대가 모여 사는 윤경호씨 가족. 그는 불과 1년 전까지만 해도 두피에 생긴 지루성 피부염으로 지난 10년간 고통스러운 날들을 보냈다.

"24살인가, 25살인가 머리에서 진물이 나고 두피가 뱀 허물 벗듯이 벗

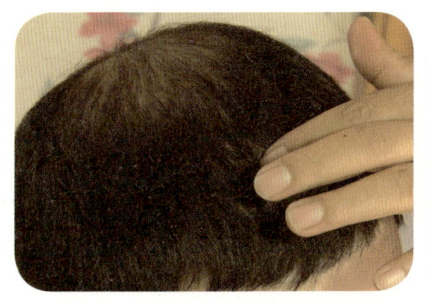 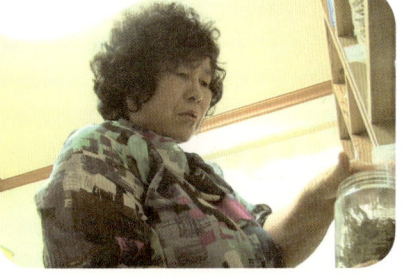

| 윤경호씨 두피 | 약초물을 만드는 어머니

겨지더라고요."

직업군인으로 근무하던 시절, 두피의 각질과 가려움증이 시작됐다는 윤경호 씨. 처음엔 단순히 일시적인 비듬인 줄 알았다.

"두피 관련 헤어샵 가서 스켈링을 받았는데 받고 나서 제가 1주일 넘게 머리에 손도 못 댔을 거예요. 너무 아파서. 피부과 가서 진료를 받아보니 지루성 피부염이라고 하더라고요."

지루성 피부염의 가장 큰 고통은 가려움증. 치료를 받고 약을 먹어봐도 소용이 없었다.

"병원에 갔다가 약을 먹으면 한 2주 정도는 괜찮아지는 것 같아요. 가려움증이 좀 없고. 그런데 밤에 잘 때 나도 모르게 긁다 보면 그 다음날 또 피가 나고 진물이 나고 그랬어요."

하지만 지금은 지루성 피부염의 고통에서 벗어났다는 윤경호 씨. 두피 전체로 각질이 벗겨지며 탈모까지 동반했다는 지루성 피부염은 현재 약

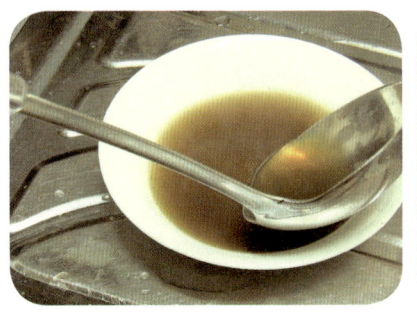
| 소리쟁이 약초물

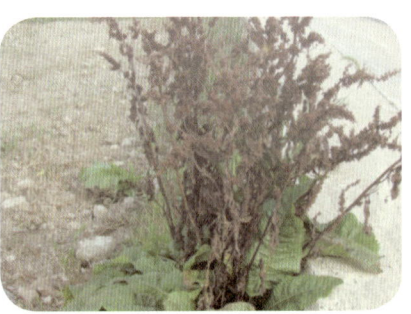
| 소리쟁이

간의 흔적만 남아 있다. 그가 피부건강을 되찾은 데 가장 도움을 준 사람은 바로 그의 어머니인 박정운 씨.

"저도 머리에 지루성 피부염이 있었거든요. 머리도 많이 빠지고 심하면 짜면 진물도 나고 그랬거든요. 그래서 내가 만들어서 나으면 나도 자신 있게 다른 사람에게 말 할 수 있잖아요"

자신도 경험했던 지루성 피부염, 아들마저 같은 질환으로 고통스러워하자 박정운씨는 지루성 피부염에 좋은 약초를 찾기 시작했다.

"그래서 제가 인터넷을 검색해 봤어요. 지루성에 좋은 한약재를요. 그래서 그걸로 샴푸를 만들어 쓰면 낫겠다 싶어서 만들어 봤더니 지루성 피부염이 낫더라고요."

쉽게 고치기 힘들어 난치병으로도 불리는 지루성 피부염을 낫게 한 것은 과연 무엇일까?

"이 약초물이 우리 아들 두피와 피부를 치료한 약초물이에요."

윤경호씨 가족의 피부 건강을 지켰다는 약초물! 그 약초를 구하러 찾

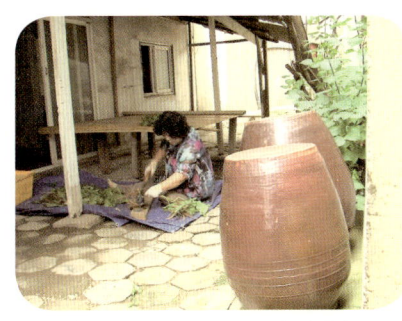 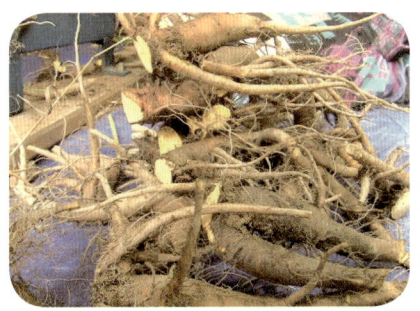

| 소리쟁이를 다듬는 중인 어머니　　　　　　| 뿌리만 보이는 소리쟁이

아 간 곳은 잡초만 무성한 풀밭. 산도 아닌, 길가의 풀밭에서 정말 특별한 약초를 찾을 수 있을까? 그런데 갑자기 삽질을 하는 윤경호씨.

"이게 소리쟁이에요."

흙이 한줌이라도 있는 곳이면 어디든지 뿌리내리는 소리쟁이. 우리 주변의 흔한 풀이지만, 그 약효는 오래 전부터 인정받아 왔다.

"소리쟁이의 뿌리를 양재근이라고 하는데 〈본초강목〉에 보면 양재근을 곱게 갈아서 피부에 붙이면 가려움이나 부스럼이나 무좀이나 옴 때문에 생기는 습진을 치료한다고 기록되어 있고요."

김정현 박사 / 한의사

잎이 무릎까지 자란 소리쟁이를 파내니 팔뚝만한 크기의 뿌리가 모습을 드러낸다. 풀밭 여기저기에서 자란 소리쟁이가 경호 씨의 삽이 닿는 곳 마다 약초가 되어 올라온다.

약이 되는 소리쟁이

　소리쟁이를 약초로 쓰기 위한 가장 첫 과정은 바로 뿌리와 잎을 분리하는 일. 그 쓰임새가 다르기 때문이라고 한다.
　"잎은 말려서 분말 내서 비누 만드는데 쓰는 거예요. 뿌리는 샴푸 만들 때 써요."
　샴푸의 재료가 되는 뿌리는 깨끗이 씻어 흙을 털어낸다. 그리고 잘게 썰어 그늘진 곳에서 3~4일 정도 물기가 마를 때까지 잘 말려 준다.
　"물기가 거의 날아간 후 햇빛에 또 2~3일 말리면 몇 년 두고 써도 괜찮아요."
　이렇게 1주일간 정성스레 말리면 한약재로 만들어 지는 것. 말린 소리쟁이는 탈모나 피부에 좋은 갖가지 한약재와 함께 약성이 잘 우러나도록 물에 하루 이상 재워준다. 그리고 2시간 동안 끓이면 두 사람의 지루성 피부염을 호전시킨 약초물이 완성된다.
　"이걸로 샴푸를 만들어서 감고 마지막에 이 물로 헹궈주면 지루성 피부염을 치료하는데 효과가 있죠."
　여기에 천연계면활성제를 넣어 잘 섞으면 가족이 사용하는 소리쟁이 샴푸가 완성된다. 하지만, 처음부터 그가 이 샴푸를 사용한 것은 아니었다.
　"이런 말을 해도 되는지 모르겠지만 엄마 말 잘 안 듣거든요. 엄마가 몸에 좋은 거 먹으라고 해도 잘 안 먹어요. 1~2년 전부터 엄마가 이거 써 보라고 해도 잘 안 썼어요."
　병원을 가도 낫지 않는 지루성 피부염이 샴푸를 바꾸는 것만으로 나을

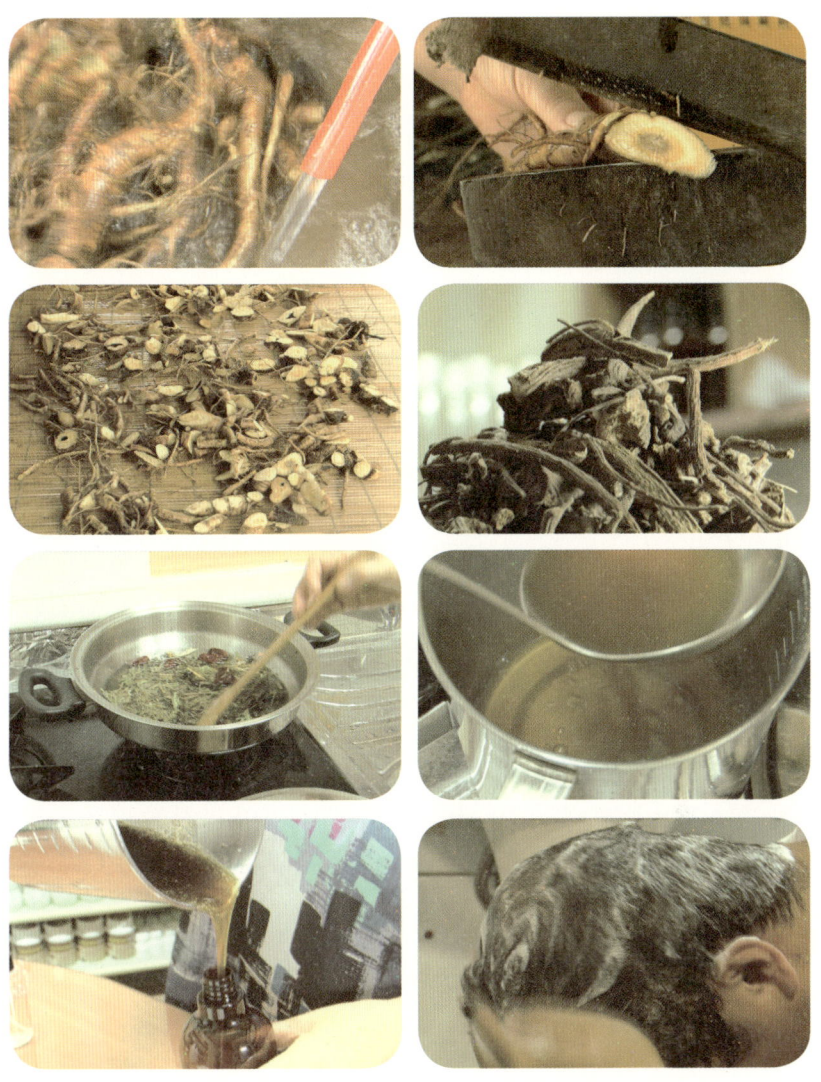

| 소리쟁이로 샴푸 만드는 과정

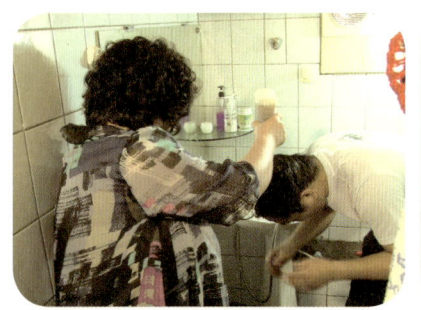 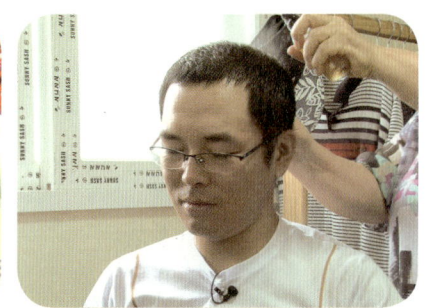

| 소리쟁이 물로 머리 마사지 | 스프레이 뿌리는 모습

것이라고는 기대하지 못했다는 윤경호씨.

하지만 소리쟁이 샴푸로 머리를 감고 소리쟁이 달인 물로 머리를 마사지하기 시작 한 후 그에게 찾아온 변화는 놀라웠다고 한다.

"3~4개월 정도 썼을 때 그때 머리 딱지 앉았던 게 거의 다 없어지고 지금 6개월 정도 넘은 거 같아요. 지금은 머리가 허물 벗겨지듯 하던 게 거의 없죠."

지금은 수시로 소리쟁이 달인 물을 머리에 뿌려주며 두피를 관리한다는 윤경호씨. 점차 탈모 증세도 나아지기 시작했다.

"어머님께 고맙죠. 샴푸도 엄청 써 보고 주사도 맞고 약도 먹어보고 했는데. 일시적으로는 괜찮아진 거 같은데 계속 좋아진 것은 지금이 처음이니까. 십 몇 년을 고생했는데 7개월째 좋은 건 처음이니까 전 소리쟁이 때문이라고 믿죠."

그렇다면 현재 윤경호씨의 피부상태는 어떨까? 우리는 그의 지루성 피부염이 얼마나 호전 되었는지 자세히 알아보기 위해 전문가에게 진단을 받아보았다. 그런데 진단 결과, 현재 그의 두피 상태는 각질이나 염증 없이 깨끗한 상태였다!

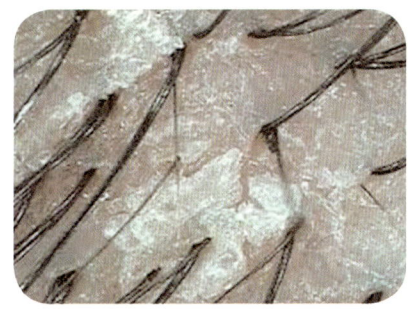 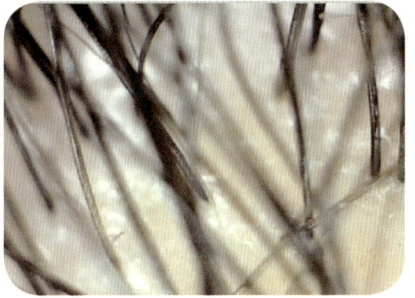

| 소리쟁이 물을 사용한 전 후 사진 비교

"전체적인 두피상태가 전형적인 지루성 두피보다는 많이 완화된 상태입니다. 그렇지만 지루성 두피는 난치성 질환이기 때문에 악화될 소지도 있습니다. 앞으로도 본인이 청결한 상태를 유지하고 관리 한다면 더 많이 좋아질 것 같습니다."

이상돈 박사 / 피부과 전문의

그렇다면 정말 두 사람의 두피 건강을 지킨 것이 소리쟁이 때문일까? 한 대학교의 연구결과에 따르면 염증이 생긴 실험쥐에 소리쟁이 추출물을 투여한 결과 50% 이상 염증이 억제된 것을 확인 했다고 한다.

"소리쟁이의 함유 성분의 주성분인 안트라퀴논 유도체인 에모딘과 레인 등이 있는데, 피부의 염증을 억제하고 부종을 억제하는 효과를 가지고 있습니다. 지루성 피부염도 일종의 피부염이기 때문에 염증을 억제할 수 있다고 생각됩니다."

임동술 박사 / 삼육대학교 약학과 교수

피부건선
울금

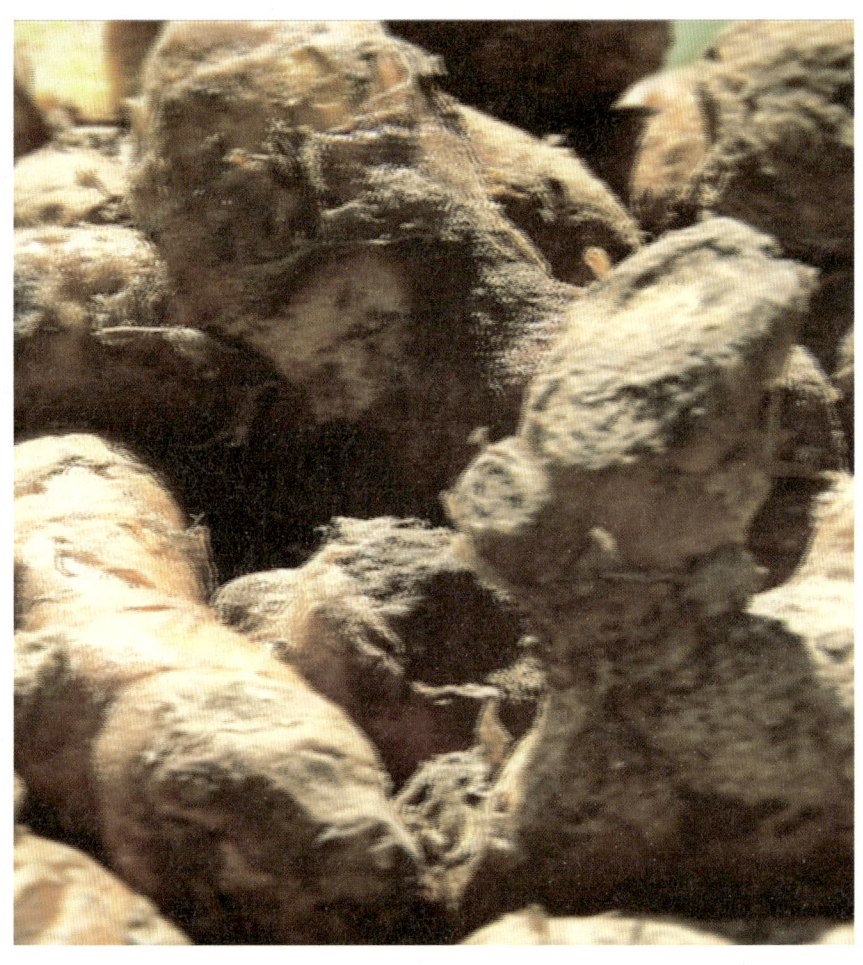

섬 속에 감춰진
만병통치약의 비밀

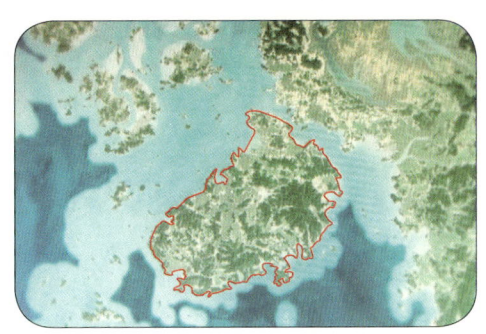

 국내에서 3번째로 큰 섬으로 알려진 전라남도 진도. 바로 이곳에 피부 건강을 지켜준다는 특별한 재료가 있다. 지금은 진도대교로 육지와 이어진 섬 진도. 이곳 주민들에게는 그들 대대로 내려오는 가정용 상비약이 있다.

 "이것이 황금가루. 이거는 내가 한 15년 동안 먹었는데 이거 안 먹었으면 죽었을 겁니다. C형 간염이 오른쪽 간은 망가지고 왼쪽 간이 살았는데 이것을 먹고 15년 동안 먹고 살았어요. 그래서 내가 이걸 황금가루라 하죠."

 노란 가루 덕분에 병을 치유했다는 마을 어르신. 그런데 이 황금가루를

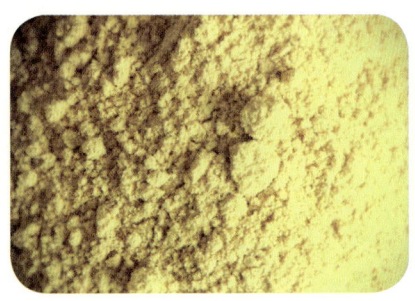
| 울금가루

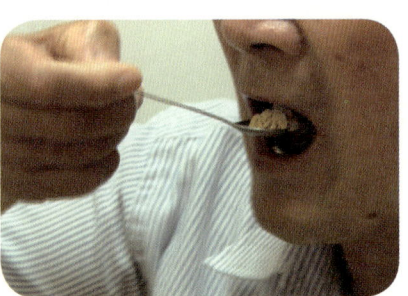
| 울금가루 먹는 어르신

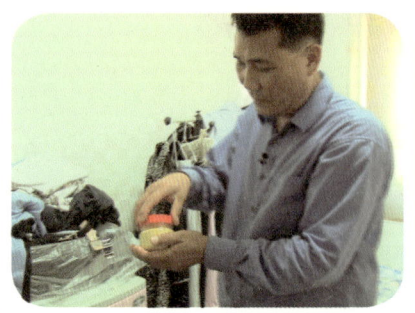
| 옷장에서 울금가루를 꺼내는 모습

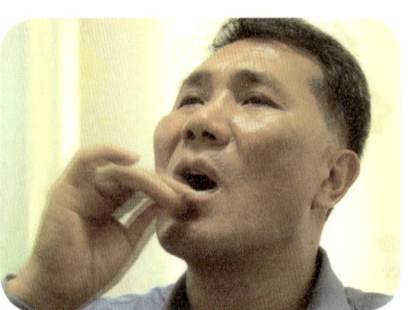
| 울금가루를 털어먹는 사례자

가지고 있는 집이 이 마을엔 한 두 집이 아니었다.

"이거는요, 우리 마을 각 가정마다 보물같이 귀하게 항상 보관하고 있어요. 집집마다 이걸 갖고 있어요."

진도에서 대대로 살아온 박왕수씨도 이 황금가루를 꾸준히 섭취한 덕분에 건강을 되찾았다.

"옛날에 하던 일이 부도나고 화병이 났을 때 이걸 먹고 버텼어요. 그래서 이것을 14년 동안을 키우고 있습니다."

어지러울 정도로 쓰다는 이 황금가루, '만병통치약'으로 불린다는 이 황금가루의 정체는 과연 무엇일까.

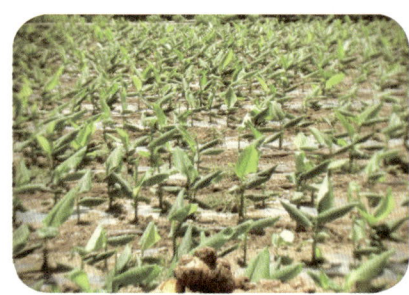
| 울금 싹이 나온 밭

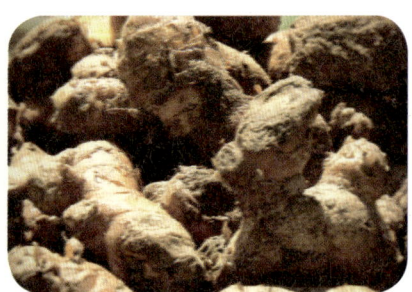
| 울금

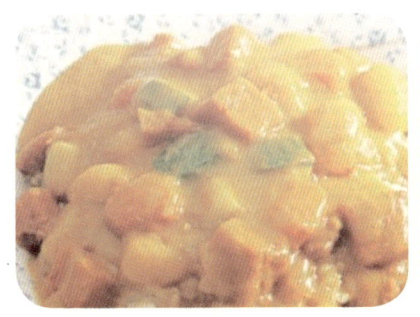 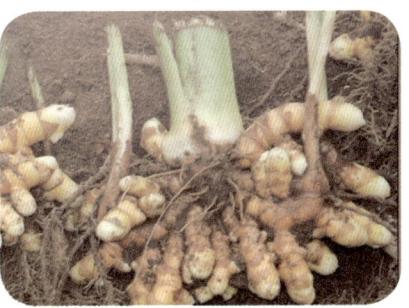

| 카레 | 울금 뿌리

"이게 바로 울금입니다!"

황금 가루의 정체는 울금이었다. 흔히 카레의 주성분으로 알려진 울금은 보통 열대지방에서 자라는 생강과의 다년생 초본으로 강황이나 심황으로도 불린다. 〈동의보감〉에서는 기를 소통시키고, 체한 것을 풀어주며 어혈을 치료해준다고 기록되어있다.

그렇다면 울금이 유독 진도 주민들의 사랑을 받는 이유는 뭘까. 우선 진도는 우리나라 울금의 약 90%가 생산될 만큼 최적의 기후조건을 가지고 있다.

"우선 진도라는 곳이 섬으로 이루어진 지역인데 우선 섬이라는 곳 자체가 해양성 기후를 띄고 있게 되죠. 해양성 기후라는 것은 일교차가 굉장히 크게 됩니다. 그래서 낮에는 굉장히 뜨겁고 밤이 되면 굉장히 서늘해지고, 이런 일교차가 때문에 그에 대한 성분차이가 훨씬 많이 나고요. 토양 자체도 육지와 다르게 해양성 퇴적물이라든지 각종 미네랄 성분이 우수해서 그런 우수한 작물이 생산될 수 있는 지역적 특성을 가지고 있습니다."

김선오 박사 / 전라남도 천연자원연구원

섬에서 흔하게 볼 수 있고 효능이 뛰어 나다 보니 자연스럽게 섬의 만병통치약 치유제가 됐다는 울금.

"만병통치약 진도 울금입니다. 색깔 한번 보실래요?"

생긴 건 생강과 비슷하지만 울금은 생강과 달리 속 알맹이가 샛노란 것이 특징이다.

"이게 커큐민. 이게 황금색일수록 커큐민 함량이 많이 나옵니다."

고대부터 향신료나 민간치료제로 사용되어온 울금. 최근엔 항암 효과까지 밝혀지고 있다. 바로 울금의 주성분인 노란 색소 덕분이다.

"커큐민으로 알려져 있는데요, 가장 큰 효능은 항산화 활성이 가장 크고요. 워낙 다양한 효능을 가지고 있기 때문에 그 중의 하나가 바로 고혈압, 그리고 당뇨, 최근 들어서는 신경계 안정 쪽까지 효능이 알려지고 있습니다."

김선오 박사 / 전라남도 천연자원연구원

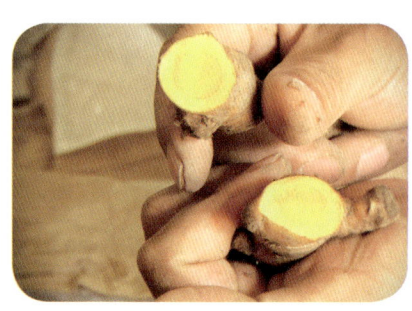

| 황금 색깔의 울금

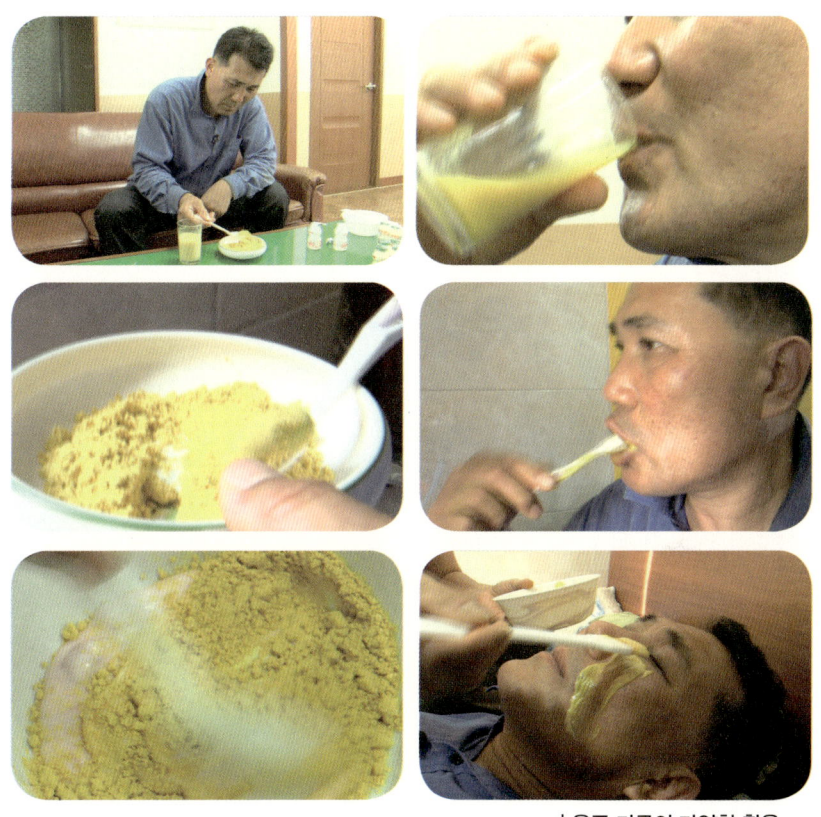
| 울금 가루의 다양한 활용

    박왕수씨 역시 그 효능에 반해 울금 없이 못 살 정도라고 한다. 그의 울금 활용법은 다양했는데 그 중 하루 세 번 치약에 울금을 섞어 양치를 하는가 하면,

    "아, 시원하니 좋다."

    요구르트와 울금 가루를 1대 1로 섞어 울금팩으로도 사용한다. 농사일에 지친 날이면 팩으로 피부 마사지를 해 줄 만큼 박왕수씨는 울금 사랑에 푹 빠졌다.

"저는 술 마실 때도 울금, 양치질해도 울금, 머리 감아도 울금. 완전 울금 마니아에요."

울금으로 건선을 치료하다

울금 효능에 푹 빠진 또 다른 사람은 광주에 사는 올해 쉰 세 살의 차상명씨다. 식당일로 하루 종일 쉴 틈이 없다는 차상명씨. 그래도 시간 날 때마다 잊지 않고 챙겨 마시는 것이 있었으니, 그것은 바로 울금 효소 차다.

"직접 즙을 내서 먹기했지만 가장 먹기 좋은 것은 이렇게 효소로 해서 먹는 게 가장 좋더라고요."

그가 이렇게 울금 효소차를 즐겨먹게 된 데에는 특별한 이유가 있다.

"몸을 굉장히 혹사시켜 컨디션이 틀어져서 건선이고 뭐 이런 것들이 생겼습니다."

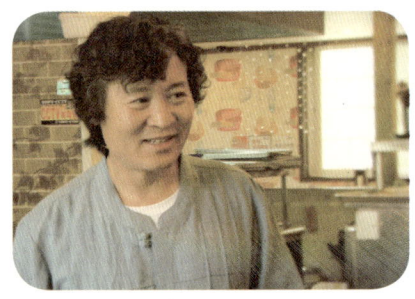
| 차정명씨

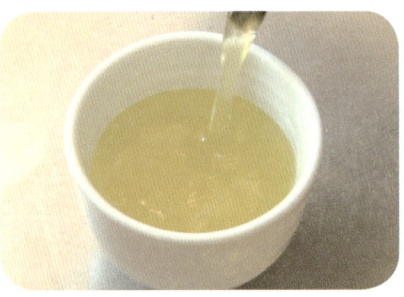
| 울금 효소 차

그는 7년 전 만성 피부염인 건선진단을 받았다. 붉은 반점이 반복적으로 생기는 건선은, 심할 경우 몸 전체에 고름이 생기거나 관절이 뻣뻣해 건선이 심각했던 당시 차상명씨의 다리. 하지만 지금은 흔적조차 찾아 보기가 힘들었다. 울금으로 효과를 본 건 건선뿐만이 아니다. 7년 전 혈압 수치가 170mmHg까지 올라 고혈압 진단을 받았으나 울금을 먹고 난 후 혈압 수치가 130mmHg까지 내려갔다고 한다.

"울금에서 크루크멘이라고 하는 성분이 있는데 이 성분이 그런 지질에도 좋고 혈관 노폐물 청소에도 좋고 또 혈액 순환에도 좋다고 해서 당뇨병이나 고혈압에도 효과가 있다, 이렇게 보고하고 있습니다."

남재현 박사 / 내과원장

해외의 한 학술지는 커큐민이 고혈압을 개선한다고 소개하기도 했다.

"제 고향이 원래 진도입니다. 진도인데 어머님이 시골에 계세요. 그래서 몸이 안 좋다고 해서 진도에서 그 울금을 보내왔어요. 어머니가 보내준 울금을 먹고 살아난 거죠."

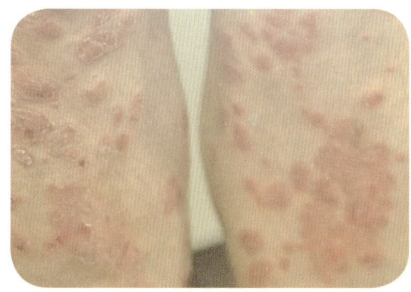
| 피부 건선 사진

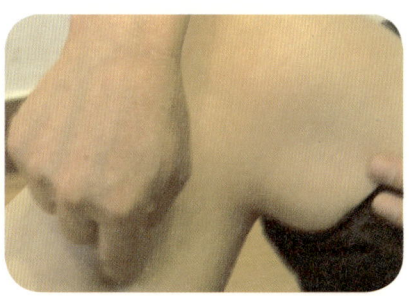
| 다리 보여주는 모습

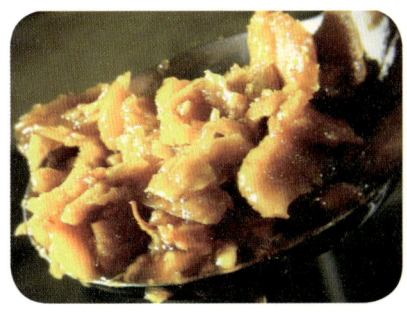
| 울금효소

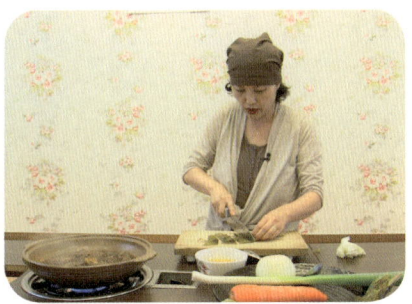
| 효소 넣고 갈비찜하는 아내

　차상명씨는 울금의 효과를 본 후, 모든 음식에 울금으로 만든 효소를 넣어 먹기 시작했다. 울금 효소를 물엿이나 설탕 대신 갈비찜에 넣어 사용해, 음식 본연의 맛을 살려주는가 하면, 밥을 할 때도 물과 함께 섞어주면 색깔도 좋고 식감도 좋은 울금 밥이 완성된다. 이렇게 차상명씨에게 울금을 적극적으로 먹이는 것은 바로 그의 아내다.

　"혈압이 있으면 혈압약을 먹어야 한다는 관념이 있잖아요. 한번 시작하면 끝까지 먹어야 한다는 것, 그래서 그건 약이 아니라는 생각이 들더라고요. 의사 선생님들 들으시면 혼날 일이지만. 그래서 제가 몸에 좋은 음식으로 고쳐보자, 울금 하고 현미식 같은 것도 해주고 울금을 신경을 굉장히 많이 써서 먹기 시작했거든요. 좋아져서 너무 좋아요."

　울금으로 병을 고쳤다고 믿는 사람들, 이들이 생각하는 대로 울금은 과연 만병을 다스리는 치유제일까?

　"울금이 워낙 소화작용, 항암 작용에 좋긴 하지만 너무 많이 먹었을 때는 배탈도 일으킬 수 있고, 오히려 또 위에 자극을 줄 수도 있다. 그리고 너무 과량 복용해서 섭취하는 건 삼가 주시고 임산부는 과량 사용은 절제해야 한다, 이렇게 보고 있습니다."

남재현 박사 / 내과 원장

마크로비오틱 식습관

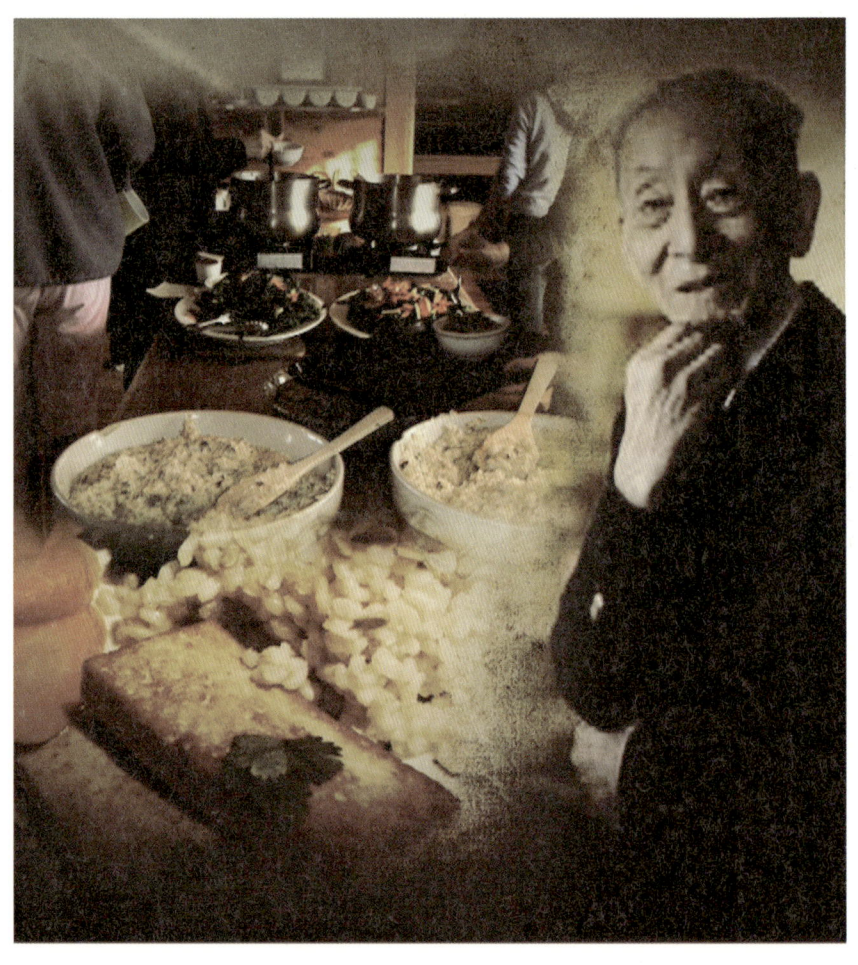

마크로비오틱 식습관

나만의 특별한 식습관으로 건선을 잡는다!

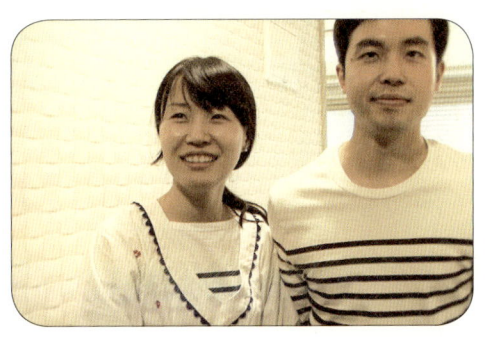

결혼 한 지 한 달이 채 안된 깨소금 냄새 솔솔 나는 강대웅, 이윤서 씨 부부의 집. 이 부부의 식단에는 건강을 지키는 특별한 비법이 있다. 채식 위주의 밥상, 그런데 모든 채소들이 흙만 제거되었을 뿐, 뿌리부터 껍질까지 모두 그대로. 심지어 양파 뿌리까지, 재료의 어느 한 부분 버리는 곳 없이 사용하는 것을 알 수 있었다. 이를 위해 이윤서씨는 채소를 씻을 때부터 보물 다루듯 솔을 이용해 조심조심 닦아낸다.

"사실 필요한 영양소는 껍질과 뿌리에 다 있어요. 보통은 이런 걸 다 깎아내고, 잘라내는데 이러면 필요한 영양소를 다 버리게 되는 거예요."

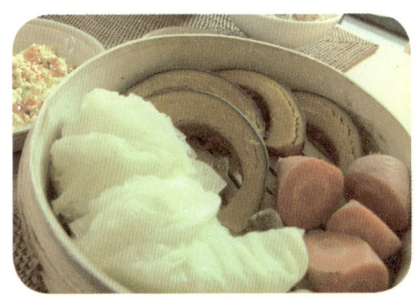

| 마크로비오틱 식탁

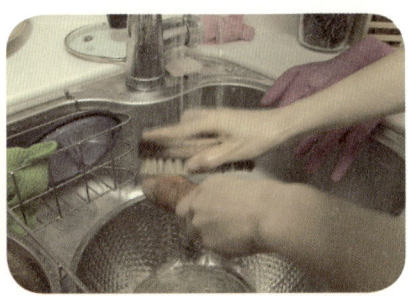

| 꼼꼼하게 야채 씻기

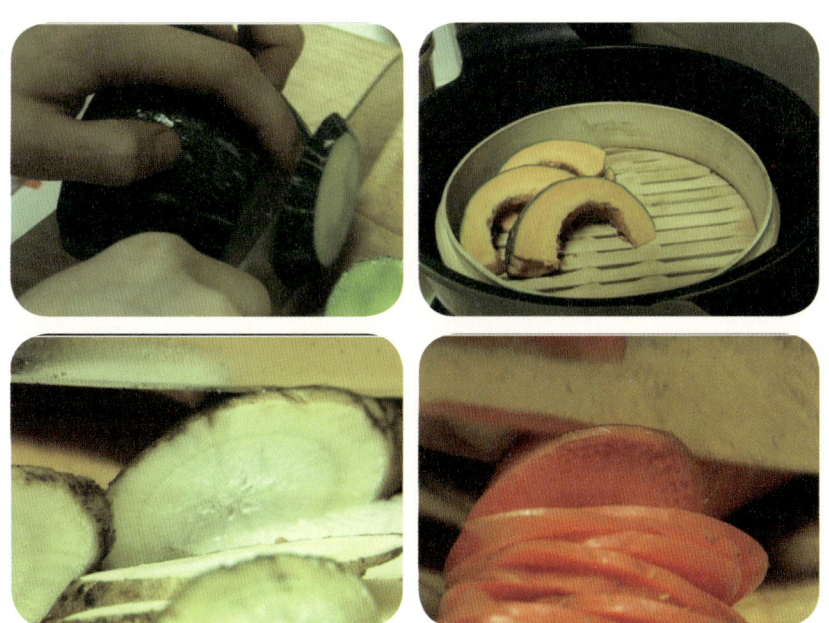
| 마크로비오틱 재료들(외호박,단호박,우엉,당근)

　또한 밥은 항상 정제되지 않은 현미밥을 사용하는 것이 그녀 식단의 원칙이다. 이윤서씨는 재료의 껍질부터 뿌리까지 그대로 섭취하는 자연 그대로의 식습관이 자신의 난치병을 고쳐주었다고 이야기한다.
　"2010년도 여름까지 제가 건선이라고 해서, 자가면역 질환이 오랜 시간 한 20년 동안, 건강이 좋아졌다 나빠졌다를 반복했어요."
　건선으로 오랜 시간 동안 치료를 받아왔다는 그녀. 건선이란 각질과 발진을 동반하는 만성 염증성 피부염으로 아토피와 비슷한 증상을 보이는 것이 특징이다.
　"현미 채식을 처음에 시작 했고요, 채식을 하다보니깐 영양소나 건강이 제 스스로가 걱정이 됐어요. 그래서 우연찮게 마크로비오틱이라는 섭

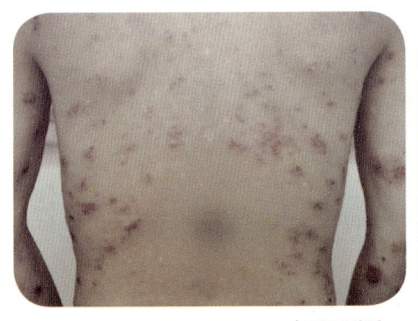 | 피부건선
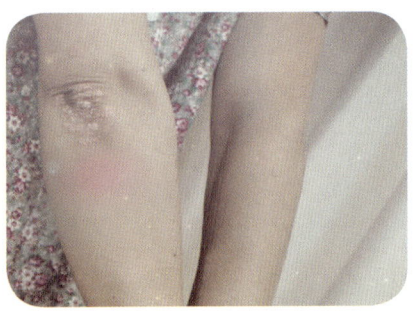 | 아토피 피부

생(攝生)을 알게 됐지요. 그래서 이런 건강 철학을 좀 더 가져가야겠다. 그러면 좀 더 건강하게 생활할 수 있겠다 싶어서 마크로비오틱을 시작하게 됐고 공부까지 하게 됐어요."

마크로비오틱이란 일본에서 인기를 얻고 있는 장수 건강법으로 정제하지 않은 곡물인 현미와 잡곡 그리고 유기농으로 재배한 채소와 콩을 주식으로 하는 식습관을 말한다. 특히 식재료의 뿌리와 껍질까지 섭취해야 하는 것이 특징.

"만 20년 동안 계속 반복된 문제였는데, 3개월이 채 안됐을 때 다 완치가 됐어요. 전혀 재발이 되지 않았고, 채식을 단순히 다이어트로 가져간 게 아니라 제 생활의 섭생으로 가져가니깐 지금 제 생활이 됐죠. 그래서

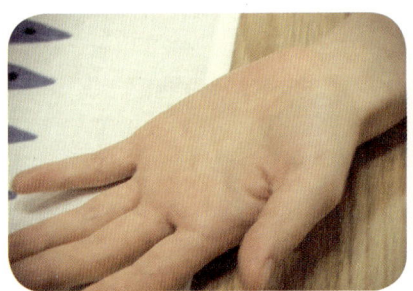
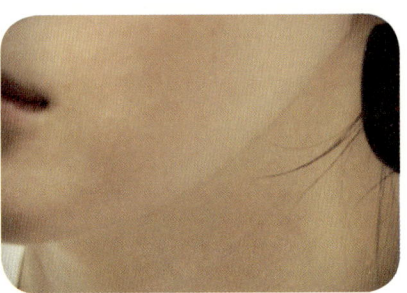 | 깨끗한 손과 얼굴

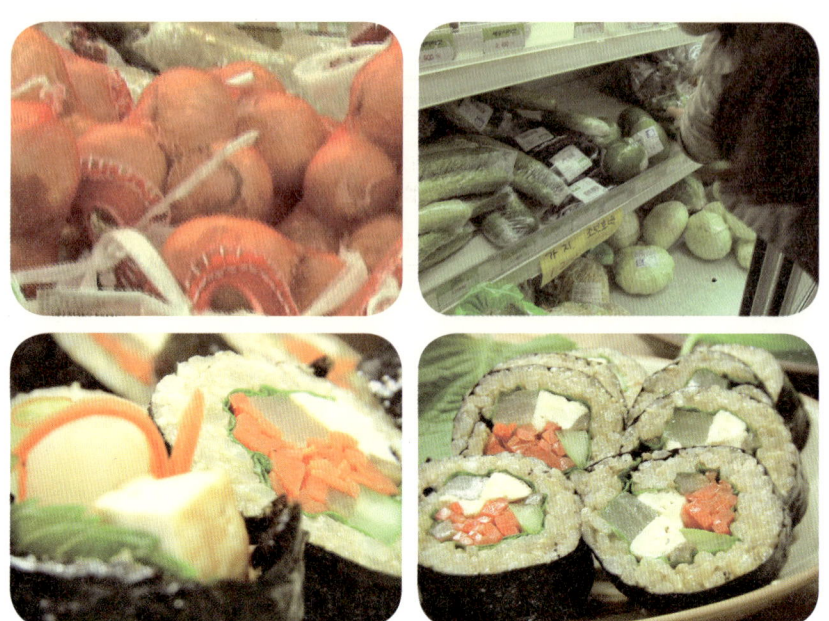

| 저농약, 무농약, 유기농 & 마크로비오틱 음식

재발 없이 잘 지내고 있습니다."

마크로비오틱으로 건선 피부를 극복했다는 그녀의 주장, 과연 일리 있는 말일까?

"마크로비오틱의 개념 중에서 슬로우 푸드, 천연조미료를 사용하고, 패스트푸드 음식을 안 먹는 대신에 천천히 먹게 되면 독소 발생이 적다는 그런 관점에서 시작하게 된 것 같아요. 건선이라고 한다면 독소 개념이 많고요, 통째로 먹는 개념 속에는 독소를 배출 시키는 게 보다 좀 용이합니다."

이학태 박사 / 녹색식품안전연구원 원장

재료를 가공하지 않고 섭취하는 마크로비오틱에서 가장 중요한 것은 재료의 신선도!

"웬만하면 유기농을 사요. 근데 유기농을 사서는 그냥 잘 씻으면 되고 무농약을 살 경우에는 잔류농약 제거를 해요. 식초나 천일염으로."

농약을 기준치의 반으로 사용한 것이 저농약, 무농약은 말 그대로 농약을 사용하지 않은 것이며 유기농은 3년 동안 농약을 사용하지 않은 밭에서 무농약, 무화학 비료로 자란 농산물을 의미한다. 그녀는 정제되지 않은 천연 그대로의 재료가 온전한 기운으로 인간의 몸에 전달되어 건강을 가져다준다고 주장한다.

"마크로비오틱이라고 해서 일본의 것, 서구의 좋은 방법이 아니라 단어 자체는 중요한 게 아닌 것 같아요. 내용을 보면 신토불이, 우리 조상이 그대로 먹던 방식이에요. 우리의 제철, 제 땅에서 난 농산물을 가지고 먹는 것이 충분히 한국식, 자연식이라고 보시면 되거든요. 매일 일상이 조금씩 변화해 가는 것이, 결국에는 삶이 변하게 되어 있어요."

내 몸을 지키는 특별한 식습관. 하지만 과유불급, 한 가지에만 치우치지 말고 골고루 섭취하는 것이 중요하다고 전문가들은 입을 모은다. 또한 아무리 좋은 식습관도 적절한 치료를 병행해야 치유 효과가 극대화된다고 말한다. 철학이 있고 균형이 있는 나만의 식습관으로 건강한 몸을 만들어 보는 건 어떨까?

피부 근염
달맞이꽃 씨앗

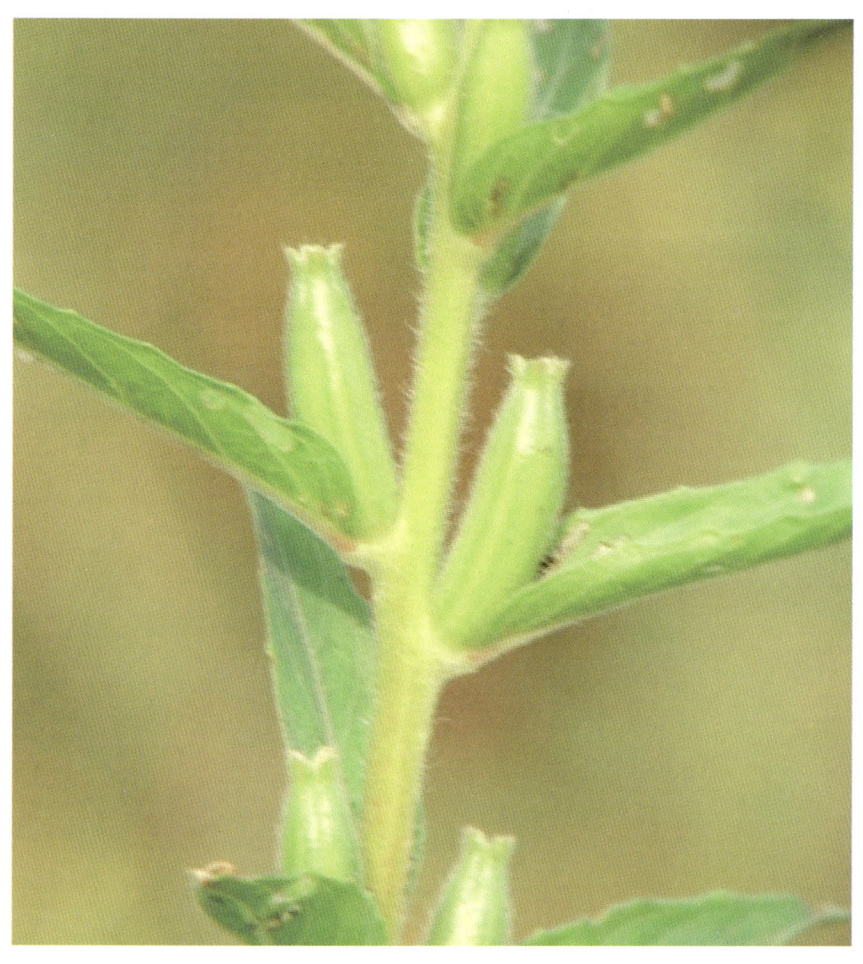

달맞이꽃 씨앗

밤에 피는 신비의 꽃, 달맞이꽃 씨앗

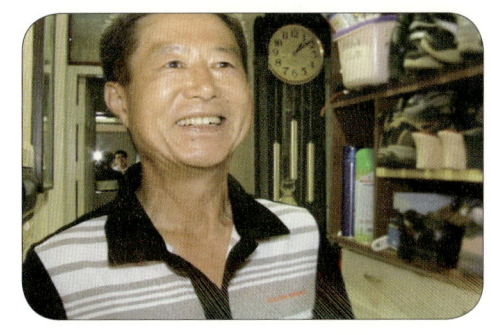

예로부터 은행, 홍화 등의 씨앗은 그 효능을 인정받아 약재로 사용되어 왔고 쌀, 보리 같은 곡식의 씨앗은 우리의 밥상에 매일 오르는 주식으로 쓰이고 있다.

> "식물이 꽃이 피고 종자를 맺을 때 잎에 있는 여러 가지 유용한 성분들이 종자에 축적이 되기 때문에 가장 좋은 성분이 많이 함유 되어 있습니다."
>
> 류종원 박사 / 상지대 친환경식물학부 교수

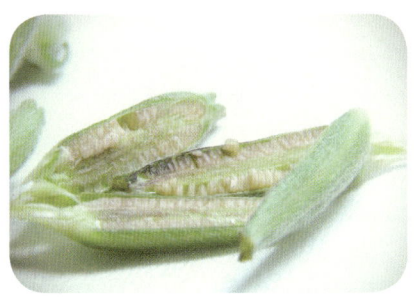

| 달맞이꽃 씨앗

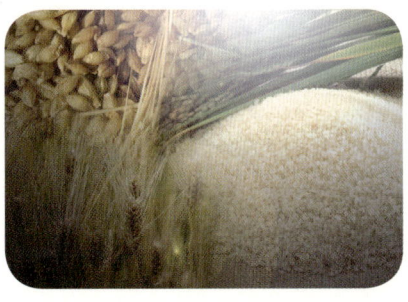

| 쌀과 씨앗 식물들

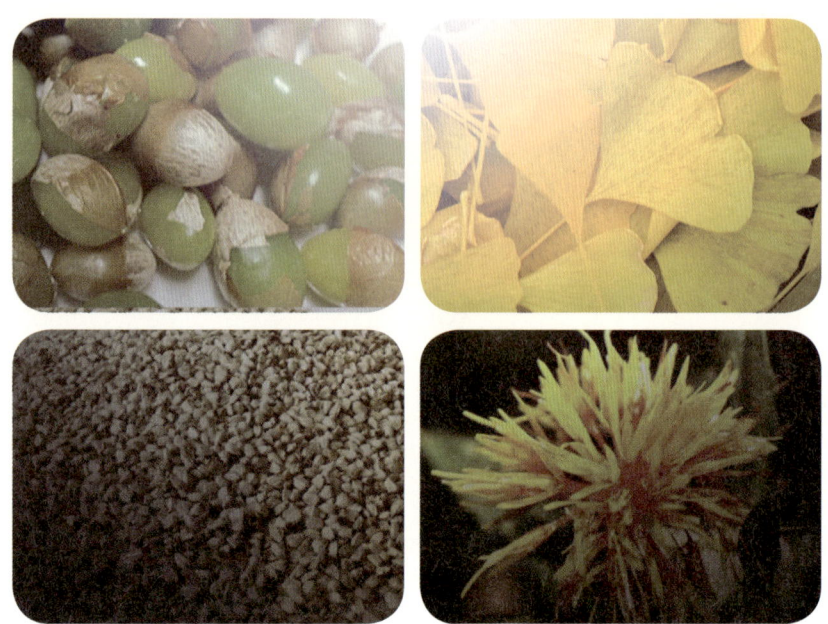

| (위) 은행잎과 은행, (아래) 홍화꽃과 씨앗

크기는 작지만 놀라운 효능을 가진 식물의 씨앗! 그런데 충청남도 보령에는 특별한 씨앗으로 건강을 지키고 있는 주인공이 있다. 특별한 씨앗으로 제 2의 인생을 살고 있다는 임덕빈 씨. 그는 예전엔 한 손에 들기도 버거울 만큼 많은 양의 약을 먹고 살았다고 한다.

"예전에 난치병에 걸려서 먹던 약들인데 이것보다 훨씬 더 많았어요. 대학병원에서 진단을 받았는데 조직검사를 해서 피부근염이란 병인데 치료약이 없다고 했어요."

원인도, 치료법도 알 수 없다는 희귀 난치병, 피부근염은 대체 어떤 질병일까?

달맞이꽃 씨앗

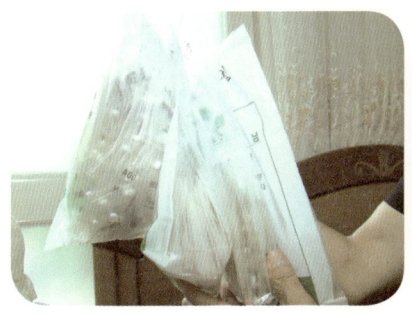
| 약봉지

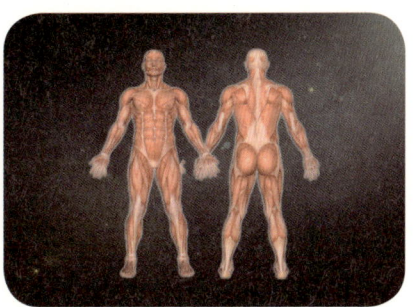
| 피부근염으로 인한 근육약화의 인체도

"피부근염이란 피부에 병변이 있을 수 있고 근육에 약화를 가져올 수 있는 질환입니다. 이 병의 질환으로는 대표적인 것이 암과 동반될 수 있는 것이고요. 또는 면역체계에 이상이 생겨 생길 수 있는 병입니다."

배영덕 박사 / 내과 전문의

피부근염은 100만 명 중 8명에서만 발병되는 희귀병으로 특히 근육에 염증이 생기기 때문에 움직이는 것조차 힘들어지고 폐나 신장에 전이되면 생명이 위태로워 질 수도 있는 무서운 병이다. 서른 일곱 젊은 나이에 찾아온 원인 모를 질병으로 고통 속에 살아야만 했던 임덕빈 씨.

"팔다리에 힘이 없어요. 온 몸에 힘이 없어서 침대에 누우면 내 힘으로 일어나지를 못해요. 밥을 먹어도 수저질이 잘 안되고 밥을 삼켜야 하는데 기도에 염증이 있으니까 식도를 통해 음식물이 넘어가질 않았어요."

기도에 생긴 염증으로 음식물 먹기가 쉽지 않자, 증세는 점점 심각해졌

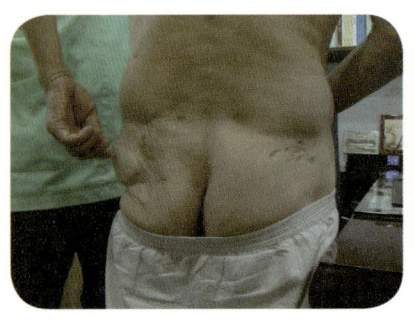
| 봉화직염 수술 상처

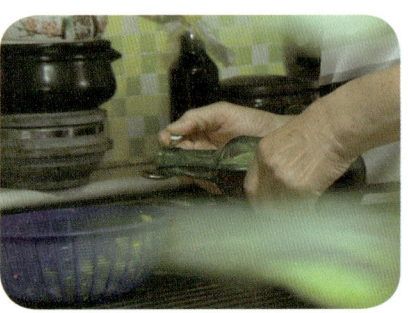
| 기름 따라서 먹기

고 결국 주변의 도움 없이는 거동조차 불편했다고 한다. 설상가상으로 피부근염과 함께 세균이 침범한 부위에 홍반과 함께 통증이 동반되는 봉화직염까지 찾아왔다. 봉화직염은 제때 치료하면 쉽게 치료할 수 있지만 피부근염으로 인해 치료시기를 놓친 탓에 결국 피부이식이라는 대 수술까지 받아야만 했다.

"병 자체도 힘들고 아기를 가져야 할 시기인데 병이 걸리다 보니 아기도 가질 수 없었고 차라리 이렇게 살 바에는 죽는 것이 낫겠다 싶어서, 내 힘으로 뛰어 내릴 수 있으면 뛰어 내렸을 텐데 그런 힘 조차도 없었습니다."

점점 심각해져 가는 증상으로 인해 결혼생활의 위기까지 닥쳤다는 임덕빈 씨. 그러나 지금은 누구보다 건강한 모습으로 간단한 운동은 물론 아내와 함께 행복한 날을 보내고 있다. 과연 그 비결은 무엇일까?

"기름인데요. 참기름은 아니에요. 이 것이 저의 건강을 지켜 주는 씨앗에서 나오는 기름이에요."

씨앗에서 나온 기름으로 건강을 지켰다? 그런데 무슨 씨앗일까? 게다가 저녁이 되어야만 정체를 알 수 있다는 이상한 씨앗이라는데. 해가 진 깊은 밤. 집 근처의 풀밭에서 임덕빈 씨는 자신의 건강 비결을 다시 소개했다.

"지금 달 따러 왔어요. 밤에 달 뜨면 피는 달맞이 꽃이라는 거예요."
낮에는 꽃봉오리 상태로 있다가 달이 뜨는 밤이면 꽃을 피운다는 달맞이꽃. 들판 어디서든 쉽게 찾아 볼 수 있는 흔한 들꽃 중 하나이다. 그렇다면 기름의 정체가 이 달맞이꽃인 걸까?
"아니요. 이 꽃은 제가 좋아하는 꽃이고 바로 이것입니다. 달맞이꽃의 씨 주머니인데요. 이 씨 주머니에서 씨를 채취해서 기름을 짜서 먹고 있습니다."

꽃이 피는 긴 줄기에 잎과 함께 달려 있는 씨방. 씨방 하나에 3~40개의 씨앗이 촘촘히 박혀 있다. 오래 전부터 달맞이꽃의 씨앗은 그 효능을 인정받아 한약재로도 꾸준히 사용되어 왔다. 그런데 특히 씨앗을 기름상

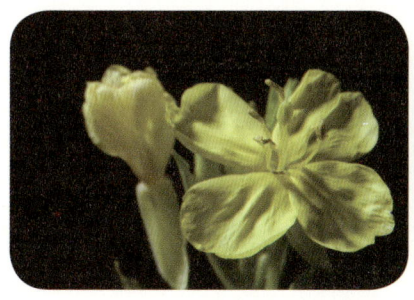
| 꽃 피는 미속 촬영

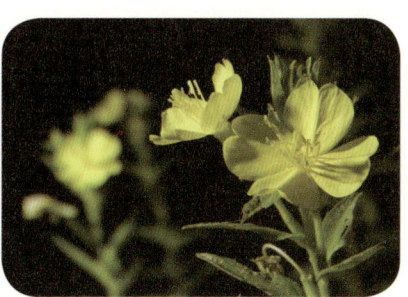
| 달맞이꽃

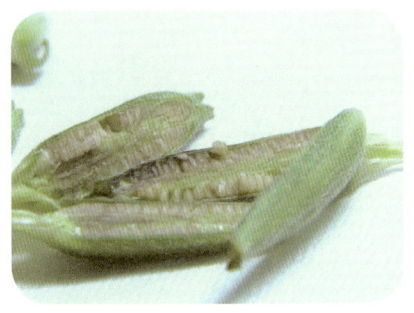
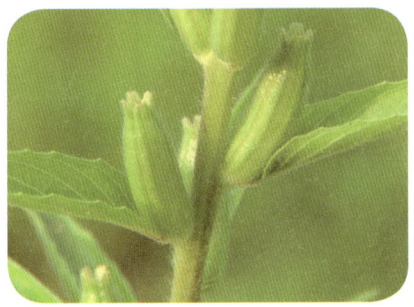

| 씨방 안 씨앗 | 씨방

태로 섭취했을 때 그 효능을 제대로 섭취할 수 있다고 한다.

"달맞이꽃은 성질이 따뜻하고 맛이 달아서 생으로 먹거나 차로 음용하는 경우가 많습니다. 씨앗은 월견자라고 해서 항염작용이 뛰어나 각종 염증질환에 사용되고 고지혈증 고혈압 심혈관 질환, 습진이나 아토피 같은 만성 습진성 피부질환에도 사용됩니다. 씨앗은 주로 기름형태로 복용하는 경우가 가장 많은데요. 이 것은 씨앗의 유용성분을 가장 효과적으로 섭취할 수 있는 방법이라고 할 수 있습니다."

오유원박사 / 한의사

씨앗은 가을에만 채취가 가능하기 때문에 임덕빈 씨는 씨앗을 보관해 뒀다가 틈틈이 기름을 내어 마신다. 지인에게 소개를 받은 후, 아침 저녁으로 2숟가락씩 꾸준히 마셔 왔다.

"6~7개월 후부터 팔에도 힘이 생기고 다리에도 힘이 생기는 것 같아요. 웬만한 언덕도 올라갈 수 있고 지팡이도 짚고 다녔었는데 지팡이도 다른 사람 주고 지금은 지팡이도 안 짚고 잘 걸어 다닙니다."

병원을 다니고 약을 먹어도 특별히 나아지지 않았던 피부 근염. 하지만, 달맞이꽃 씨앗 기름을 먹고 난 후, 몸의 변화는 놀라웠다. 지금은 직접 달맞이꽃 씨앗을 채취하고 기름을 짜러 다닐 정도로 효과를 봤고 그만큼 그 효능을 믿고 있다.

"5kg 짰는데 보시다시피 2병 밖에 안 나왔습니다."

작은 만큼 씨앗에서 얻을 수 있는 기름의 양도 적기 때문에 임덕빈 씨에겐 무엇보다 귀한 기름일 수밖에 없다.

달맞이꽃에 푹 빠지다

이제는 사시사철 달맞이꽃 사랑에 빠져 산다는 임덕빈 씨 부부. 그가 피부 근염을 호전시켰다고 믿는 것은 달맞이꽃 씨앗이지만, 그의 건강을 되찾아준 만큼 달맞이꽃의 뿌리부터 꽃, 씨앗까지 모두 사랑하게 되었다.

"요즘 철에는 꽃잎을 따서 나물도 해 먹고 봄에는 뿌리도 캐서 무쳐 먹으면 맛있어요. 꽃은 달짝지근한 맛이 나고 향기로워요."

부부는 채취한 달맞이꽃을 독특한 향을 살려 식재료로도 쓴다.. 각종 나물과 달맞이꽃을 고명으로 얹고, 참기름 대신 달맞이꽃 씨앗 기름을 넣어 함께 내면 부부의 건강식, 달맞이꽃 비빔밥이 완성된다. 과거엔 근육에 힘이 없어 밥을 삼키기도 힘들었다는 임덕빈 씨. 그랬던 그가 지금은

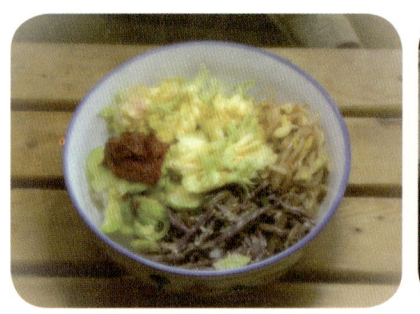
| 달맞이꽃 비빔밥

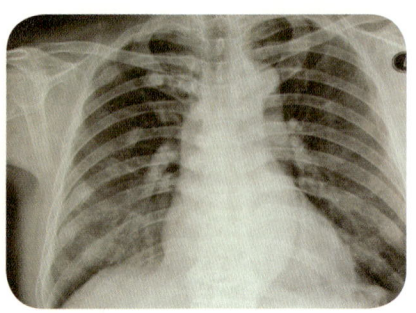
| 엑스레이 사진

비빔밥 한 그릇을 거뜬히 비울 수 있다.

"참기름보다 부드러우면서 고소한 맛이 더 나고, 아주 맛이 좋습니다."

임덕빈 씨는 이런 소소한 행복을 찾아 준 것이 달맞이꽃 씨앗이라고 믿고 있다.

"저에게 달맞이꽃 씨앗 기름은 저의 인생을 다시 살게 해 준 생명의 기름입니다. 앞으로도 계속 복용할 것이고요. 정말 고마운 기름입니다."

달맞이꽃 씨앗으로 일상생활은 물론 간단한 운동을 하는데도 전혀 불편함이 없다는 임덕빈 씨. 그렇다면 그의 피부 근염은 얼마나 호전 된 것일까? 오랜 투병으로 뼈에 염증의 흔적은 남아 있는 상태. 그러나 근육수치와 피부는 모두 정상에 가깝게 회복된 상태였다.

"현재 상태는 당당히 많은 호전이 있고요, 과거에 비해 근육이나 피부의 병변은 없는 것으로 보입니다. 앞으로도 계속적으로 유지가 잘 되면 생활하는데 큰 문제가 없을 것이라고 봅니다."

배영덕 박사 / 내과 전문의

그렇다면 정말 달맞이꽃 씨앗 기름이 그의 피부 근염을 호전시키는데 도움을 준 것일까?

"봉화직염을 수술하고 나서 그 이후의 남은 염증처리에 대한 관리라든가 피부 근염같은 염증성 근육병증을 관리할 때, 달맞이 꽃 씨앗 기름 속에 들어있는 감마리놀렌산이 항염작용을 하기 때문에 보조적으로 도움을 줄 수 있다고 생각합니다."

이동환 박사 / 가정의학과 전문의 원장

실제 한 대학의 연구결과에 따르면 달맞이꽃 씨앗의 감마리놀렌산 성분이 염증을 억제하고 인체 면역력을 증가 시키는데 도움을 줄 수 있다고 한다. 하지만 피부 근염 환자가 달맞이꽃 씨앗기름을 복용할 때는 주의할 점도 있다.

"이러한 질환 자체가 굉장히 심각한 질환이고 피부 근염은 특히 연세가 많은 분들은 여러 가지 암과 연결되어 있을 수 있기 때문에 반드시 전문의의 진료를 받으셔야 하고요. 주치료를 받은 이후에 보조적으로 전문의와 상의해서 사용하는 것이 좋을 것 같습니다."

이동환 박사 / 가정의학과 전문의 원장

탈모, 정복할 수 없는 불치병인가?

머리카락은 일정 기간 성장했다가 멈추고, 빠지고를 반복한다. 이때 새로 자라는 머리카락이 빠지는 머리카락보다 많을 경우, 탈모라 하는데 지난 5년 간 탈모 환자가 급증하기 시작하면서 국민 다섯 명 중 한 명꼴로 탈모 증상이 나타나고 있다.

과거, 중년 남성들만의 문제로 여겨졌던 탈모질환. 그러나 몇 해 전부터는 2~30대에서 주로 나타나고 있다 하니 탈모는 더 이상 중년남성들만의 고민이 아닌 것이다. 그러나 과학과 의학이 놀라운 속도로 발달하고 있는 오늘날에도 탈모 문제는 그리 쉽게 해결되지 않는다. 그렇다면 탈모는 도저히 정복할 수 없는 것일까? 우리는 나름대로의 방법으로 탈모를 정복해 나가고 있다는 사례자들을 찾아 보았다.

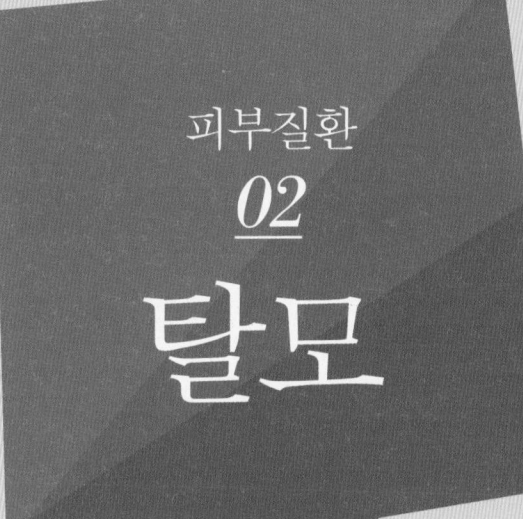

피부질환
02
탈모

혈관 확장법

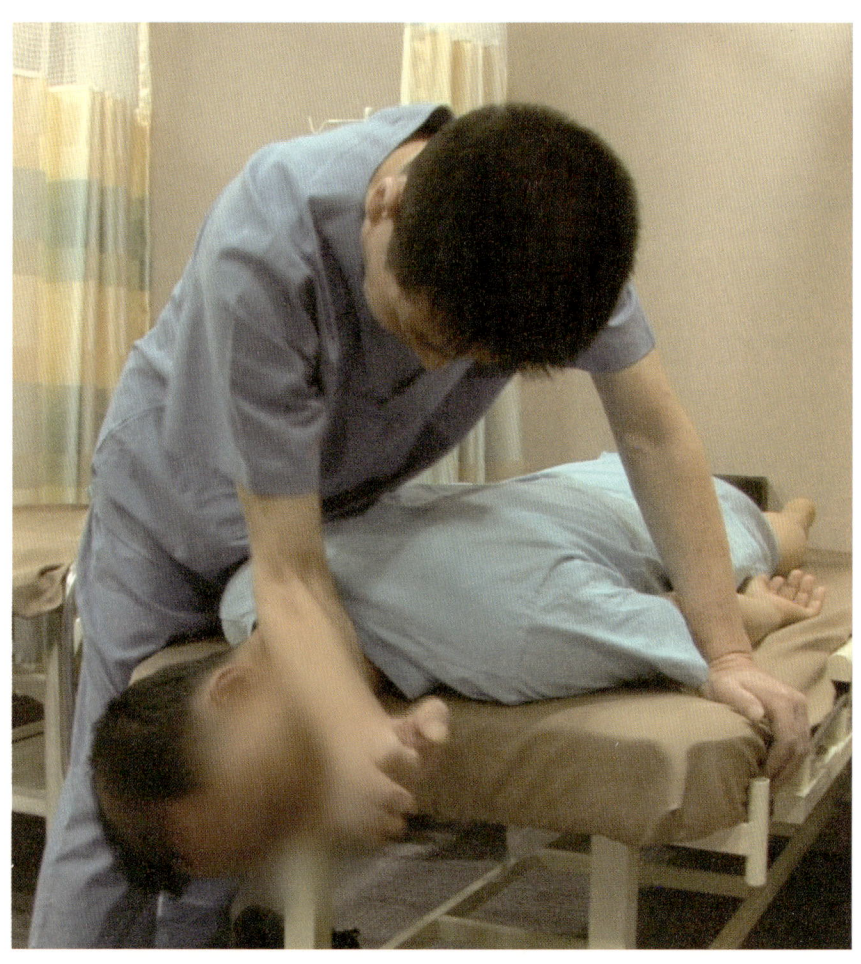

젊은 탈모인의 애환

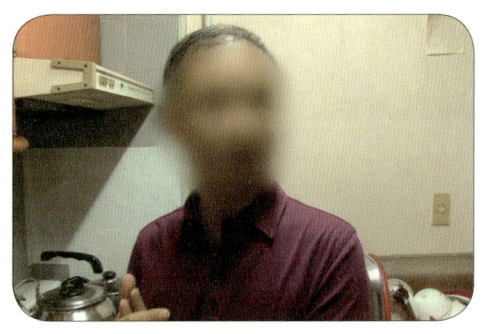

올해로 15년째 탈모와의 전쟁을 치르고 있다는 김승기씨! 그는 매일 검은 콩 물 한 잔으로 아침을 시작한다.

"탈모에 좋다고 해서요. 검은깨하고 검은콩은 갈아서 시골에서 보내주거든요. 그래서 그걸 아침 대용으로 먹고 있습니다."

그는 아침마다 거울을 보며 머리 숱을 확인한다. 매일 보는 거지만 비어 있는 정수리를 볼 때마다 마음 한편이 허전해진다.

"군대 제대하고 나서 급격히 더 진행이 된 것 같아요. 정수리 쪽도 더 많이 없어지고."

현재 김승기씨의 머리는 정수리와 앞머리 부분이 거의 빠져버린 상태.

"제가 대학교 졸업할 때 찍은 사진

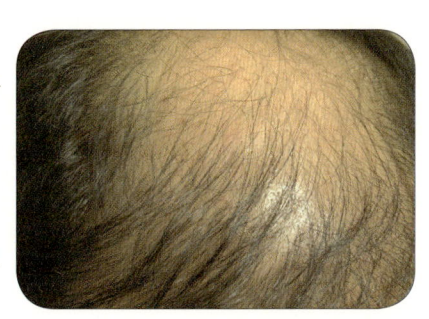

| 김승기씨의 정수리

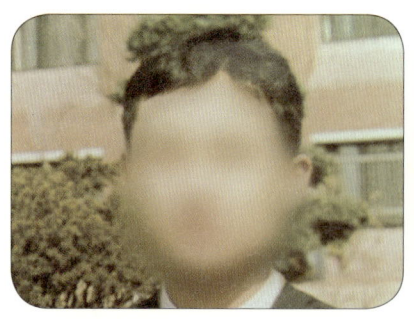
| 탈모 전 사진

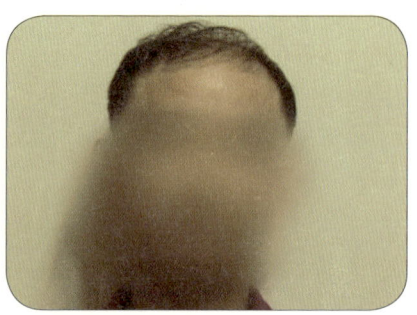
| 탈모 후 사진

들이거든요."

이십 대부터 시작된 탈모는 그의 청춘마저 빼앗아 가버렸다.

"소개팅 가면 그 자리에서 직접 말을 하지는 않지만 나중에 들어보면 다른 건 다 괜찮은데 머리카락이 없어서 퇴짜 맞는 경우도 많고 그랬죠. 많이 위축되고 그렇기 때문에 탈모를 극복하려고 노력하게 됐죠."

탈모 극복을 위해 병원치료는 물론 고가의 탈모 제품까지 구입해서 사용해 보았지만 효과는 그리 크지 않았다.

"월급 받으면 반 가까이 거기에 돈을 썼지요."

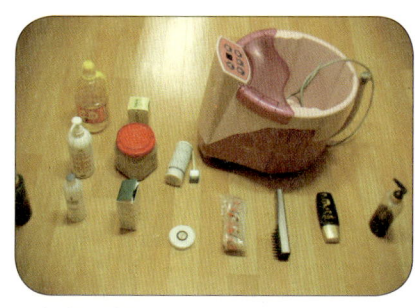
| 탈모 제품들

결국 모든 방법들을 포기하고 탈모로 고민하는 사람들과의 대화를 통해 마음의 위안을 얻고 있다는 승기씨. 그러던 중 최후의 방법을 선택하게 됐다.

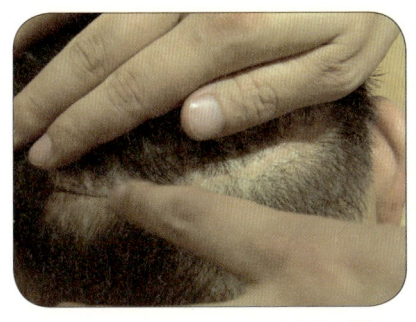 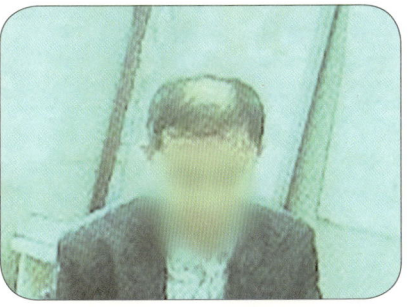

| 수술 자국　　　　　　　　　| 모발이식 직후 사진

"모발 이식을 했어요. 그 상처가 지금 보시면 머리 뒤쪽 아마 양쪽 귀 밑에 보일 겁니다."

"첫 번째, 두 번째까지 했었거든요. 그럼에도 불구하고 제가 만족할 만큼 완전하게 머리 숱이 나질 않더라고요."

넉넉지 못한 형편에 급한 대로 앞머리만 이식수술을 받았다는 김승기 씨. 앞머리가 생기자 비어 있는 정수리가 더욱 도드라져 보이는 것이 문제였다.

혈관 확장법으로 가능성을 발견하다!

그런데 두 번의 이식에도 기대만큼 큰 효과를 거두지 못했던 그가 최근 효과를 보고 있는 방법이 있다고 했다. 그곳은 바로 두피 마사지센터.

8개월 째 이곳에서 마사지를 받고 난 후, 머리카락이 나기 시작했다는 김승기 씨. 그는 손가락의 기를 이용해 어깨와 목의 어혈을 풀어 혈액순환을 개선시키는 일명 '혈관 확장법'이라고 했다. 그렇다면 혈액순환과 머리카락 성장에는 어떤 관계가 있을까?

"탈모 있는 분들의 공통점은 목하고 어깨가 굉장히 막혀 있습니다. 그 막힌 혈관을 풀어주기 때문에 탈모가 좋아지는 겁니다. 저는 혈관 나이테가 좋아지는 어혈마사지로 혈을 풀어주기 때문에 혈액순환이 원활해져서 모발상태까지 좋아지는 겁니다."

최창성 / 어혈마사지 연구가

우리는 혈액순환 상태를 알아 볼 수 있는 적외선 체열 검사를 통해 그의 주장을 확인 해 보기로 했다.
과연 어깨와 목 지압만으로 혈액순환이 개선될 수 있을까?

"적외선 체열 검사에서 혈액순환이 왕성 해 지게 되면 붉은 빛깔로 체열이 상승하게 되겠는데요. 현재 검사에서 그와 같이 머리 쪽에 체열 상승을 보이고 있습니다. 마사지 받기 전보다는 마사지 받은 후 체열 상승이 많은 걸로 봐서 혈액순환이 풍부하게 잘 된 것으로 볼 수

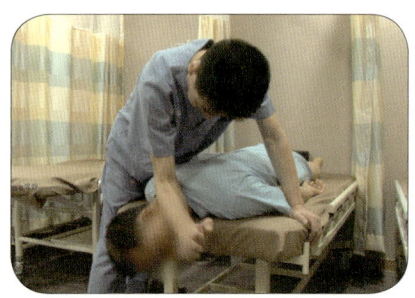
| 침대에 누워 마사지 받는 사진

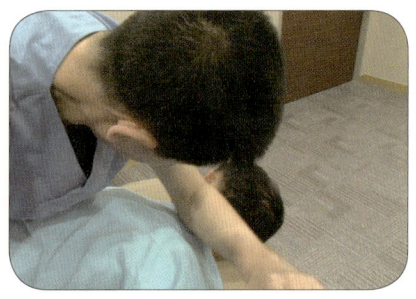
| 지압하는 목과 어깨

있겠습니다."

조성연 박사 / 스포츠의학 원장

그렇다면 꾸준히 마사지를 받는 다면 탈모를 극복할 수 있는 것일까?

"혈액순환이 말초까지 간다고 해서 탈모가 치료가 된다거나 또는 탈모를 완벽히 예방한다던가 하는 것은 아직까지는 의학적으로 규명되지는 않았습니다."

조성연 박사 /스포츠의학 원장

그러나 김승기씨는 마사지에 의한 혈관 확장법을 맹신하고 있다.

"다른 분들이 어떻게 생각할지는 모르지만 일단 제가 제 반응을 보고 머리카락 자라는 걸 보기 때문에 혈관 확장법으로 좋아졌다고 보죠. 그러니까 머리카락이 많이 날 때까지! 완전히 회복 될 때까지 계속 받을 겁니다."

족발

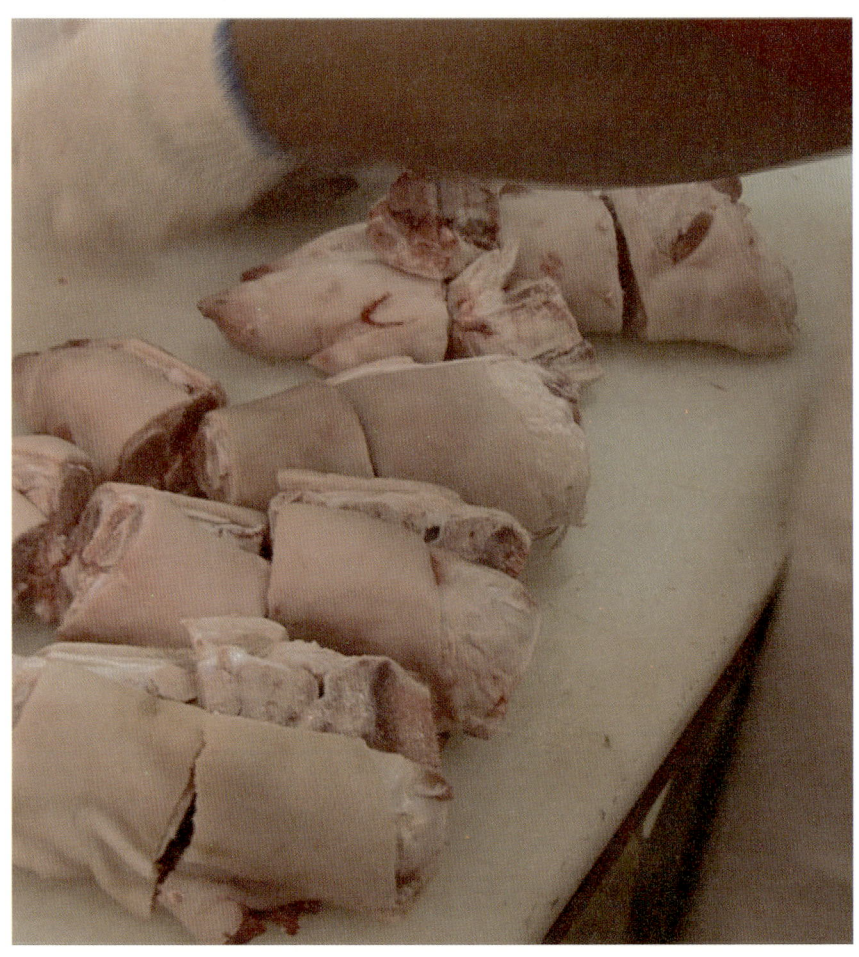

족발로
탈모 극복!

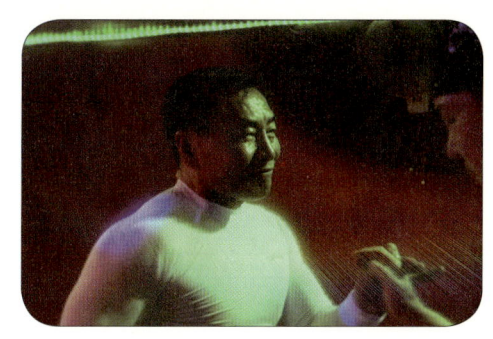

 자신만의 독특한 방법으로 탈모를 극복했다고 주장하는 또 한 사람이 있다. 울퉁불퉁한 근육을 자랑하는 탈모 극복의 고수, 이상준 씨.
 "제 신체 부위 중에 가장 젊음을 유지 하는 부위는 머리입니다! 머리가 제일 중요하죠. 보세요. 윤이 반짝반짝 나잖아요."
 환갑을 훌쩍 넘긴 나이에도 불구하고 건강한 모발을 가졌다는 이상준 씨. 그에게는 탈모를 막아주는 젊음의 묘약이 있다. 이상준씨가 아침 저녁으로 10년간 마시고 있다는 젊음의 묘약, 그 정체는 무엇일까?

 "족발입니다."

 콜라겐이 풍부해 피부미용과 노화 방지에 좋다고 알려진 돼지 족발. 그는 삼시세끼 꾸준한 족발 섭취로 피부 탄력은 물론 모발의 상태까지 10년 전 그대로라고 한다.

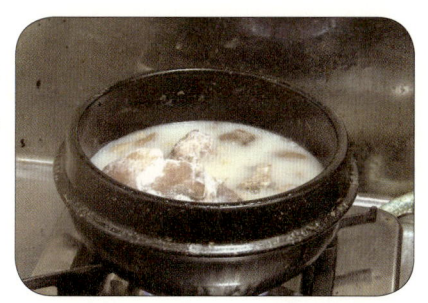

| 족발탕 뚝배기

67

그 동안 그의 주방에는 족발 육수가 하루도 떨어진 적이 없다고 한다. 삶은 족발은 주전부리로, 족발 육수는 모든 요리의 기본으로 사용하고 있다는데, 족발 육수에 고추장과 갖은 채소를 넣어 끓이면 탈모를 극복하는 족발탕이 완성된다.

"족발만 뜯다 보니까 질리고 맛있게 먹을 수 없을까 해서. 밥에다 먹으려면 이걸 반찬으로 해서 먹어야 되겠다. 그래서 이걸 푹 고와서 물로 다 양념을 하고 끓여서 밥에다 먹으니까 더 좋잖아요."

그가 이렇게 족발 마니아가 된 데는 남다른 사연도 있었다. 몸은 탄탄하지만 머리카락만큼은 세월을 거스를 수 없었던 10년 전.

"50세 후반부터 탈모가 되기 시작했어요. 가운데가 아주 운동장이었죠."

그런데 지금, 그가 운동장이었다고 말하는 정수리 부분은 머리카락으로 가득 메워져 있었다.

"이게 난 거지 이거 심은 건 아니에요. 심은 건 아니고 다 내 머리카락이죠. 그리고 더 이상 빠지거나 하는 게 없어요. 탈모는 이제 안되지죠."

이상준 씨는 이 모든 것이 족발을 먹었기 때문이라고 믿고 있었다.

탈모, 물렀거라, 족발이 나가신다!

소박하지만 그 어떤 산해진미도 부럽지 않다는 그만의 건강밥상.
족발을 섭취하기 시작하면서부터 머리카락이 검게 변하고 모발에 탄력이 생겼다고 했다. 그렇다면 족발의 어떤 성분이 건강한 머리카락을 유지할 수 있게 한것일까. 현재 이상준 씨의 탈모 진행 상태를 확인하기 위해 두피 및 모발 상태를 확인해봤다. 과연 그의 믿음처럼 족발이 탈모치료에 도움을 준 것일까?

"콜라겐은 아니고요. 콜라겐은 피부 쪽에 더 많은 작용을 해요. 메티오닌이라는 성분이 모발을 나게 하는 발모를 촉진하는 필수 단백질이에요. 그런 부분으로 발모라던가 육모 양모 과정이 더 좋았을 거로 보여요."

문경숙 박사 / 한의사

그렇다면 족발로 탈모를 극복했다는 그의 주장은 사실인 걸까?

"정수리는 나셨을 수 있어요. 그러나 앞머리는 동물성 단백질을 소화하는 과정 중에 소화기 열로 인해서 탈락하는 탈모가 조금 더 진행하셨어요."

문경숙 박사 / 한의사

앞머리의 탈모가 진행되었다는 말에 조금 안타까운 듯 했지만 이상준 씨는 그래도 정수리가 메워졌으니 괜찮다고 말한다. 그리고 앞으로도 족발은 끊임없이 먹을 거라는데.

"그럼요. 계속 먹어야죠. 정수리게 탈모 됐던 것이 모두 회복이 됐으니까 계속 족발 먹을 거에요."

하수오주

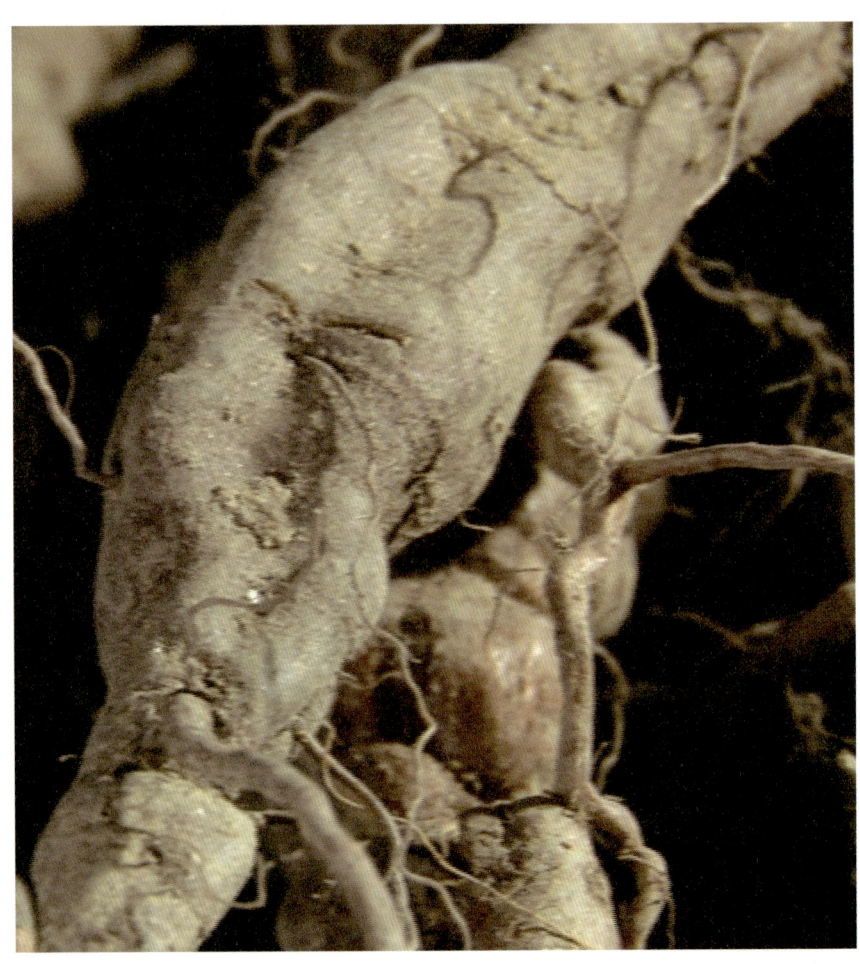

하수오주

약술로 탈모에서 벗어나다

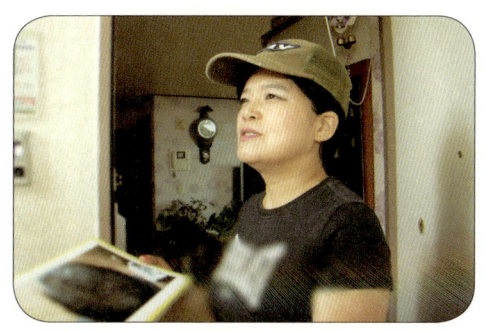

약술로 심각했던 탈모 증상이 수개월 만에 회복됐다는 강둘정 씨. 그는 태어날 때부터 머리 숱이 많아 탈모 걱정은 없었다. 하지만 생각지도 못한 일이 일어난 건 바로 2년 전이었다.

"탈모가 시작된 그때도 훅훅 빠지고 손에 뭉쳐 있을 때도 내가 염색을 많이 해서 머리가 끊겨 나가나 보다 그렇게 생각했지 탈모라고 전혀 생각 못했는데 어느 순간 머리를 말리고 있는데 조카가 이모 왜 그쪽에 머리가 없어요 그래서 들춰 보니까 진짜 500원 동전 보다 더 크게 뻥 뚫려 있는 거예요. 살이 맨들맨들 다 나와있어요. 놀라서 가슴이 철렁 내려 앉고."

직장을 옮긴 스트레스 때문이었을까. 한 달 만에 삭발을 해야 할 만큼 심각한 탈모증상이 나타났다. 그로 인해 대인기피증은 물론 외출조차 힘들었다.
정말 같은 사람이라고는 믿지 못할 만큼 달라진 외모.

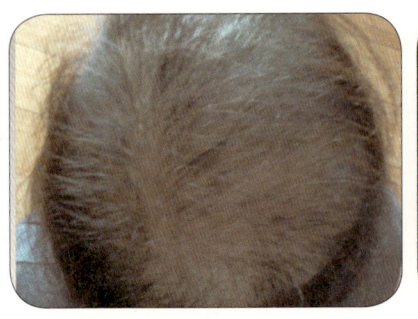 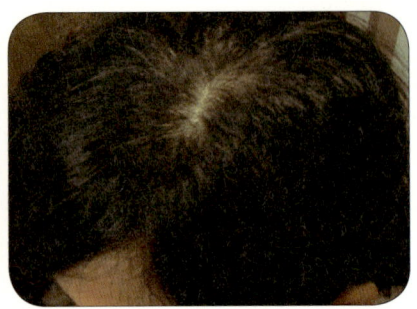

| 하수오 음용전과 후의 모습

"이게 일반인들은 모를 텐데, 흑채라고 머리가 심각하게 빠졌을 때 머리를 대신해서 뿌리는 건데."

다 빠진 머리를 가리기 위해 다양한 제품들까지도 사용해 봤지만 탈모 증상은 날이 갈수록 심각해졌다.

"급속도로 단기간에 훅 빠졌어요. 한 올도 안 남 게 정말 괴물처럼. 위로를 해도 귀에 안 들어오고 짜증만 나고 화만 나고 이 사람한테 화풀이 저 사람한테 화풀이 하기도 하고 마지막까지 생각한 적도 있고요.

이렇게 머리가 없어서 어떻게 세상을 살아 갈까. 미혼으로 있는데 정말 힘들었죠. 직장생활도 못한다 생각하니까."

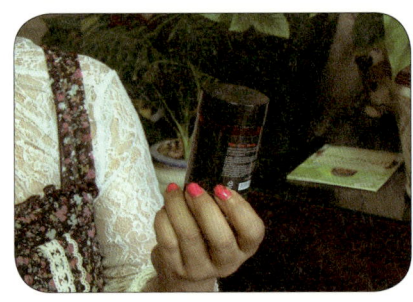

| 흑채

그렇게 악몽 같은 시간을 지나 지금은 풍성한 머리카락을 갖게 됐다는 강둘정 씨. 도대체 어떻게 이런 변화가 생긴 것일까?

"요즘은 평균 빠지는 거 말고는 거의 안 빠져요. 지금은 탈모가 있었던 머리인가 아무도 안 믿어요. 저도 탈모가 있었는지 제가 잊어버렸어요."

도대체 그 비결이 뭘까?
"특별하게 제가 먹는 게 있습니다."

하수오로 인생이 바뀐 삶을 살다!

강둘정 씨의 탈모를 이기게 해준 이것의 정체는 무엇일까?
"제 머리를 풍성하게 해준 하수오. 제가 말려놓고 이게 생으로 된 거예요."

하수오는 예로부터 인삼, 구기자와 함께 3대 명약으로 알려져 있는 식물이다. 그런데 하수오가 정말 탈모에 도움이 되는 것일까?

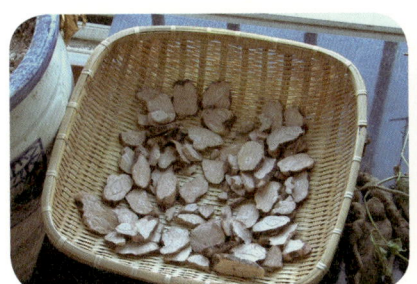 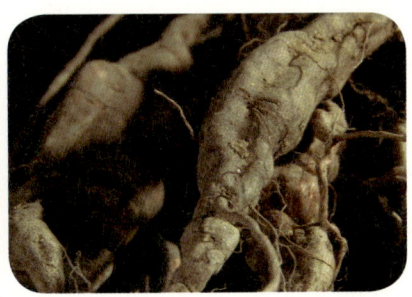

| 말린 하수오 사진 | 하수오

"〈동의보감〉에 하수오는 기혈 순환을 돕고 근육과 뼈를 건강하게 할 뿐만 아니라 머리카락을 까맣게 하고 오래 먹으면 늙지 않는다고 되어있습니다. 특히 항산화 성분으로 알려진 레시틴이 풍부하기 때문에 세포의 손상을 예방하고 면역력을 강화하고 노화를 예방하는 효과가 있어서 탈모방지, 모발의 건강함을 유지하는데 도움이 될 수 있습니다."

김소형 박사 / 한의사

하수오에 풍부하게 들어있는 레시틴은 두피의 혈액순환을 원활하게 해 탈모를 예방한다. 그런데 강둘정 씨는 하수오를 특별히 술로 먹고 있었다.

"처음에는 하수오 말린 걸 물 끓여먹고 차로 먹고 즙으로 내서 먹었는데 형부가 하수오 약술을 담아서 먹으면 더 빨리 효과를 볼 것이다. 그래서 그 계기로 한잔 정도 먹게 됐어요. 처음에 하수오 들었을 때 이름도 처음 들어보는 거고 생소하고 아 이게 뭐라고 그런데 머리가 빠졌으니까 저는 뭐 독이라 권해도 먹고 싶은 심정이었으니까 먹었는데 정말 효과가 빨리 의외로 빨리 온 거 같아요. 밤송이처럼 송글송글 한 달 정도 돼서 올라왔던 거 같아요"

강둘정 씨는 하수오주를 마신지 한 달 만에 머리카락이 점점 자라기 시작했고, 불과 6개월 만에 완전히 회복되기 시작했다고 한다. 그렇다면 그녀는 어떤 방법으로 하수오주를 만들었을까?

강둘정 씨의 하수오주 따라잡기

자신만의 특별한 방법으로 술을 담근다는 강둘 정씨. 그녀는 하수오주의 특별한 재료를 공개 했다.

"숙성된 지 6~7일 되는 막걸리예요. 이걸로 바로 담는 게 아니라, 증류식 소주로 뽑아서 먹어요."

막걸리에서 소주를 얻는다?

"막걸리를 부어 끓여서 증류식으로 방울방울 떨어뜨려서 거기에 하수오를 담아서 먹는 거예요."

압력솥에 막걸리를 2/3정도 붓고 솥의 압력 추 부분에 호스를 연결하면, 막걸리가 끓으면서 수증기에 포함된 알코올 성분이 호스를 통해 빠져 나오고, 이 수증기가 액체 상태로 바뀌면서 '증류식 소주'가 만들어진다. 이때 중요한 것 한 가지.

"기체가 빠져 나오잖아요. 이렇게 냉각시켜줘야 액이 나옵니다."

이 방법은 예로부터 전해져 오는 전통소주를 만드는 원리와 비슷하다.
한 시간이 지나자 2리터의 술병이 거의 채워졌다. 시간과 정성을 들인 만큼 좋은 술이 나온다고 한다.

"일반 소주는 냄새가 역하고 저한테 안 맞는 거 같아요. 그래서 제가 원래 일반 술은 잘 못 먹어요. 그런데 이렇게 증류식으로 해서 뽑아가지고 담그고 나서는 이거 정도는 제가 한 두잔 정도 먹을 수 있거든요. 이게 굉장히 독하거든요. 40~45도니까 저는 이제 생수랑 1:1로 섞어서 담글 거에요"

"1리터당 하수오 건재는 200g 하시면 되거든요."

술을 넣자마자 보리차처럼 빛깔이 우러나왔다.
"한 달에서 한 두 달 사이 그렇게 하면 진하게 하수오 색깔이 까만색이거든요. 짙은 갈색이 우러나면 그때 따라 드시면 돼요"

잠들기 전 한잔씩 꾸준히 마셨다는 하수오주. 그녀에겐 어떤 의미일까?
"이건 진짜 술이 아니라 약이에요. 약. 제가 탈모 클리닉을 다닌 것도 아니고 다른 약재도 안 먹었으니까 오로지 집에서 제가 하수오 약술 이것만 먹었거든요. 그런데 머리카락이 이렇게 풍성하게 나니까 저는 하수오 약술에 정말 감사하게 생각합니다."

그렇다면 현재 그녀의 탈모 증세는 치료가 된 것일까? 탈모전문 병원을 찾아 두피와 모발 검사를 진행해보았다.

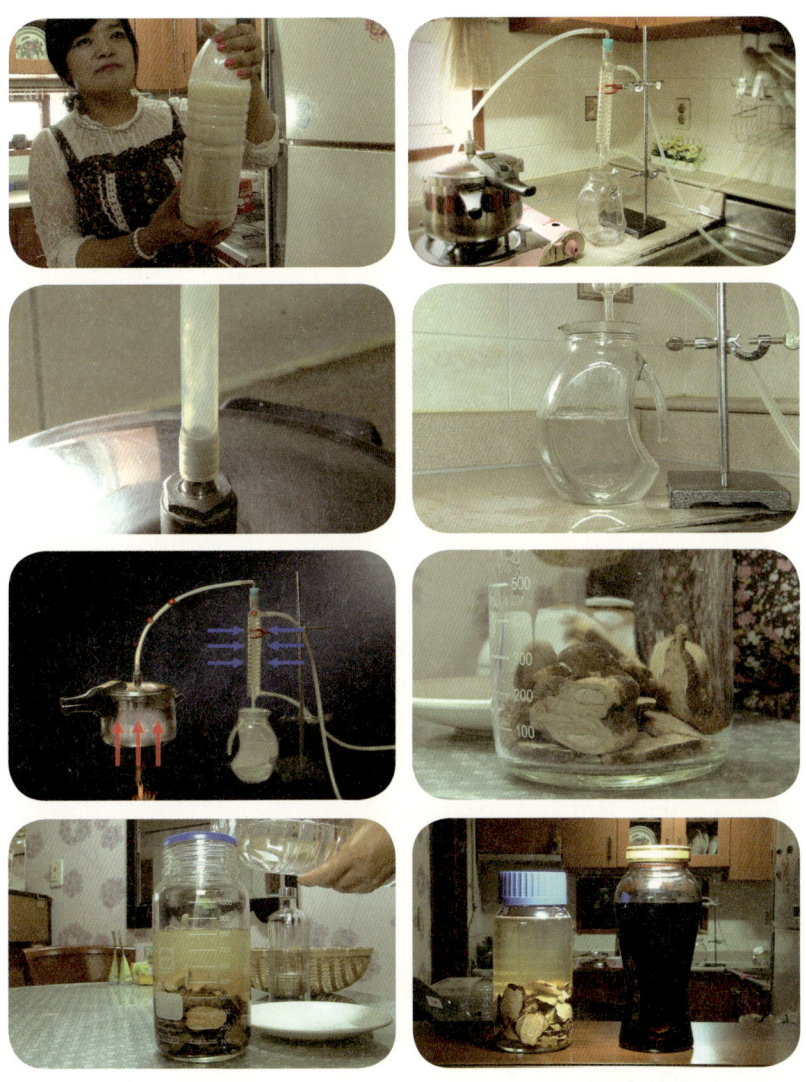

| 하수오주 만드는 과정

"보통 탈모가 진행이 되거나 두피 상태가 안 좋아지면 그 모공 내에서 머리카락이 많이 작아집니다. 그래서 나중에는 하나 정도 아니면 아예 없는 경우도 있는데 지금 뭐 작게는 두 개까지 많으면은 네 개까지 여러 가닥이 나오고 있고 그리고 밀도도 높고 색깔도 굉장히 좋고 아주 건강한 두피 상태를 유지하고 있습니다."

원호영 박사 / 한의사

강둘정 씨는 예전에 탈모였다는 사실이 믿기지 않을 만큼 지금은 완전히 회복 되어 있었다.

별다른 치료 없이, 하수오주만 먹었다는 그녀! 6개 월 만에 탈모를 극복할 수 있었던 비결이 정말 하수오주 일까?

"탈모증마다 다 틀린 원인이 있기 때문에 거기에 따른 치료를 해야 합니다. 그래서 올바른 치료를 한다면 의학적으로 검증이 된 타입에 맞는 치료법을 사용하는 게 결국은 도움이 될 것 같고 하수오가 일부분 맞는 분들도 있겠지만, 모든 사람의 탈모증에 다 효험이 있다고 얘기하긴 상당히 어려울 것 같습니다."

이학규 박사 / 피부과 전문의

그러나 강둘정 씨에게는 둘 도 없이 소중한 것이 하수오주이다. 그렇게 하수오주의 효험을 몸소 체험한 후 강둘정 씨의 일상에는 많은 변화가 찾아왔다. 주말이면 하수오를 찾아 가족들과 산에 오르고 햇빛이 잘 드는 산기슭을 누비고 다니며 마치 고구마 뿌리처럼 굵고 짧은 형태의 하수오를 찾아 헤맨다. 둘정씨 가족은 하수오를 인삼보다 귀한 약으로 여기고 있었는데 거기엔 남다른 이유가 있다. 하수오주의 또 다른 효험을 경험했다는 그녀의 형부.

"술로 담아서 저한테 먹어보라고 권유를 하는 거에요. 그래 그걸 제가 성의를 봐서 먹어보니 그때 당시만 해도 제가 4월 정도까지 손발이 찬 증세가 있었어요 그게 호전되고 다른 또 좋은 반응들이 많이 나오더라구요."

하수오는 이제 강둘정 씨 가족 건강을 지켜주는 최고의 상비약이 됐다. 강둘정 씨에게 새 삶을 선사했다는 하수오처럼 탈모 초기에 현명한 치료법을 선택한다면 탈모는 더 이상 불치병이 아니다. 정복 할 수 있는 질병이다. 급격히 머리 숱이 줄거나 두피가 가렵다면 탈모 초기를 의심하고 자신에게 맞는 적절한 치료를 시작해야 한다!

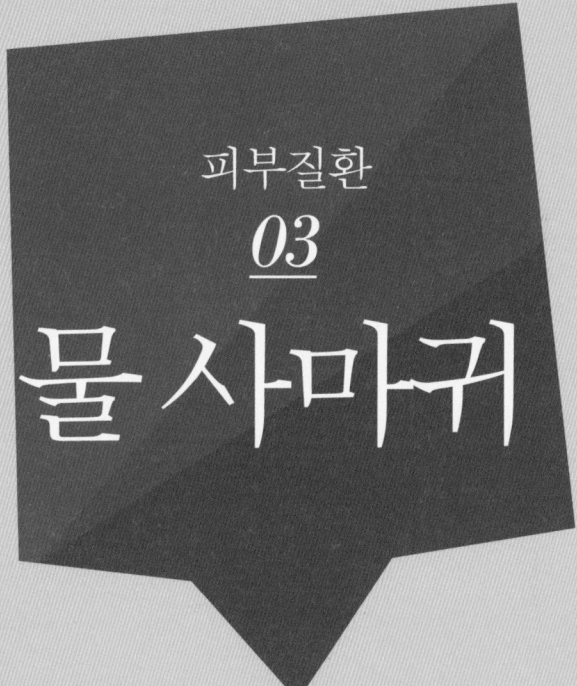

피부질환
03
물 사마귀

코코넛 오일

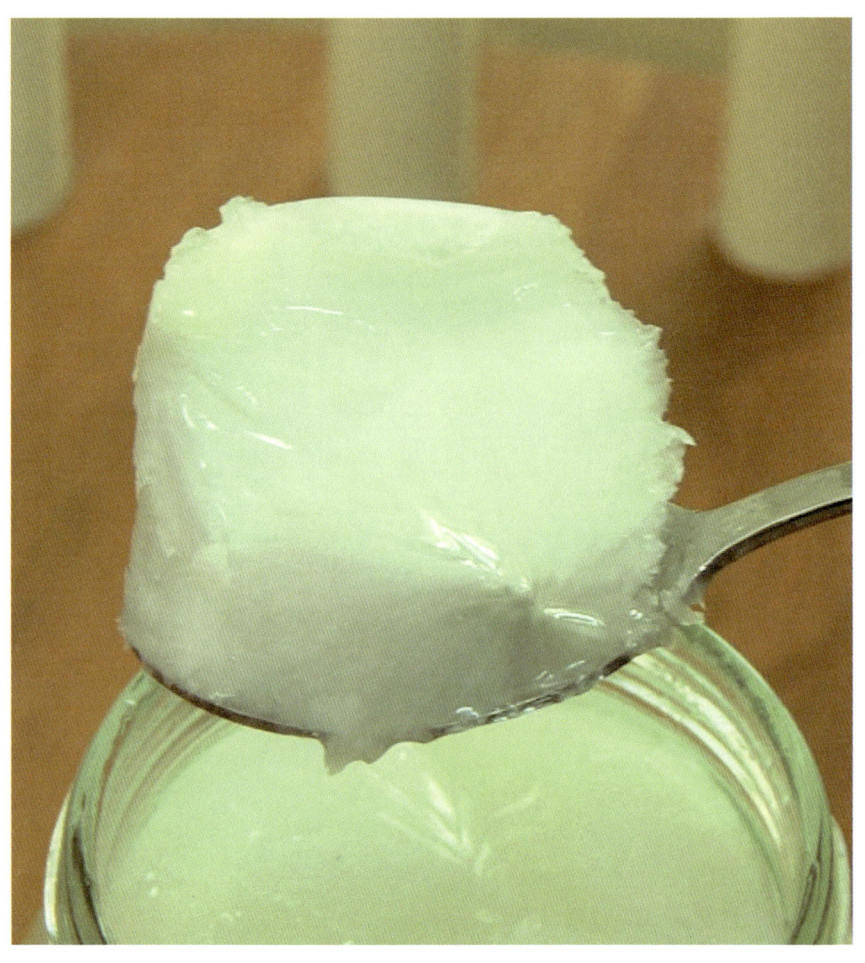

오일을 먹으니 물 사마귀가 사라졌다!

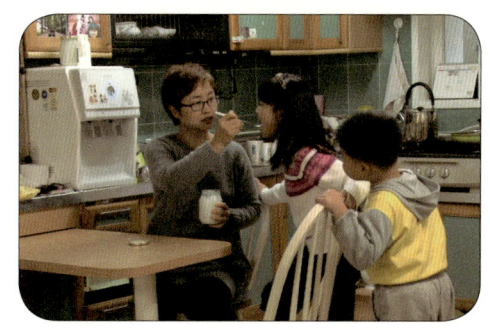

9살 민지와 7살, 5살 민재, 민기. 삼 남매를 키우며 육아 박사가 된 한미랑 씨. 아이들을 건강하게 키우기 위해 2년 전부터 꼭꼭 먹고 있는 것이 있다. 식전에 한 숟갈씩 먹는다는 이것이 바로 이들 가족의 건강 지킴이라는데. 그런데 약이라면 질색하고 도망가야 할 아이들이 오히려 줄까지 서서 서로 먹으려고 한다. 그리고 단숨에 꿀꺽 삼켜버린다. 아이들이 먹고 나면, 이번엔 엄마 차례. 크림처럼 하얗고 부드럽게 생긴 것, 그런데 이것이 약이라는데.

"코코넛오일이요."

오일이라고 하면 보통 흐르는 것이 떠 오르는데, 이 오일은 크림과 같은 상태다. 코코넛 오일은 25도 이하에서는 응고 상태. 이것을 한 숟갈 떠서 먹으면 약이 된다고 한다. 실제로 아열대 지방에서는 '신이 내린 선물'이라고 극찬 받고 있다는 코코넛 오일.

"처음에는 일단 건강에 좋다고 하고 다이어트도 된다고 해서 먹기 시작했는데 우리 둘째가 오른쪽 겨드랑이 쪽으로 물 사마귀가 생겼었어요.

애기들은 물 사마귀가 잘 생기잖아요. 그게 하나 둘 나기 시작하면 번진 거예요. 떼어 내려고 병원에 두 번을 갔는데 갈 때마다 자지러 지는 거예요. 한번은 애기했죠. 오일을 한번 먹어보자. 자기가 병원에 가서 너무 힘들었던 기억이 있으니까 자기가 먹겠다 하더라고요. 그리고 신경을 안 썼는데 어느 날 보니까 진짜 없더라고요. 그래서 이게 진짜 인내만 가지고 기다리면 정말 효과가 있구나 생각했어요."

면역력이 약한 아이들에게 주로 생긴다는 물 사마귀! 꾸준히 코코넛오일을 먹고, 목욕 후에는 피부에 직접 바르기도 했다는 민재. 지금은 흉터 하나 남기지 않고 깨끗하게 물 사마귀가 사라진 상태였다. 코코넛오일의 효과를 본 뒤, 아이들이 먹는 밥이나 간식에 모두 코코넛 오일을 쓰고 있다는 한미랑 씨.

"볶음밥이나 기름 요리할 때는 코코넛오일 써서 하면 애기들 건강에도 좋고 향이 좋아서 잘 먹어요."

삼남매가 가장 좋아하는 간식은 엄마표 채소밥전! 잘게 썬 채소를 코코넛오일에 볶아 낸 후, 밥과 계란을 섞어 코코넛오일을 두른 팬에 부쳐 주는데, 몸에 바르는 것과 달리 먹는 것은 반드시 식용으로 허가 받은 것만 사용해야 한다. 그 맛은 어떤 맛일까?

"햄버거 맛이요!"

인스턴트 음식에 길들여져 있는 요즘 아이들 입맛을 단박에 사로잡은 비밀은 바로 과자 냄새와 비슷한 달콤한 코코넛향기가 나기 때문이다. 아이들이 코코넛 오일의 효과를 직접 보고 나서부터 엄마인 한미랑 씨 역시도 코코넛 오일을 먹기 시작했다. 심지어 커피를 마실 때도 코코넛오일을 몇 방울 넣어서 마신다고!

"그냥 먹기도 하고 커피에 타서 먹기도 하고 그래요. 커피의 맛이 틀리진 않아요. 향이 오일 향이 섞여서 나지 마시는 데는 지장 없어요."

기름으로 조리하는 모든 음식에 식용유 대신 사용하고, 생으로 한 숟갈씩 떠먹기도 하는 코코넛 오일! 그런데 기름의 과다섭취가 오히려 건강을 해치진 않을까?

"코코넛오일에는 일반적으로 흔하지 않은 중쇄 지방산이란 것이 들어있는데요. 노폐물이나 지방 축적을 억제하는 효과가 있어서 체내 신진대사를 돕기 때문에 다이어트에 도움이 된다고 할 수 있습니다. 또한 모유에 들어있는 라우르산이 들어 있어서 인체 면역기능을 높여줍니다."

심경원 박사 / 가정의학과 교수

항균효과가 있는 코코넛 오일

코코넛오일의 효과는 여기서 끝이 아니었다. 벌레에 물려 가려울 때, 연고나 파스 대신 오일을 발라주기만 하면 가라앉는다고 한다. 게다가 크지 않은 상처에도 꾸준히 발라주면 흉터 없이 깨끗하게 아물게 해준다는데, 이 모든 것이 바로, 코코넛오일 속 항균작용 덕분이라고 한다. 또한 피부에 탁월한 효과가 있다는 코코넛오일. 특히 겨울철이면 효자 노릇을 한다. 평소 세안 후 코코넛오일을 얼굴에 발라 기초 제품처럼 활용하고 있다는 한미랑씨. 집에서 흔히 볼 수 있는 비닐랩을 얼굴을 덮어주면 천연 팩이 된다는데. 기초손질을 할 때보다 듬뿍 오일을 바른 후, 피부에 스며들도록 20~30분 정도 기다리면 10대 못지않은 피부를 얻을 수 있다고 한다. 이것이 피부관리를 한 번도 받아보지 않고도 고운 피부를 유지하는 비법이라고 한다.

"이렇게 한 20분 정도 누워있으면 스며들기 때문에 굳이 안 닦으셔도 되고 남은 건 두드리거나 문지르면 스며들어요."

우연히 먹기 시작했지만 아이들과 한미랑씨 모두 효과를 톡톡히 봤다는 코코넛 오일. 이제 가족들에게 없어서는 안 될 귀한 치유제가 되고 있다.
그렇다면 과연 코코넛오일이 피부에 효과가 있었을까? 코코넛 오일을 먹고 바른 그녀의 피부상태는 과연 어떠할까? 피부 표면뿐만 아니라 깊은 곳의 진피층까지 확인해보기로 했다.

"먼저 피부상태가 매우 좋다고 말씀드릴 수밖에 없네요. 항노화지수 라는 게 있는데 이건 그 동안에 기준점에 비해 내 피부가 얼마나 나이

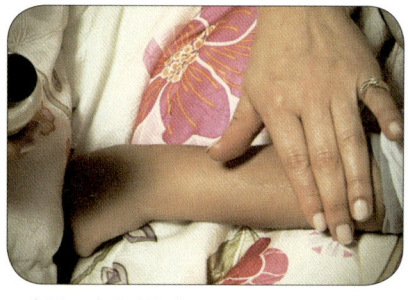

| 연고처럼 바른다

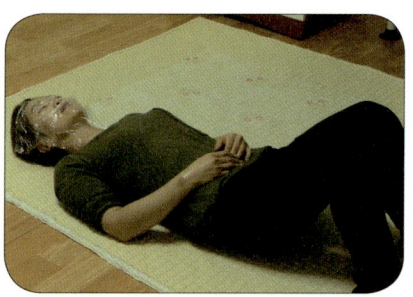

| 얼굴에 랩하고 누워있는 주인공

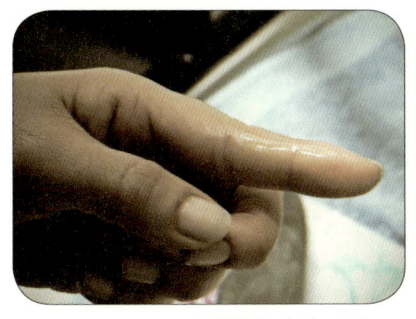 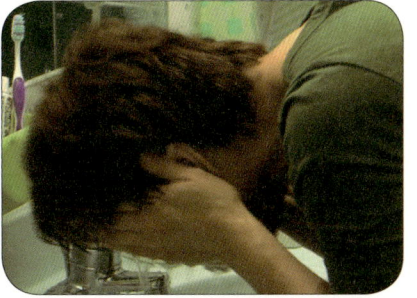

| 상처에 바르는 모습 | 세수하는 모습

가 들었느냐를 보는 지표예요. 우리가 100점이 완벽하다고 본다면 어린이 피부는 7~80점 나옵니다. 지금 본인은 64.5점이라는 아주 좋은 점수가 나왔어요. 본인 나이보다 훨씬 더 피부 상태가 좋고 관리가 잘 돼 있다고 볼 수 있습니다. 한마디로 노화가 거의 안 일어났다고 볼 수 있습니다."

김지욱 박사 / 피부과 원장

결과를 들은 한미랑씨는 매우 기쁜 표정이었다.
"처음에 시작을 잘 했다 싶고 앞으로도 계속 쓸 생각이에요."

"물론 코코넛오일이 각질을 녹이기 때문에 피부를 부드럽게 만들고요. 또 유분막을 형성하니까 수분이 빠져나가는 것을 막을 수 있습니다. 목욕 후에 수분 감이 남아 있을 때 유용하게 피부 보습에 도움이 된다고 할 수 있습니다."

김지욱 박사 / 피부과 원장

1. 간접적인 접촉으로도 전염되는 '물 사마귀'

　물 사마귀는 피부 면역력이 약할 때 폭스 바이러스가 침입하여 발생하게 된다. 주로 소아의 얼굴이나 겨드랑이, 몸의 주요한 부위에 자주 발생하며 어린이 집, 학교, 학원, 공중목욕탕, 수영장, 온천 등에서 간접적인 접촉으로도 발생할 수 있다. 전염성 연속종인 물 사마귀는 주로 여름철에 어린이들이 수영장이나 어린이 집에서 옮아와 많이 발생한다. 여름철에 발생한 물 사마귀는 계속해서 재발하는 경우가 많아 주의를 요한다.

2. 어린이들에게 많이 발생하는 물 사마귀

　물 사마귀는 바이러스성 질환으로 접촉에 의해 전염이 되는데 면역력이 강하면 발생하지 않고 면역력이 약하면 낫지 않고 계속해서 재발한다. 따라서 주로 면역력이 약한 어린이들에게 많이 발생하게 되는데 이는 본인에게 괴로울 뿐만 아니라 다른 사람에게 전염시킬 수 있어서 더욱 신경이 쓰인다. 바이러스가 침입 하더라도 면역력이 강하면 증상이 발생하지 않는데 면역력이 약하면 바이러스가 침투하여 번식하기가 좋아서 증상이 계속 번지게 된다.

3. 면역기능이 저하된 경우 이차 감염 위험

　물 사마귀는 살색 혹은 분홍색을 띠고 직경 1~5mm 정도의 진주색 융기가 나타난다. 몸의 곳곳에 단독, 혹은 집단으로 발생하며 손바닥, 발바닥에는 거의 생기지 않는다. 아토피성 피부염, 면역기능 저하의 경우 광범위하게 분포하고 이차감염이 동반될 수도 있다. 대개 가렵거나 따가운 다른 증상은 심하지 않은 편이다.

4. 어린이 물 사마귀, 면역력 높이는 근본 치료 필요

 물 사마귀는 큐렛으로 긁거나 레이져 시술로 사라질 수 있지만 면역력이 떨어진 상태라면 거의 대부분 다시 재발이 된다. 면역력이 약한 상태에서 발생하고 재발 하므로 면역력을 높여주는 것이 제일 좋은 치료 방법이다. 건강한 식생활 습관을 갖고 면역력 보강에 도움이 되는 보충 음식을 섭취하는 것이 좋다.

물사마귀, 생활 속에서 주의할 점

 1. 환부를 긁거나 문지르지 않도록 하며, 손으로 뜯거나 칼 또는 가위로 자르면 바이러스 감염이 일어나서 더욱 번질 수 있다.
 2. 사람이 많이 모이는 대중탕이나 수영장 등은 이차감염의 위험이 있으므로 피한다.
 3. 면과 같이 환기가 잘 되는 재질의 옷을 입는다.
 4. 피부에 자극이 되는 화학세제 등의 접촉을 주의한다.
 5. 방부제와 색소, 향이 진한 화장품과 보습제 등의 제품도 피하는 것이 좋다.

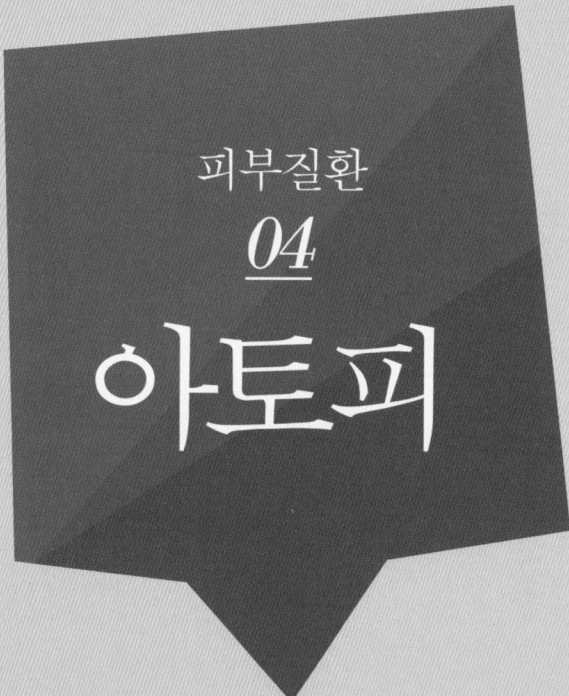

산초 기름

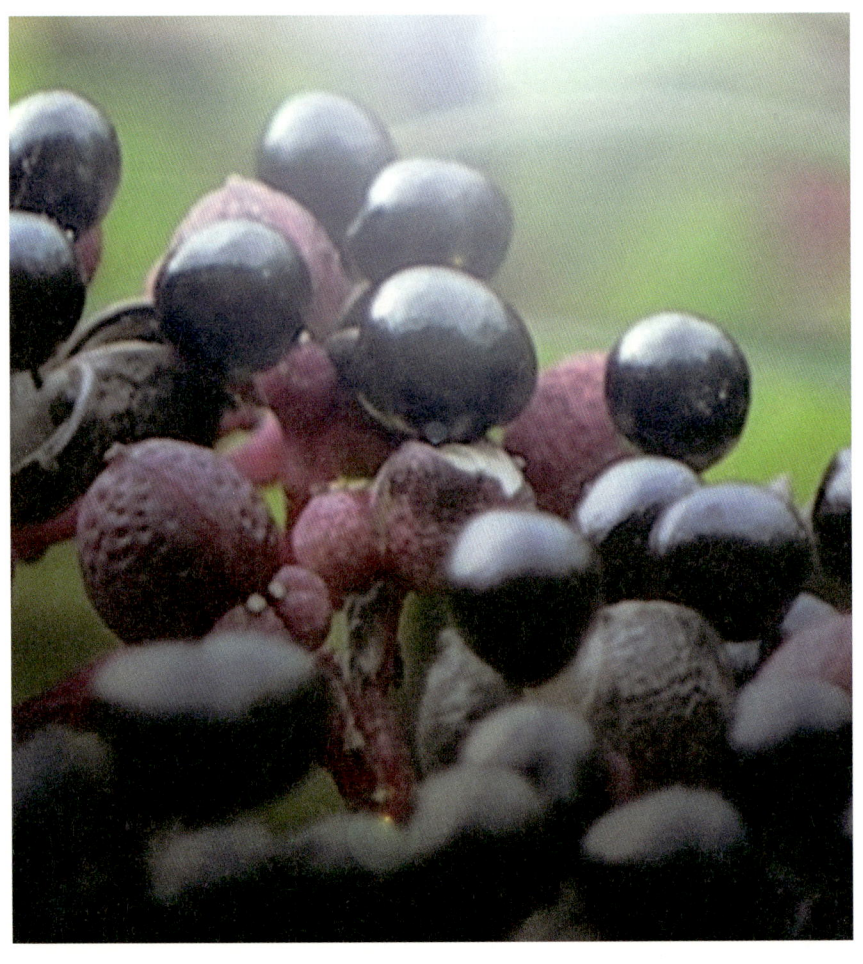

산초 기름으로
아토피와
천식을 잡다!

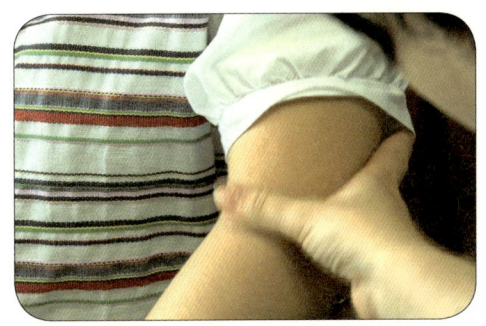

경기도 가평의 한 아파트, 이곳에서 보라색 열매의 효과를 톡톡히 봤다는 박은아씨를 만날 수 있었다. 매일 딸의 피부 상태를 꼼꼼히 체크하는 그녀에겐 남다른 사연이 있다.

"우리 딸이 예쁘고 밝게 잘 자라줬는데 예전에는 저를 엄청 힘들게 했어요. 아토피. 애가 긁는 걸 못 참잖아요. 한 번 긁으면 아토피가 확 번지거든요. 그러면 붕대로 못 긁게 감아 놔야 되요. 감아놓고 계속 부채질 해주면서 다른데 만져주면서 재우고. 그런데도 밤에 자다 보면 붕대 다 풀려 있고 이불은 피 묻고 그렇게 되어있어요. 같이 잠을 못 자요. 너무 괴로우니까 같이 울고 엄마가 더 괴롭죠."

첫돌이 지나자마자 피부에 두드러기가 나기 시작했다는 딸, 자희. 병원에서 소아아토피 진단을 받았다.

상세불명의 천식, 아토피 피부

딸아이는 커갈수록 아토피가 점점 심해졌고 박은아 주부는 아토피에 좋다는 민간요법은 모두 찾아 사용해 보았다.

"독고마리 풀 뜯어다가 목욕 시키고, 한방에서 한약도 먹여보고, 비타민 주사도 계속 맞으러 다녀보고 태반 주사도 그 비싼 것도 계속 맞으러 다니고. 그런데 아토피도 그렇지만 점점 면역성이 떨어져서 그런지 겨울만 되면 또 천식도 오더라구요. 천식도요."

면역질환인 아토피 환자는 대부분 천식이 동반되는 경우가 많다고 하는데, 자희 역시 그랬다.

"일단 숨을 잘 못 쉬고 밤새 깩깩거리면서 계속 기침하고 목도 아프고 다음날 되면 목이 퉁퉁 부어있고 활동하기 힘들어요. 목소리도 안 나오고 가장 괴로운 건 밤새 잠을 못 자니까 예민해져 있고 다음날 짜증도 나고."

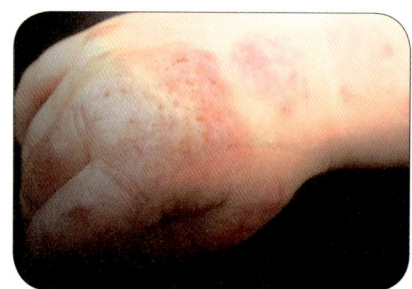 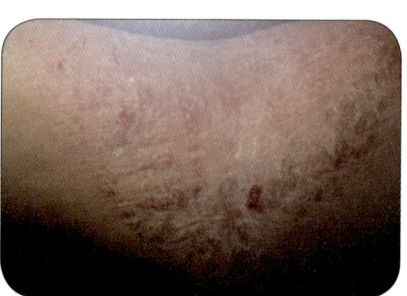

| 아토피 사진

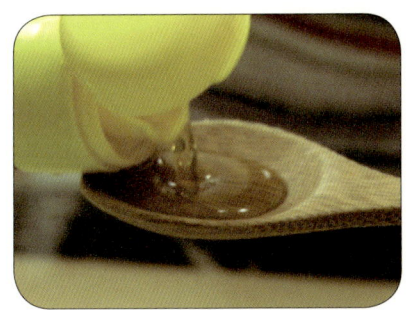
| 기름 숟가락에 담는 모습

그런데 그렇게 심했던 아토피와 천식을 한꺼번에 잡았다는 박은아씨!

"이게 바로 저희 아이를 낫게 한 신기한 산초 기름이에요."

매일 빼놓지 않고 챙긴다는 산초 기름! 자희는 이 기름을 매일 몸에 바르고 먹는다.

놀라운 보라색 열매 산초

그런데 산초 기름은 어떻게 만드는 것일까? 우리는 산초 열매를 따러 간다는 박은아씨를 따라가 보았다. 그녀를 따라가 간 곳은 집 근처에 있는 산 속.

"가평 깊은 산중에서 따는 거라서 조금 더 올라가야 해요. 어, 저기 산

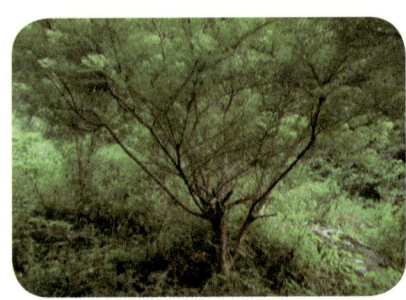
| 산초나무

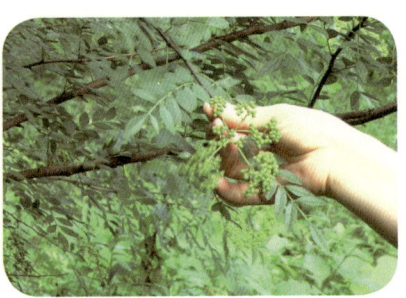
| 산초나무 열매

초나무다."

산초나무. 우리가 흔히 추어탕 먹을 때 넣는 그 산초가루가 이 나무의 열매를 갈아 만든 것이다. 박은아씨는 딸의 아토피와 천식에 효과를 본 것이 바로 이 산초나무 열매라고 했다.

"이거요. 이 열매가 지금은 초록색이잖아요. 이게 나중에 까맣게 열매가 까만 열매. 그러면 그 안에 기름이 톡톡 들어가 있어요."

아직은 덜 익은 상태로 초록색을 띠는 산초 열매, 하지만 10월이 되면 짙은 보라색으로 변한다. 이때 두꺼운 껍질 안에 기름 성분이 생성된다고 한다.

〈동의보감〉
진초라 하며 성질이 따뜻하고 맵고 독이 있다. 눈을 밝게 하고 냉으로 오는 복통과 이질을 낫게 한다.

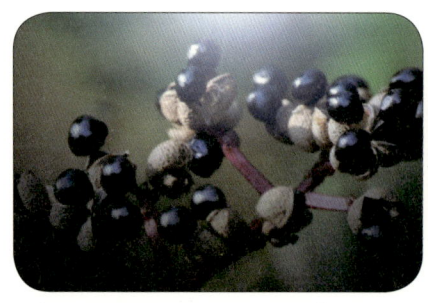
| 보라색 산초 사진

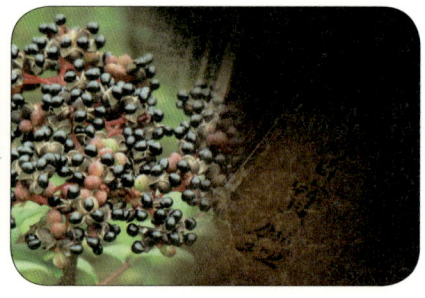
| 〈동의보감〉에서 산초의 내용이 기록되어 있다

〈동의보감〉에 기록된 산초의 효능은 그 맛이 맵고 독성이 있다고 기록되어 있다.

"산초의 성질은 맵고 열한 성질을 가지고 있습니다. 매운 맛을 내는 성분이 산슐 성분인데 우리 몸의 나쁜 균을 몰아주는 향균 작용과 그리고 장의 연동 운동을 증가시켜서 소화를 돕고 몸이 부었을 때 몸을 가볍게 하는 이뇨 작용이 있을 뿐만 아니라 혈압을 떨어뜨리고 통증을 완화시키는 효과가 있습니다."

이광연 박사 / 한의사

산초에 매운 맛을 내는 산슐 성분은 방향성 정유물질을 많이 포함하고 있는데 살충, 향균, 해독 작용에 효과가 있고 모기퇴치제로 사용하거나 장내 기생충 구제에도 효과가 있다. 박은아씨는 이 산초 나무 열매를 따서 기름을 짠다.

"이 나무 서너 그루가 되어야 한 병이 나와요. 이 열매가 까맣게 돼서 그걸 다 말려서 수분 제거한 다음에 기름을 짜는 거거든요. 한 병 만들기가 쉬운 게 아니에요."

한꺼번에 많은 양을 얻을 수 없는 귀한 열매다 보니, 10월에 수확한 잘 익은 열매를 골라 기름으로 만들어 보관한다. 이것은 박은아씨 집안 대대로 내려오는 비법이다.

"저희 아버지가 어릴 적부터 본인이 아토피로 고생을 하셨고 그리고 또 할머니가 구해서 아토피를 산초로 나으셨고 또 할머니도 노후가 되셨을 때 천식이셨대요."

할머니 대부터 아토피와 천식에 대대로 산초기름을 사용했던 자희네 가족. 자희가 그 효과를 경험하면서 산초에 대한 믿음이 더욱 커졌다.

"겨울에는 아토피가 전혀 안 나고, 여름에만 잠깐 났다가 바르면 낫고 천식도 생기면 다음날 먹으면 괜찮아져 있고 그래요."

아직 흉터 몇 개는 여전히 남아있지만 예전에 비해서는 깨끗해졌다는 자희의 피부상태.

"처음엔 천식 때문에 먹기 시작했고 아토피에도 좋다고 해서 먹고 바르고 했어요."

과연 자희는 박은아씨의 믿음처럼 산초 때문에 아토피와 천식이 괜찮아진 걸까?

"아토피는 염증으로 인해서 심해지는데 산초에는 항염증 작용이 있기 때문에 염증을 완화시켜서 아토피가 개선 되었으리라 생각됩니다. 또 하나 생각해 볼 수 있는 건 산초의 기름이기 때문에 아토피가 건조한 질환인데 건조한 피부에 바르게 되면 어느 정도 보습을 줄 수 있어서 조금 좋아지지 않았나 생각합니다."

임이석 박사 / 피부과 원장

산초기름으로 찾은 새 인생

　여기 산초로 건강을 찾았다는 또 다른 주인공이 있다. 산 속에서 색소폰 연주를 하고 있는 김종배씨.

　"여기 우리 아가들 위해서 제가 음악 소리를 들려주고 있습니다. 건강하게 자라라고, 그리고 약효과도 좀 뛰어나게 해달라고 음악을 들려 주고 있습니다."

　김종배씨가 말한 아가들은 다름 아닌 산초다. 김종배씨는 날마다 소주잔에 산초 기름을 한 잔씩 따라 마시는데. 그에게는 어떤 사연이 있는 걸까?

　"2012년 6월 20일에는 당 수치가 406mg/dl이 나왔어요. 그때는 아주 힘들죠."

　혈당이 459mg/dl까지 올랐던 박종배씨. 15년 전 당뇨 판정을 받은 후부터 계속 당 수치가 올랐다.

　"내가 산에 풀을 베는 과정에서 갑작스럽게 풀 베는 기계를 들 힘이 없어서 땅바닥에 앉았는데 그냥 쓰러진 거예요. 걸어 내려 올 힘도 없어서

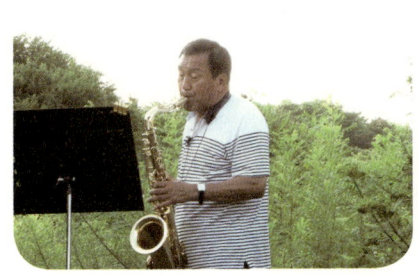
| 산에서 색소폰 부는 모습

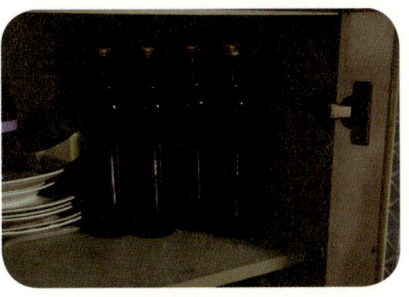
| 선반에 산초기름이 보관된 모습

엉금엉금 내려왔어요. 그 이후 당뇨가 있어서 그렇다는 것을 알았습니다."

밥을 먹어도 기운이 없고 공복감과 어지러움이 계속되었다. 그러다 점점 상태가 심각해지자 결국, 10년 동안 거부했던 인슐린 주사를 맞을 수밖에 없었다. 하지만 별 효과는 없었다.

"인슐린을 처음에는 하루에 한 대를 맞았습니다. 그 다음에 수치가 자꾸 올라 가니까 두 번을 맞으래요. 아침에 한 대 맞고 저녁에 한대 맞고. 12시간을 살기 위해서 내가 내 손으로 배에다 주사를 찌르는 겁니다."

혈당이 잡히지 않자 몸은 더 힘들어지고 살은 10kg이나 늘어나게 되었다. 그로 인한 합병증은 심각한 스트레스가 됐다.

"당뇨 라는 건 약으로 치료가 다 안 된답니다. 그 이야기를 듣고 나서부터 산초 기름을 먹었어요. 이거라도 많이 먹고 죽자. 이런 생각으로 많이 먹기 시작한 거예요. 그러고 나서부터 몸에 변화가 오기 시작한 겁니다. 그때부터 내 인생이 열리기 시작했어요."

산초 기름은 1년에 한번 짤 수 있기 때문에 한 해 동안 먹을 양을 미리 준비해 둔다는 김종배씨. 서늘한 곳에 보관한 산초 기름은 한번 사용 후 냉장 보관을 한다.

"내가 이거 먹고 당뇨 고쳤잖아요. 그래서 이걸 계속 먹습니다."

정말 산초가 김종배씨의 건강을 지켜줬을까? 실제로 산초가 당뇨로 인한 부작용을 완화시켜 준다는 논문을 확인할 수 있었다.

동물 실험 결과 당뇨병이 유발된 쥐의 경우 체중과 단백질이 감소되는 영향을 보이는데 산초에 의해서 이런 체중과 단백질 감소를 완화 시켜준다는 결과가 있었습니다. 이런 결과는 당뇨병의 부작용들을 완화시켜줄 수 있는 가능성이 있다고 볼 수 있습니다.

배석문 박사 / 경상남도 농업기술원

산에 올라 산초 열매를 따는 김종배씨.

"산초 기름을 활용하는 방법도 있지만 음식으로 여러 가지 활용하는 방법이 많습니다. 그래서 저는 제철 아니라도 종종 이걸 따서 반찬도 해 먹고 음식을 만들어 먹습니다."

산초는 열매 뿐 아니라 잎과 가지를 모두 활용할 수 있는데 그 부위에 따라 요리방법이 다르다고 한다. 산초나무의 여린 잎은 알맞은 크기로 잘라 튀김이나 나물무침으로 하고 산초의 굵은 가지는 백숙이나 곰탕을 끓일 때 사용한다. 그의 당뇨질환을 치유했다는 아내의 정성이 듬뿍 담긴 산초나무 상차림.

"이거 잡숫고 혈당 내리세요. 건강하시고. 요새는 많이 건강해졌어요. 그전에는 혈당 많이 올려서 너무 피곤해하고. 귀한 산초 알게 되면서부터 좋은 소식이 오는 거죠. 몸도 튼튼해지고 가벼워졌다니까 너무너무 기쁘

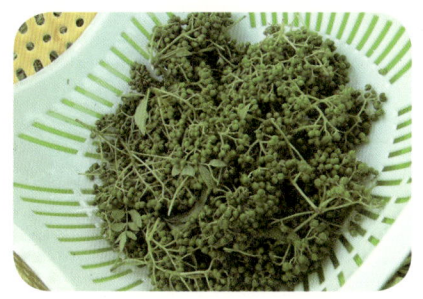
| 산초열매

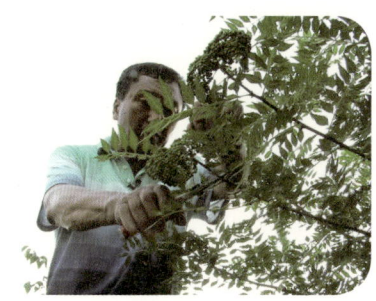
| 산초 열매와 가지를 따는 아저씨

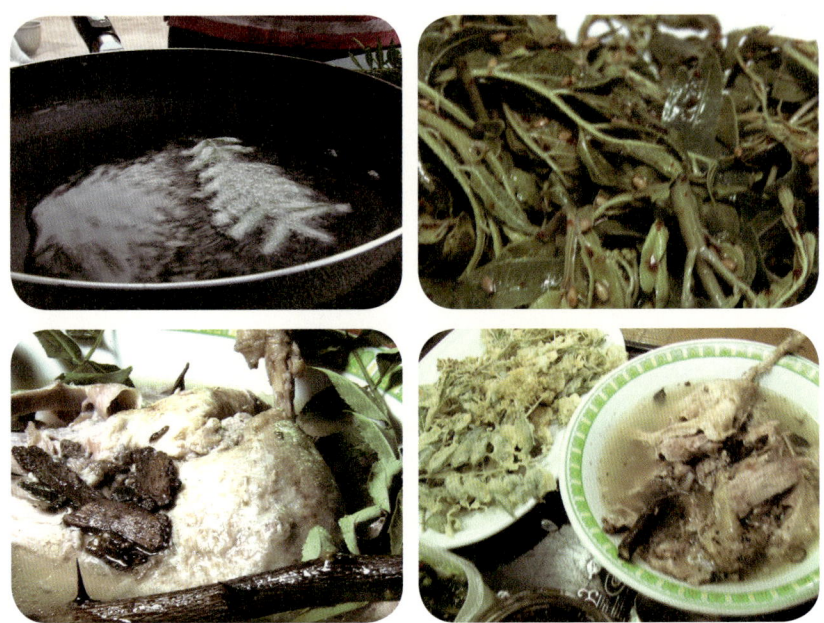

| 튀김, 무침, 백숙을 한 산초요리

고 요새 행복 속에 살고 있어요."

이제 건강 하나는 자신 있다는 김종배씨. 그렇다면 김종배씨의 식후 혈당에는 어떤 변화가 있을까?

"459mg/dl까지 올랐었잖아요. 그게 지금 115mg/dl까지 내려갔다는 건 이게 있을 수 없는 일이거든. 인슐린도 안 맞고. 더 말 할 필요가 없잖아요. 그러니 내가 기분이 좋죠."

하지만 맵고 독성이 있는 산초는 먹을 때 반드시 주의해야 할 점이 있다고 한다.

"산초 같은 경우에는 성질 자체가 열하고 맵기 때문에 평소에 열감을 많이 느끼는 분 같은 경우에 적게 드시는 게 좋겠고 또 위장 장애가 있는 사람들 특히 만성적인 위염이 있는 분들은 산초를 가급적이면 적게 드시는 것이 좋습니다."

이광연 박사 / 한의사

산초

산초는 중국 요리에 많이 들어가는 향신료 가운데 하나로 우리나라에서는 추어탕에 들어가서 미꾸라지의 비린 맛과 찬 성질을 중화시켜 주는 역할을 한다.

*구입요령 : 중국산과 구별을 잘 해서 구입해야 한다. 껍질 표면이 매끄럽고 열매가 굵고 동그란 모양을 띠며 미세한 이물질이 적게 혼입되어 있는 것이 국산상품이다.

* 보관온도 : 18℃~22℃
* 보관일 : 3개월
* 보관법 : 서늘하고 통풍이 잘되는 곳에 보관하며 물기가 없는 곳에 보관해야 한다.
* 손질법 : 산초열매를 따서 햇볕에 잘 말려 이물질을 제거하고 잘 씻어 물기를 제거한 후 건조시킨 뒤 이용한다.

뱀딸기

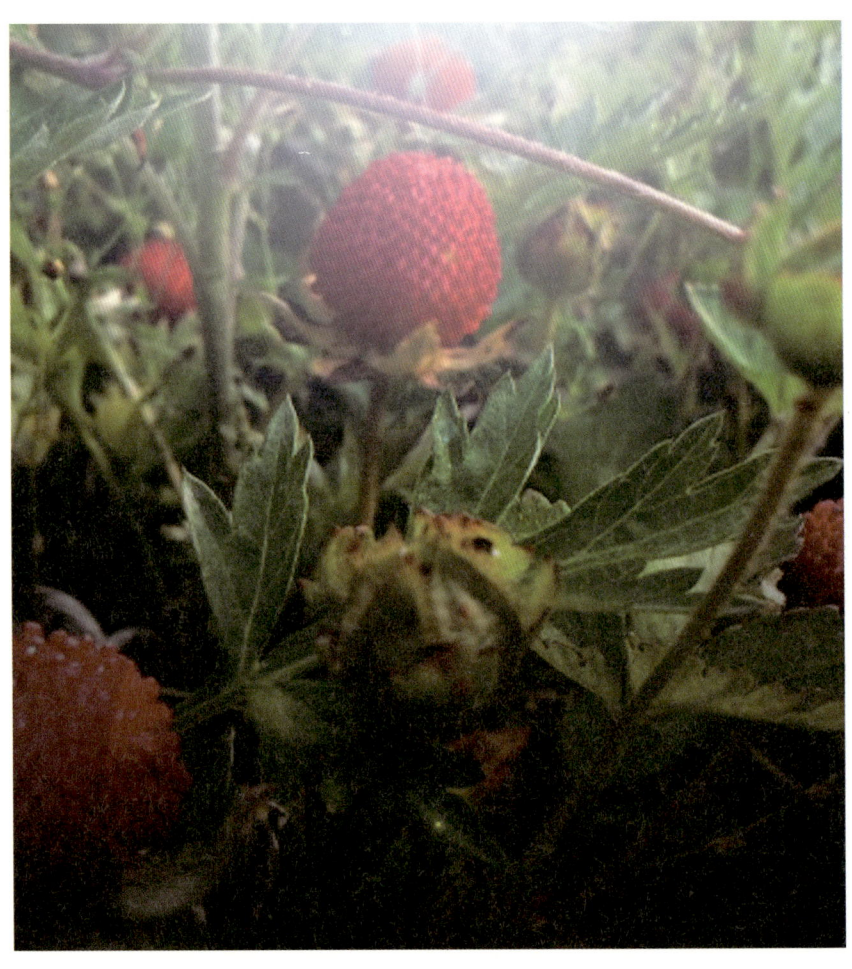

잡초라 취급 받던 뱀딸기 풀로 아토피를 잡다

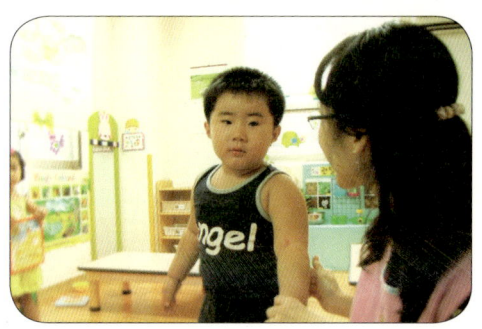

충청남도 세종시. 누구도 거들떠보지 않는 작물로 아토피를 나았다는 주인공을 찾아 간 곳은 어린이 집. 해맑은 아이들 중에 오늘의 주인공이 있다.

"전에 얼굴 때문에 놀랐는데, 지금은 많이 좋아졌어요. 민찬아, 강민찬 이리 오세요. 멋진 친구예요."

올해로 네 살인 강민찬 군. 지금은 통통한 몸집에 친구들과 잘 어울려 노는 모습. 여느 아이와 다를 것 없이 건강해 보인다.

"3살 때 아토피가 많이 심했어요. 얼굴에 부스럼, 갈라지고 피 나고. 많

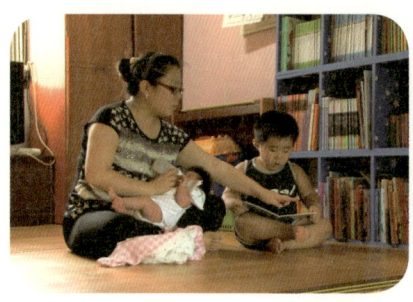

| 엄마와 아이

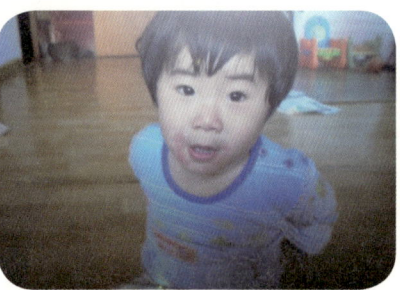

| 아토피 당시 사진

이 힘들어 했었어요."

한 달 전 셋째 아이를 출산한 민찬이의 엄마, 손혜진 씨. 임신해있던 지난해까지 둘째 민찬이의 피부질환 때문에 맘 고생이 심했다.

"작년 초부터 두 돌 지나서부터 아토피 나서, 몸 건조해 긁고, 접히는 부분, 목 접히는 부분, 등이랑 특히 입 주변 아토피 생겨서 입주변이 피가 나고 진물 날 정도로 심했어요."

태어났을 당시는 별다른 증상을 보이지 않았던 민찬이. 그런데 두 돌이 지날 무렵부터 아토피가 나타났다. 잠자다가도 몇 번씩 깨며 힘들어하던 민찬이를 볼 때마다 엄마의 가슴은 내려앉았다.

"아무래도 애가 아프니까, 아픈 게 힘들긴 했지만 주위 시선 힘들었어요. 엄마가 태교 잘 못 했다 하고. 아토피 제품 많은데 신경 안 써서 그런 거 같다 라고 얘기하니까 마음이 안 좋았죠."

당시 첫째 아이에게도 없던 아토피로 힘들어했던 둘째 민찬이. 가만히 지켜볼 수만은 없었다.

"애가 피부 안 좋으니까, 아버님이 황토 구해와서 씻겨 보고 광천수로 씻겨도 보고 했는데 효과가 없더라고요. 피부 연고도 쓰고 반복이죠."

아토피 피부에 좋다는 갖가지 방법을 다 동원해 써봤지만, 효과는 그때뿐이었다.

"그런데 지금은 거짓말처럼 깨끗해졌어요. 딱지도 없어지고 새살까지 돋아났어요."

과연 민찬이의 아토피를 극복하게 해준 비법은 무엇이었을까?

"이게 바로 민찬이를 낫게 한 뱀딸기에요."

뱀딸기는 산속이나 논둑의 양지 등에 많이 자생하는 장미과에 속하는 다년생 풀로, 초여름이면 열매가 빨갛게 익기 시작한다. 사람들에겐 흔하디 흔한 잡초로 취급 받고 있지만 알고 보면 〈동의보감〉에도 올라 있는 풀이다! 〈동의보감〉에 의하면 뱀딸기 풀은 종기와 벌레, 뱀에 물린 상처 등 피부치료에 효과적이라 한다.

"뱀딸기는 사매라고 얘기합니다. 뱀딸기는 성질 차면서 열 꺼주고 해독 효능, 열이 생겨서 나타나는 피부질환에 많이 응용할 수 있어요."

이병삼 박사 / 한의사

크기는 산딸기와 비슷하나, 열매의 모양은 다소 차이를 보이는 뱀딸기. 산딸기보다 맛과 품질이 떨어진다고 해서 이름 앞에 '뱀'자가 붙었다. 하

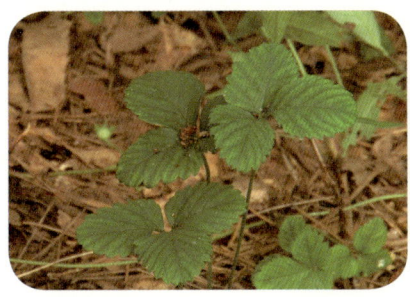
| 뱀딸기 잎

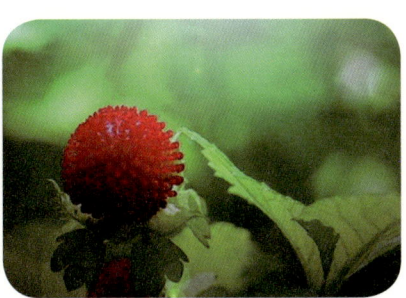
| 뱀딸기 열매

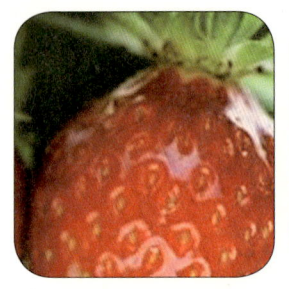 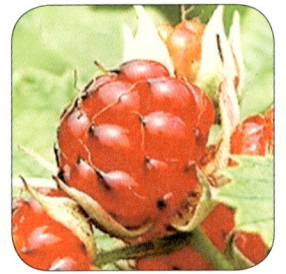 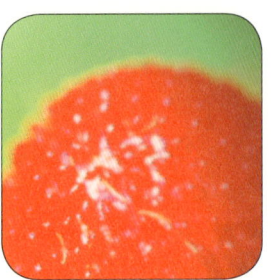

| (왼쪽부터) 딸기, 산딸기, 뱀딸기

만 민찬이에게는 더 없이 좋은 치유제가 되고 있다는 뱀딸기.

"뱀딸기는 큰아들이 친구 집에 놀러 갔다가, 뱀딸기 풀로 목욕해서 나았다고 하면서 구해주더라고요. 반신반의하며 시작했는데 효과를 많이 봤어요."

어떤 방법으로도 차도가 없었던 민찬이의 아토피. 그녀는 지인이 알려준 방법대로 뱀딸기를 아들에게 사용했다. 그랬더니 민찬이의 피부가 날로 좋아졌다.

뱀딸기 풀로 만드는 아토피 치유제

조심스럽게 공개하는 손혜진씨의 뱀딸기 풀 비법은 이러했다. 먼저 삼일 정도 햇볕에 바짝 말린 뱀딸기 전초를 물에 끓인 후, 피부에 발라준다.

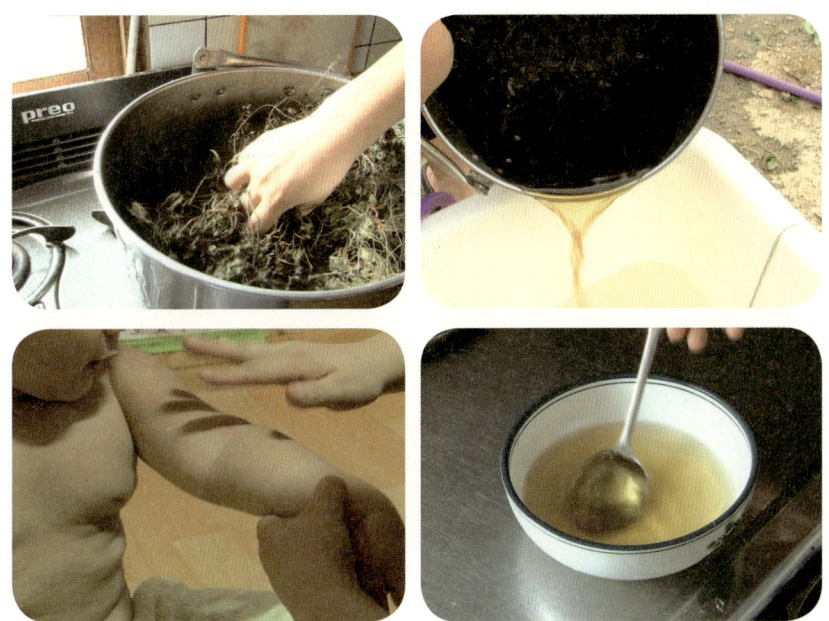

| 뱀딸기 풀로 만드는 아토피 치유제

"특별히 정해진 건 없는데, 3리터에 어른 손으로 한 웅큼 정도. 이걸 팔 팔 끓이다가 곰국 끓이듯이, 약한 불로 달이는 느낌으로."

뱀딸기 전초를 약 30분 정도 달이듯이 끓이면 갈색 빛이 우러나는데, 이 달인물은 목욕물로도 사용한다. 특히 민찬이의 아토피 증상이 심했던 얼굴이나 팔 접히는 부분 등에는 더 각별히 신경을 쓴다. 뱀딸기 풀을 이용해 목욕을 마친 민찬이, 이번에는 얼굴과 몸 곳곳에 차게 보관한 뱀딸기 물을 발라준다. 그리고 뱀딸기 전초 달인 물은 농도를 약하게 해서 꿀을 타서, 차로도 활용을 한다. 맛있다며 잘 마시는 민찬이.

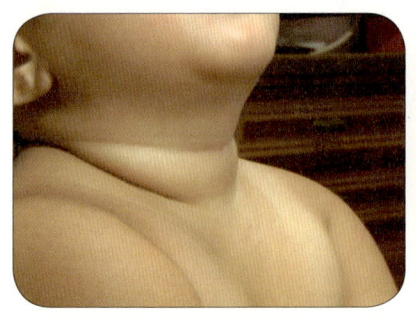 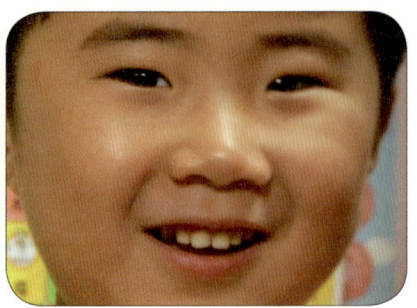

| 뱀딸기로 치유된 민찬이 피부

"다른 데는 모르고 열흘 동안 이틀에 한 번씩 얼굴 부분에 집중적으로 썼거든요? 그런데, 놀라울 정도로 아토피가 확 줄어든 게 보이더라고요. 너무 놀랐어요."

아토피가 심했을 당시 아이의 성격이 소극적으로 변해 엄마의 속을 태웠던 민찬이. 지금은 보송보송한 피부를 되찾은 듯 보인다. 아토피가 심했던 1년 전과 비교해 봐도 그 차이가 바로 느껴질 정도다. 과연 민찬이의 아토피는 얼마나 호전된 것일까? 병원을 찾아 민찬이의 피부흉터와 색소침착 등을 확인해봤다.

"어머님 말씀으론 입 주변 진물 나고, 가려움 동반한 올록볼록 튀어나온 부분 있었는데 현재는 사라진 상태, 가려워서 긁어 생기는 피부 손상도 비교적 경미한 상태입니다. 꽤 많이 호전된 상태라고 보여집니다."

김서연 박사 / 의학. 한의학 전문의

병원의 진단결과 민찬이의 아토피는 많이 호전된 상태를 보였다. 아토피를 치유하는데 효과를 줬다는 뱀딸기 전초. 여기엔 어떤 특별한 성분이 존재하는 것일까?

"뱀딸기는 인디언 스트로베리라고 부를 정도로, 인디언들에겐 탁월한 치료효과가 있어요. 뱀딸기에 들어있는 비타민C, 칼륨, 칼슘, 철, 마그네슘 등의 성분이 염증 막아주는 효과, 세균 방어 효과로써, 급성 편도염, 염증성 습진 등 피부질환에 탁월한 효과 나타냅니다."

박민수 박사 / 가정의학과 전문의

최근에는 뱀딸기의 열매부터 뿌리까지 다양한 효능들이 입증되고 있다. 미국의 한 대학에서는 인디언 스트로베리라고 불리는 뱀딸기가 피부질환에 효과적이라는 보고를 발표된 바 있다. 산에 오를 때마다 쉽게 만나게 되는 뱀딸기 풀. 그 동안 우리는 쓸모 없는 잡초인 줄 알았지만 아토피에는 아주 좋은 약재였던 것이다.

양파 망 흙 부대 집

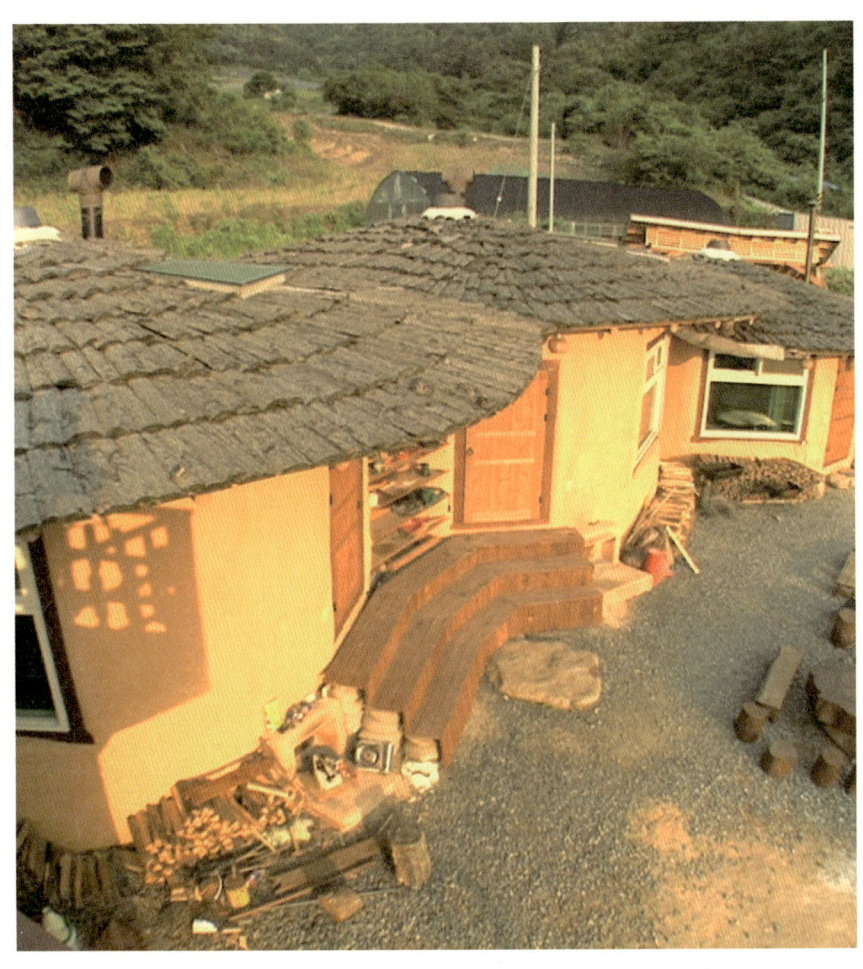

양파 망
흙 부대 집으로
아토피를 잡다

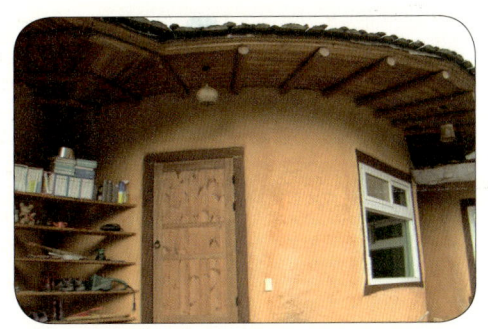

 해발 5백 미터, 소백산 자락에 위치한 곰절 마을, 산꼭대기에 특별한 집을 짓고 살아가는 주인공이 있다. 귀농으로 새로운 터전을 일궈가고 있는 김태권씨 가족.
 "흙과 나무로 지으려 노력했고요, 순수 흙 집이라 표현하는데 저희 아들 때문에 그런 집 지었는데 거기까지 소문났나 봐요."
 귀농 3년 차, 초보 농사꾼 김태권 씨 가족. 편리한 도시생활을 버리고 귀농을 선택한 이유는 바로 아이의 아토피 때문이었다.

 "이 집이 우리 가람이 아토피를 완치시켜준 그 집입니다."
 버섯을 연상시키는 모습의 흙 집. 둥그런 모습 외에는 일반 황토집과 별 다른 차이가 없어 보인다. 아이의 아토피 질환을 낫게 하기 위해 아빠가 만든 특별한 집! 곳곳에 노력이 엿보인다.

 "온·습도 조절 차원에서 문을 이중으로 달았습니다."

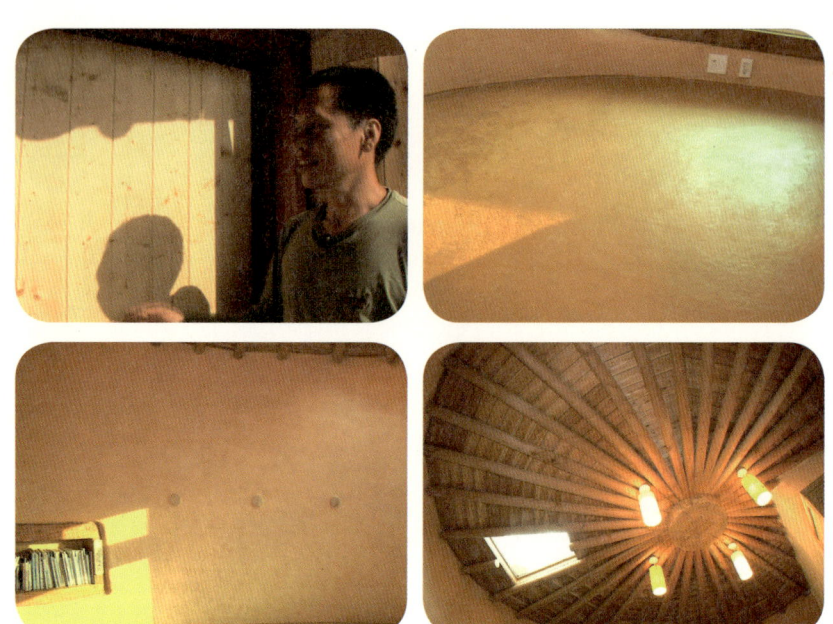

| 이중문 황토바닥 벽면 천장

　친환경 소재로 불리는 황토를 활용한 바닥과 벽면, 그리고 공기순환이 원활하도록 천장을 최대한 높인 것이 이 집의 큰 특징이다. 그리고 또 하나,

　"흙 집이 제 기능하려면 벽면이 40cm 이상 확보돼야 제 기능을 합니다. 우리집도 42cm 가까이 됩니다."

　흙집의 벽면이 두꺼워야 온도, 습도를 조절해 더위와 추위를 막아준다는 것이다.

　"겨울에 불을 때면 벽이 온기를 벽이 서서히 축적시켜요. 환기 할 일도

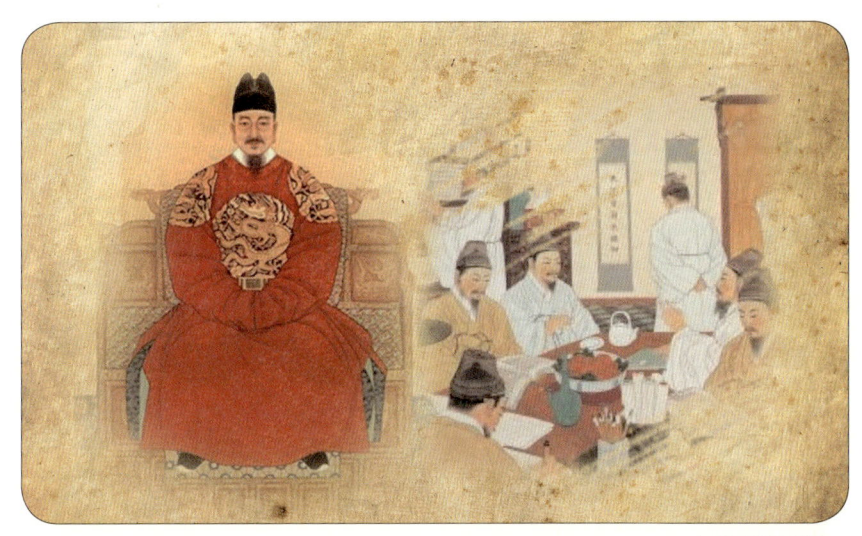

| 세종대왕 자료

없지만 환기시켜도 온기가 그대로 있어서 추운지 몰라요."

황토는 표면이 벌집구조를 띠고 있는데 오염된 공기를 정화시키며 온·습도를 조절 한다. 건강한 건축으로 불리는 황토집은 세종대왕의 건강을 다스리는데도 활용되었다. 부채 살처럼 펼쳐진 서까래가 모이는 천장에도 김태권씨만의 남다른 노하우가 있었다.

"천장에 물 같은 게 보이지요? 송진이에요."
"나무가 자기 몸을 보호하기 위해 흘리는 눈물, 송진이죠. 이거만 봐도 순수원목을 사용했다는 걸 알 수 있지요."

자연에서 나온 천연재료로 만든 흙 집. 하지만 아직 중요한 비밀이 하

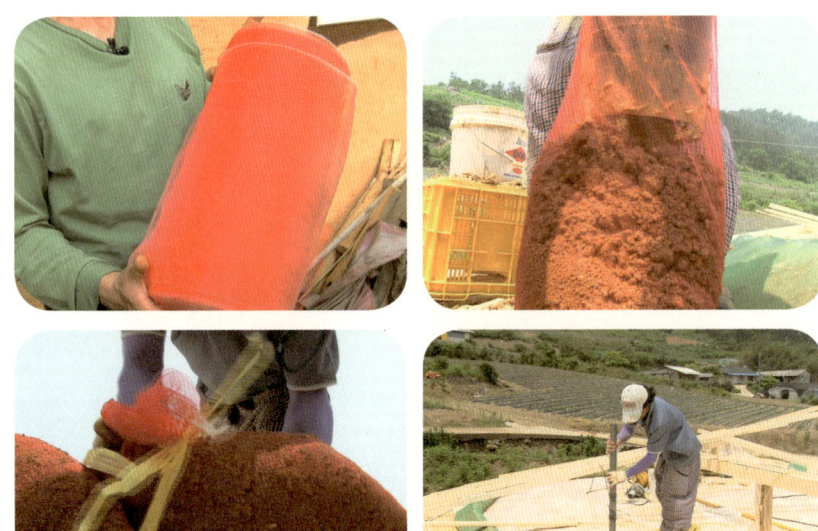

| 집을 짓는 주재료 양파망 만들기

나 더 남아있다. 바로 벽 속에 숨어있는 특별한 재료!

"우리 집 지어준 일등공신 양파망입니다."

채소를 손쉽게 보관하기 위해 사용하는 양파망! 이 양파망으로 어떻게 흙 집을 지을까? 우리는 양파망으로 집을 짓고 있는 서형진씨를 만나 보았다.

"양파망 안에 흙을 넣어서 단단하게 만들어야죠. 안 그럼 무너지죠. 이렇게 다져줘야 건축재료로 힘을 받는 겁니다."

이렇게 해서 벽돌이 아닌, 흙을 담은 양파망이 집을 짓는 주재료가 된다.

단단하게 다져진 양파망이 바로 집을 지탱하는 철근과 벽돌 역할을 한다. 흔히 흙부대집으로 불리는 이 양파망집 건축은 이미 20여 년 전, 국제

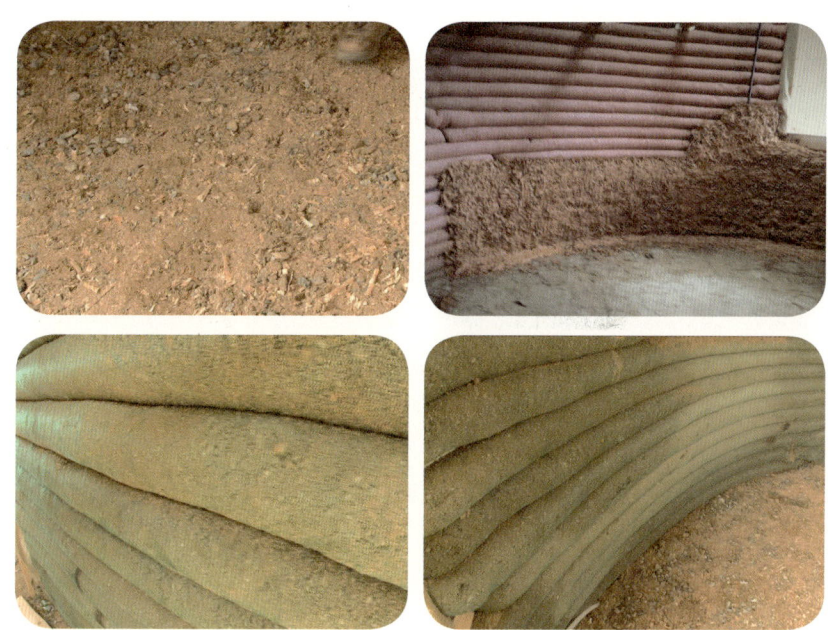

| 양파망을 활용한 집짓기

건축회의사무국에서 국제건축기준보다 200% 안전하다고 인증을 받은 건축법이다.

"보통 친환경 집도 기초나 바닥은 시멘트 들어가는데 흙부대는 일체 안 들어가고 보일러선 깔고 흙 미장으로 마감합니다."

골조가 따로 필요 없기 때문에 바닥에도 시멘트를 메울 필요가 없고 양파망으로 올린 벽체에는 황토로 2~3겹 미장을 하기 때문에 견고하면서도 건강에 이롭다. 그렇다면 그는 어떻게 양파망을 활용해 집을 짓게 된 것일까?

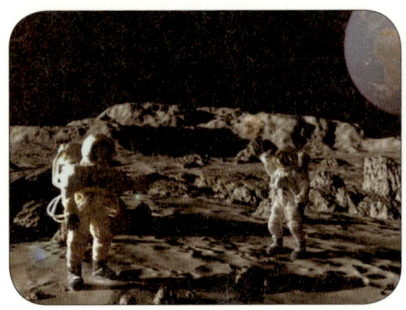
| 달나라 예상 흙부대집

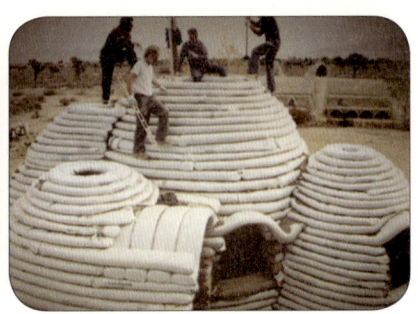
| 곡선구조 양파망

"흙부대공법 시작된 것이 미항공 우주국 나사, 거기에서 달나라에 집을 지으면 어떨까 해서, 건축소재를 지구에서 가져갈 수 없으니깐 고민을 하다가 나왔다고 해요."

1984년, 달에 기지를 건설하기 위해 처음 고안됐다는 흙부대집. 지구에서 달까지 건축자재를 가져갈 수 없기에 부대만 들고 가면 달에 있는 흙을 활용해 집을 지을 수 있겠다는 기발한 아이디어가 만든 결과물이었다. 그러나 서형진씨는 여기서 한 걸음 더 나아갔다.

"마대보다는 긴 롤을 사용하면 어떨까 해서 우리나라에 양파망 롤이 있다는 걸 알게 돼서 이걸로 시작하게 됐지요."

양파망 집의 장점은 생각 외로 다양했다. 원형이든 사각이든 다양한 모양으로 집을 지을 수 있고, 경제적이며 초보자도 손쉽게 집을 지을 수 있기 때문이다.

"벽체 비용은 거의 들어가지 않죠. 30평 기준 양파망 40만원, 흙 값 10만원씩. 벽체 비용은 150만원 정도 들어가는 거죠."

집이 아토피를 고친다!

　주변에서 쉽게 구할 수 있는 재료로 완성된 김태권씨의 양파망 흙부대 집! 그의 기발한 아이디어는 가족들에게 세상에 하나뿐인 집을 선물했고, 더불어 아이의 아토피까지 이겨낼 수 있게 했다.
　"아토피가 아주 심했어요. 얼굴이 퉁퉁 부어서 진물이 흐를 정도, 아토피가 가슴까지 내려온 상태였죠."

　결혼한 지 8년 만에 얻은 아들, 가람이! 그러나 생후 100일 이후부터 아토피로 고통 받기 시작했다.
　"신생아 때 아토피 생기면 엄마가 좋지 않은 음식 먹어서 아이한테 나오는 거다 들었을 때 내가 잘못해서 아이한테 고통을 주는구나 생각에 많이 울기도 했어요."
　엄마는 눈물로 많은 세월을 보냈다. 그래서 매일 밤 울며 보채던 아이가 달라져 건강하고 행복하게 지내는 지금의 생활이 가족에게 꿈같은 일이라고 했다.

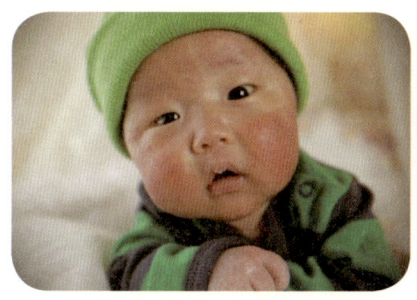
| 아토피 심한 사진

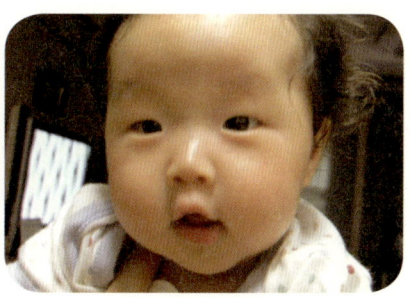
| 아토피가 나은 사진

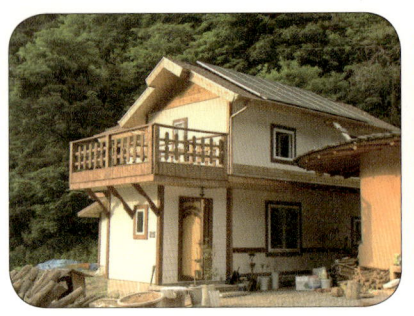
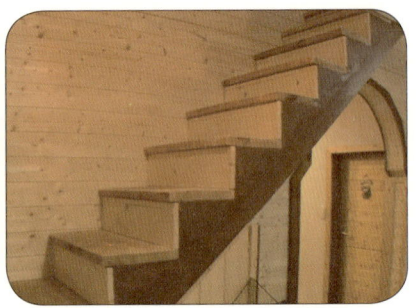

| 흙부대에서 스트로베일 | 스트로베일 내부

"애가 너무 고통스러워하니까 엄마 입장에선 차라리 내가 아팠으면 하는 생각이 절로 났어요. 다시는 꿈에서라도 그런 생활로 돌아가고 싶지 않지요."

귀농을 해 흙부대집을 짓고 산지 한 달 만에 거짓말처럼 깨끗해졌다는 가람이의 피부. 연고를 발라도 그때 뿐, 계속해서 재발을 하던 아토피는 3년 째 재발하지 않고 현재의 상태를 유지하고 있다.

"지금 전혀 긁는데도 없고 환절기 때 올라오던 것이 이제는 없어요. 이 집에서 완치가 됐어요."

도시에서 살다가 귀농을 한다는 것이 쉽진 않은 일. 하지만 가족의 행복을 우선순위에 두었기에 가능한 선택이었다.

"서울에서 둘이 노력하면 벌이는 괜찮았는데 돈이 가족의 행복을 지켜주는 건 아니니까. 좀 적게 벌어도 아이가 건강한 환경에서 자라는 게 좋겠다. 아이가 먹고 노는 환경부터 바꾸자." 생각했죠.

아기돼지의 친환경 지푸라기 집

양파망 집에서 건강을 되찾은 김태권씨 가족. 생활의 편의를 위해 또 다른 특별한 집을 지었다. 깔끔한 내부의 목조 건물, 무엇이 특별한 걸까?

"아주 특별한 집입니다. 동화에 아기돼지삼형제, 첫째가 지은 볏단 집이에요."

벽돌대신 나무로 틀을 세우고 볏짚을 채워 만드는 일명 스트로베일 하우스! 단열과 습도조절이 뛰어난 친환경 집이다.

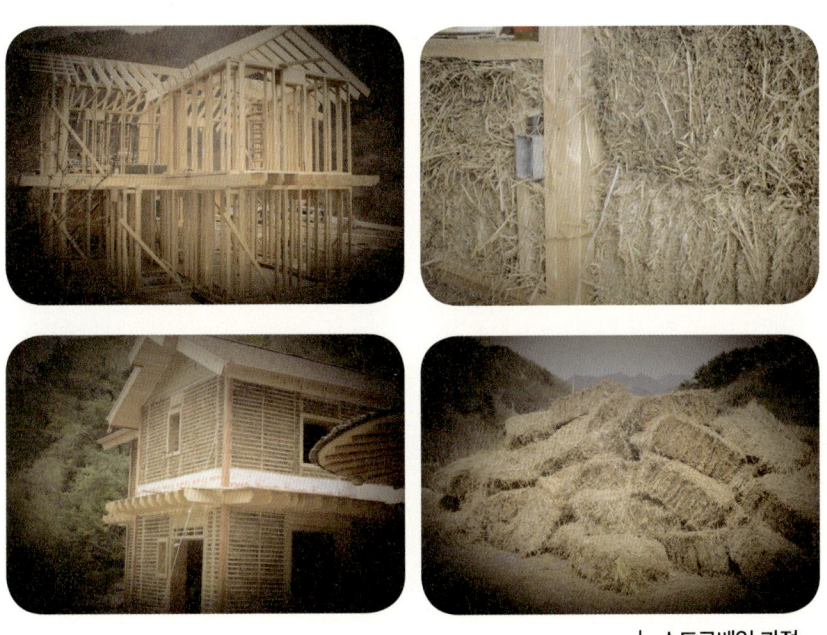

| 스트로베일 과정

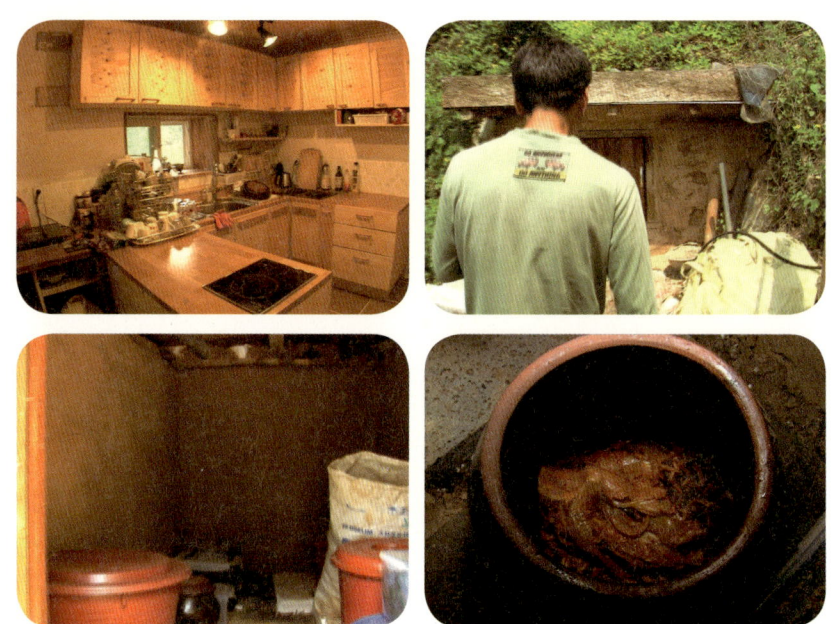

| 스트로베일의 이모저모

친환경 자연 생활로 온 가족의 건강을 되찾다

김태권씨는 집을 지을 때, 싱크대를 포함한 집안의 모든 가구도 합판 대신 순수원목을 사용했다.

"조리기구 위에 보통 후드가 달리는데 우리 집은 없어요. 벽이 온·습도 조절은 물론이고 냄새까지 빨아들여요."

그리고 집을 지을 때 양파 망 흙 부대를 이용해 지었다는 또 다른 공간!

"저희 집 천연 자연냉장고, 황토천연냉장고에요. 일체의 전기 없이 보존력이 뛰어납니다."

문을 열자 시원한 냉기가 느껴지는 내부! 양파 망 흙 부대를 쌓아 만든 창고 안 역시 숨 쉬는 황토를 발라 마무리했다.

"집을 지을 때 황토로 짓고 보니 아토피 개선효과 빨라서 사람한테 좋은 건 채소한테 좋지 않을까? 생각해서 만들게 됐지요."

주로 채소나 김치를 보관하는 용도로 사용하는 황토 냉장고. 황토냉장고에서 발효시킨 묵은 김치는 그 맛도 제대로다! 그렇다면 이 집의 양파 망 흙 부대 천연 냉장고는 과연 냉장고의 기능을 하고 있을까? 우리는 황토 냉장고 안과 밖의 온도를 비교해 보았다. 그런데 놀랍게도 황토냉장고 밖은 29도, 안은 14도로 황토 냉장고 안이 15도 가량 낮았다. 가람이 뿐만 아니라 이곳에서 생활하면서 나날이 건강해진다는 김태권 씨. 많은 장작을 패는 일도 가뿐하다.

"이게 일로 생각하면 중노동인데 다리, 팔, 어깨 다 써서 힘은 더 세졌어요."

전통방식으로 참나무 장작을 패 양파 망 흙 부대집 아궁이에 때는 순간, 이들 가족의 전용 황토 찜질방이 된다. 황토는 특히 열을 가하면 인체에 유익한 원적외선이 나온다.

"황토의 벌집구조에서 저장된 원적외선이 우리 몸에 닿으면 우리 인체가 흡수를 해서 세포를 활성화시키고 생리작용을 원활하게 함으로써 우리 인체에 건강증진을 준다고 보고 있습니다."

백우현 박사 / 황토연구가. 경상대학교 명예 교수

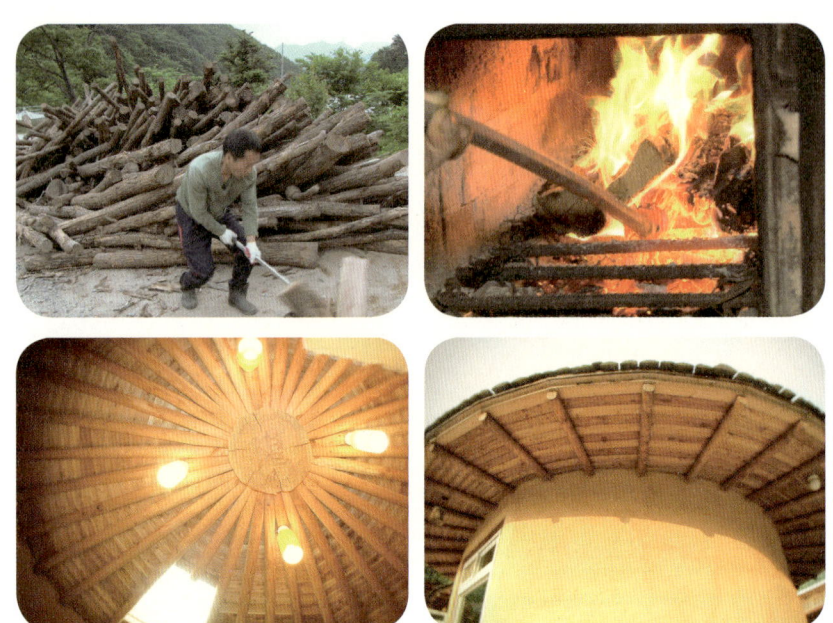

| 천연 황토찜질방과 습도조절에 유리한 원형 기둥

    뿐만 아니라 양파망 집의 곡선형 구조는 일반 직육면체의 집보다 적절한 습도 유지에도 도움이 된다.

> "원형집이 사각이나 육면체보다 건물 외부의 공기에 접하는 면이 적어 온·습도 유지하는데 결과적으로 정육면체보다 원형이 유리하다고 볼 수 있습니다."
>
> 이태구 박사 / 세명대학교 건축공학과 교수

    바닥의 면적이 같다면 직육면체보다 원기둥 형태의 집이 외부와 닿는 면적이 적어 약 15% 가량 습도 조절에 유리하다고 한다.

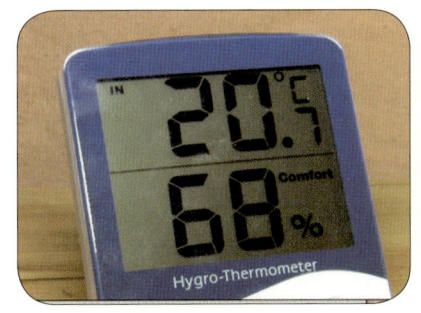 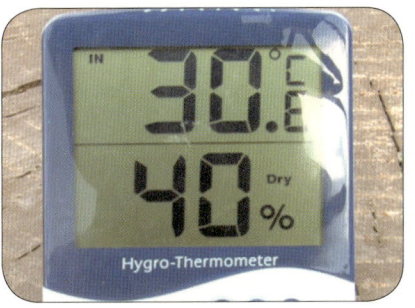

| 흙부대집 외부 내부 습도

일반적으로 사람에게 적당한 습도는 40~60% 정도! 보통 실외보다 건조하기 마련인 일반 집과 달리 적당한 습도가 유지되는 양파 망 흙 부대 집!

"아토피 환자는 굉장히 건조하죠. 건조하면 피부 정상적인 면역기능이나 방어기능이 무너져요. 황토방처럼 습도 유지시키고 온도 적정하게 유지시켜 좋아질 수 있고 귀농해서 자연적으로 생식하기 때문에 그런 점도 아토피에 좋았던 거 같습니다."

임이석 박사 / 피부과 전문의

아이의 건강을 찾다가 온 가족이 건강한 삶으로 전향한 김태권씨 가족. 이 가족의 사는 모습을 보며 행복한 삶이 무엇인지 우리도 다시 한 번 생각하게 된다.

니시 의학

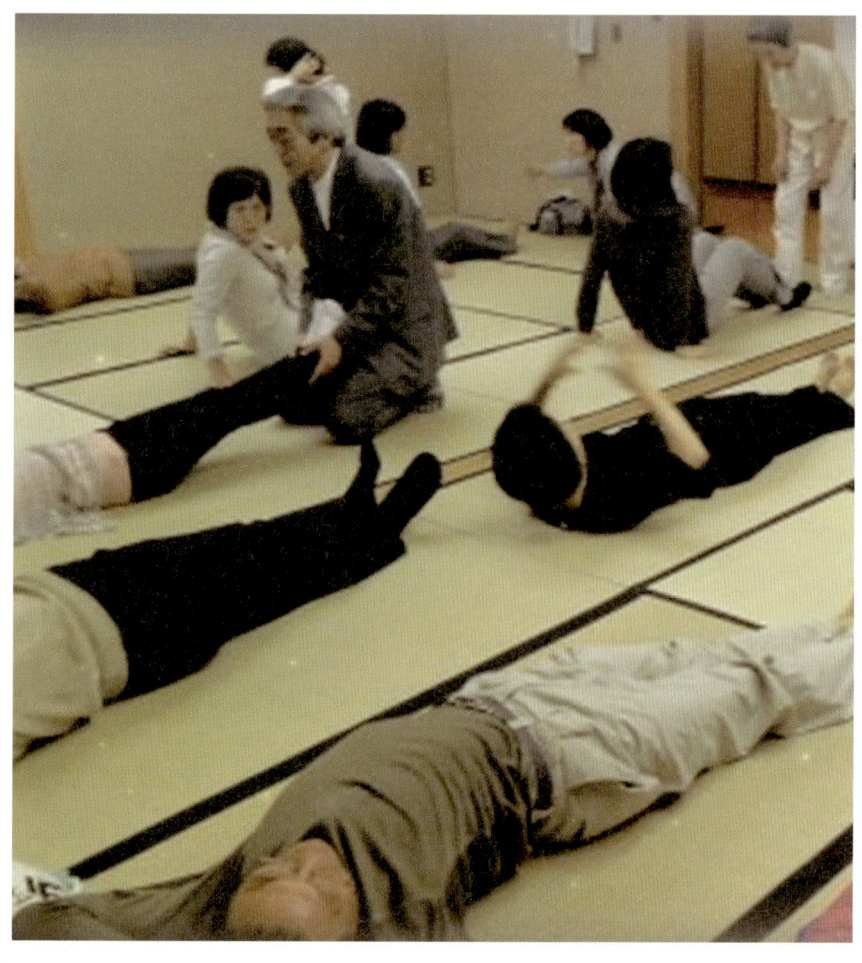

니시의학으로
아토피 1주일만에
잡다

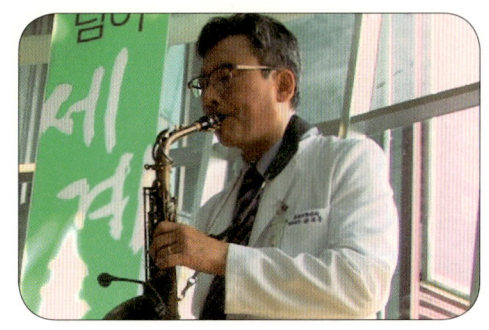

특별한 건강법으로 자신의 건강 뿐 아니라 남의 건강까지 책임지고 있다는 특별한 의사가 있다. 부산의 한 대학병원, 색소폰 부는 의사 김진목 씨다.

"신경외과 전문의 김진목입니다. 가끔씩 환자분들이나 보호자분들을 위해서 위로로 해드리고 강의가 있을 때는 매번 연주를 합니다."

"환자나 보호자나 침울하거든요. 선생님의 연주가 이 사람들의 마음을 풀어주는 것 같아요." (서연태 환자 보호자)

"환자들을 위해서 쉬는 시간에 교수님이 나오셔서 연주를 해 주신다는 것은 정말 환자들에게 위로가 되고 가족들에게도 위로가 되는 것 같아요." (이희조 환자 보호자)

진료실에서 뿐 아니라, 색소폰을 든 음악가로 환자를 만난다는 별난 의사 김진목 교수. 신경외과 전문의인 그는, 현재 대학병원 통합의학센터에서 환자들을 돌보고 있다. 그런데 그가 색소폰 연주를 하게 된 남다른 이유가 있다.

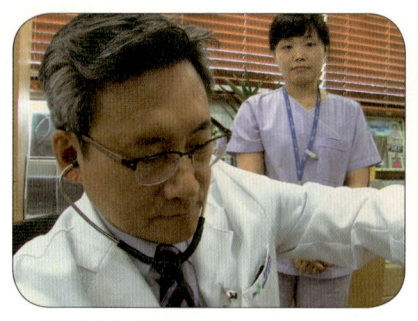 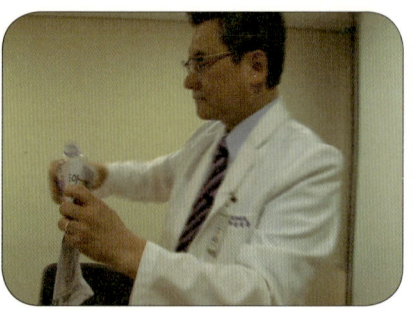

| 진료보는 중인 주인공 | 마술 보여주는 모습

"색소폰은 14년 전에 우연히 배우게 되었고, 암환자들을 계속 보다 보니까 암환자들이 항상 우울하고 감정이 침체되어 있죠. 그래서 그것을 좀 올려 줄 목적으로 첫째는 웃음치료를 배웠죠. 저 웃음치료사 자격증도 있습니다."

환자들의 건강과 웃음을 되찾아주기 위해 자신의 소소한 일상까지도 바꾸게 됐다는 김진목 교수. 최근에는 마술까지 그 영역을 넓혀 가고 있다. 즐거운 의사가 즐거운 환자를 만든다 믿는 김진목 교수. 하지만, 십 여 년 전까지만 해도 이런 일상은 상상조차 할 수 없었다.

"사실 고3때부터 건선이 있었습니다. 아토피는 2002년, 47살이 되던 해 아토피가 갑자기 생겼죠. 울긋불긋하게 보이고 간지러우니까 굉장히 불편하죠."

피부 면역질환인 건선과 아토피를 동시에 갖고 있었던 김진목 교수. 30년간 앓았던 병의 흔적은 아직도 그의 몸 곳곳에 남아있다.

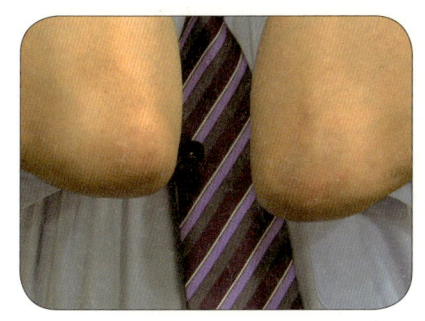
| 건선 흔적

"건선은 현대의학적 치료로는 스테로이드 연고를 바릅니다. 그러면 피부가 굉장히 얇아집니다. 그런 부작용도 생기고 이게 궁극적인 치료가 되지 못하고 면역을 억누르는 그런 작용이기 때문에 언젠가는 스테로이드부작용 때문에 오히려 진퇴양난에 빠지는 사태를 맞는 경우가 훨씬 더 많거든요."

그 자신이 현대의학을 공부한 의사였지만, 그 한계를 알기에 스스로의 병을 치료할 수 없다는 사실도 누구보다 정확하게 알고 있었다.

"현대의학은 어떤 병이 있으면 어떤 약을 써야 한다. 어떤 치료를 해야 한다. 공식적으로 정해져 있죠. 그래서 환자의 생활습관이나 생활환경이라든지, 직업이라든지. 이런 것에 맞춤 처방이 되지 못하고 오로지 일률적으로 처방이 될 수밖에 없습니다. 그러면 우선에는 좋아지는 듯하지만 완치가 되지 않으면 결국엔 그 환자가 다른 문제를 안게 됩니다. 다른 여러 가지 합병증을 또 앓게 되고 그것을 우리가 사실 잘 못 보게 됩니다."

나아지지 않는 피부질환 증세와, 처방에 급급한 현대의학의 한계에 부딪치며 의사란 직업에 회의를 느끼던 시절 그의 눈에 들어 온 것이 대체의학이었다.

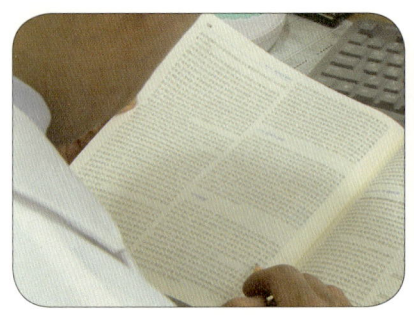
| 대체의학서 보는 모습

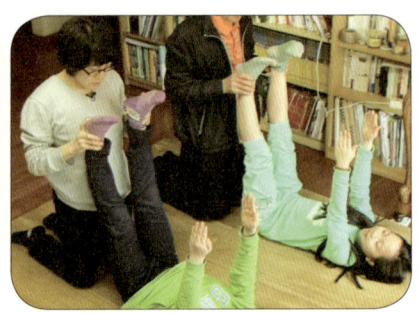
| 예전 방송자료

"현대의학의 염증을 느끼고 의사 짓을 해야 하나 말아야 하나 그런 갈등까지 했었죠. 그러다 보니까 세상에는 현대의학 말고도 다른 의학이 있다고. 그 즈음에 제가 읽었던 책이 대체의학을 소개하는 책인데, 그 책을 보고 반짝 느꼈죠. 대체의학을 공부해야겠다. 그 와중에 중국을 1년 정도 다니면서 제 건강이 굉장히 나빠졌거든요. 그 즈음에 니시의학을 알게 되었고, 니시의학으로 내 몸을 치료해보자. 테스트하러 일본에 간 거죠."

100년 전, 일본 의학자인 니시 가츠조가 창안한 '니시의학'. 그는 니시의학을 배우고, 체험하기 위해 2002년, 일본의 니시 의학 본부를 직접 찾아갔다.

"일주일밖에 안 지났는데 아토피 증상이 깨끗하게 없어졌습니다. 병원 가기 전에는 계속 간지러웠는데 일주일 만에 깨끗하게 나아 버렸습니다. 내가 20년 넘게 해왔던 현대의학은 약을 써도 잘 치료가 되지 않는데 약을 쓰지 않고도 1주일 만에 뚝딱 해치우니까. 이 건 정말 대단한 의학이다. 이 건 공부해 볼 가치가 있다. 그래서 니시의학을 공부하기 시작했습

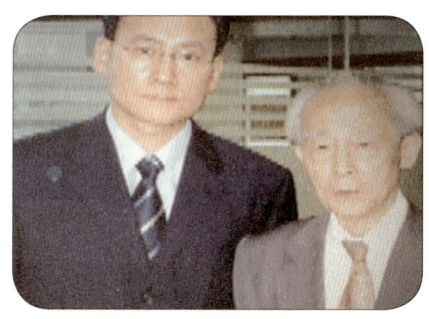 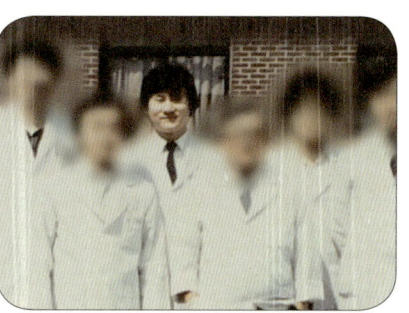

| 김진목의사와 니시의학 창안한 니시가츠 조 | 레지던트시절 사진

니다."

약을 쓰지 않고도 일주일 만에 아토피 증세가 사라졌다는 김진목 교수. 그에게 일어난 놀라운 변화는 아토피 뿐 만이 아니었다.

"레지던트 1년 차였는데 제가 수술보조로 들어갔죠. 수술하다가 바늘에 손가락을 찔렸습니다. 그 환자가 간염환자였는데 균이 제게 침염된 거죠. 그 뒤로 검사를 해 보니까 제가 간염 보균자가 되었습니다."

초보의사였던 레지던트 시절에 환자를 수술하다 일어난 예상치 못한 사건은 순식간에 그를 B형 간염 보균자로 만들었다.

국내 간암 발병 원인 74%로 알려진 B형 간염. 병을 앓기 전 까지는

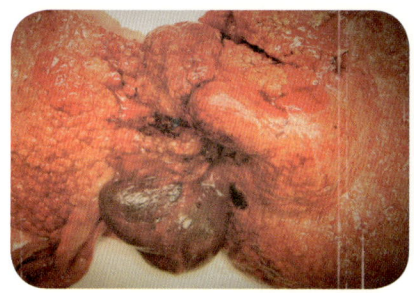 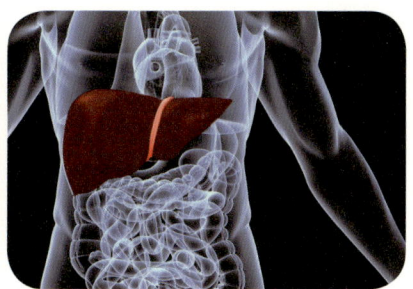

| 간암 사진들 | 간 사진

저절로 항체가 생기는 경우가 드물어 늘 조심해야 하는 질환으로 알려져 있다.

"니시의학을 만나면서 8개월 만에 우연히 검사를 해 봤는데 B형 간염 항체가 생겨 있는 거예요. 정말 기적적으로 나왔다는 표현을 할 수 있을 정도로 기뻤죠. 내가 아는 상식으로는 간염 보균자에게 항체가 생기는 경우가 거의 없는 것으로 알고 있는데, 다시 재검사를 해봐도 역시 항체가 있었어요."

김진목 교수의 니시의학 생활 습관

스스로 경험한 믿기 힘든 몸의 변화. 그 이후, 그는 생활의 많은 것이 바뀌었다. 아침에 눈을 뜨자마자 그가 가장 먼저 하는 일은 풍욕이다. 창문을 활짝 열고 거실에 앉아 얇은 담요를 덮었다, 벗었다 하며 풍욕을 즐긴다.

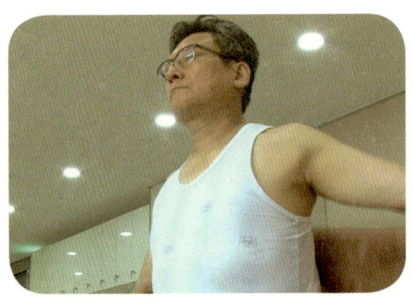
| 풍욕하는 주인공

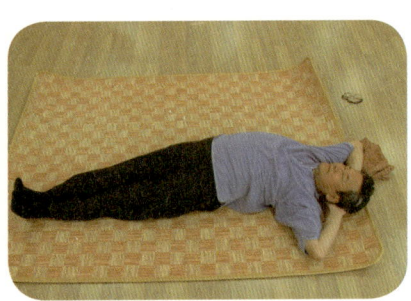
| 붕어운동

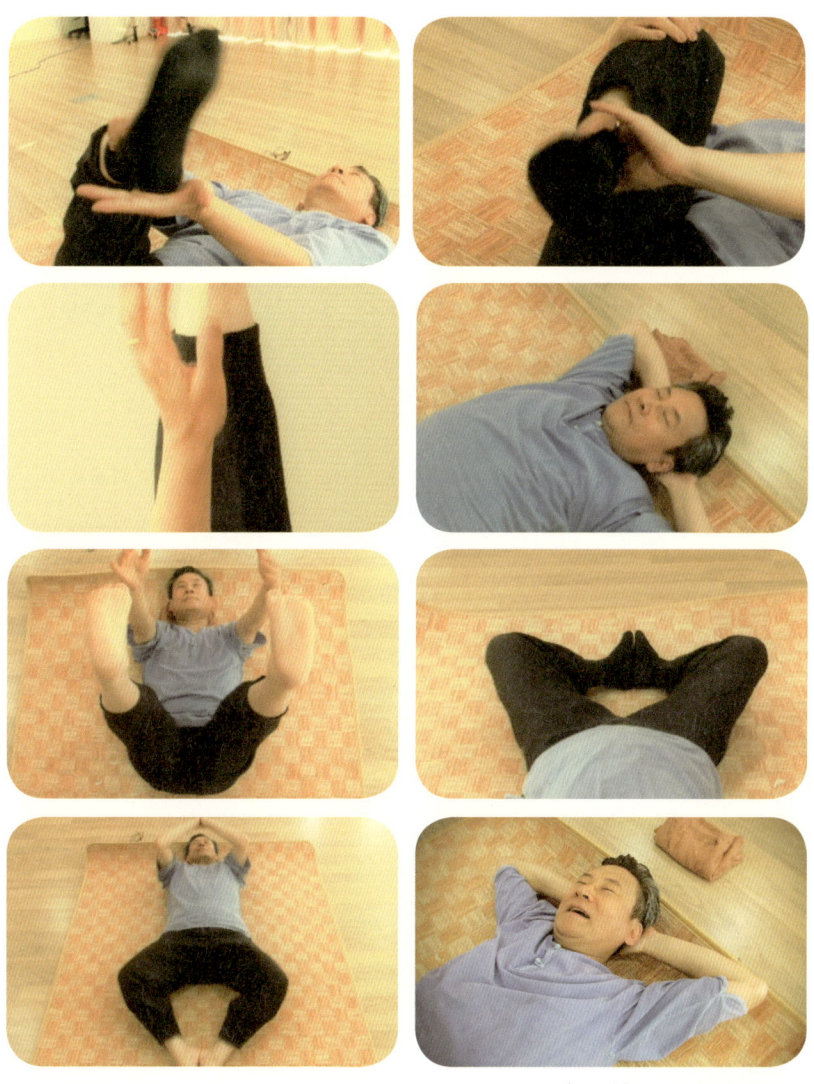

| 모관운동, 합장합척운동

"니시요법에 있는 풍욕. 아주 중요한 요법이죠. 풍욕은 피부호흡을 촉진 시키는 거죠. 간, 신장, 폐에서 해독작용을 하지만 피부에서도 해독을 할 수 있습니다. 그래서 우리 몸을 정화시키는 것이 목적입니다."

나체로 풍욕을 즐기는 것은 피부의 호흡을 활성화 시켜 체내 일산화산소를 없애고 산소를 증가시키는 동작이라고 한다. 풍욕을 끝내자 이번엔 바닥에 눕는다. 그리고 온 몸을 좌우로 흔들기 시작한다. .

"니시운동 중에 붕어운동을 하고 있습니다. 이 것이 일단 척추운동에 좋고, 장의 연동을 촉진하니까 장 운동이 좋아지죠. 척추에서 나오는 신경들이 건강해지고 장이 건강해지는 두 가지 목적이 있습니다."

그 외에도, 누운 자세에서 손목과 발목을 흔들어 주는 모관운동이 있다. 합장자세로 누워 손바닥과 발바닥을 붙인 채 아래위로 움직이는 합장합척 운동까지. 이 동작들 모두 니시의학에서 강조하는 운동법이다. 이런 동작이 신체에 어떤 도움을 주는 것일까?

"붕어운동은 몸을 좌우로 활발하게 움직여주기 때문에 척추균형을 잡아주고 장기능을 활발하게 하는데 효과가 있습니다. 그리고 등배운동, 모관운동, 합장합척운동은 혈액순환을 효과적으로 도와주고 근육혈관신경계의 좌우균형을 잡아줘서 반복할 경우 자율신경계를 활성화시켜주고 스트레스 이완을 시켜줍니다. 따라서 면역력이 약한 환자들의 면역력을 높여 주는데 탁월한 효과가 있다고 하겠습니다."

조현우 박사 / 재활의학과

면역주스

니시의학은 운동법이나 생활습관과 함께 식습관의 변화를 강조한다. 그의 가족이 아침마다 꼭 챙겨 마시는 것이 있다.

"이것은 면역주스를 만드는 것인데요. 토마토, 양배추, 브로콜리, 당근을 미리 데쳐서 제철 과일을 넣고 아마씨, 들깨가루를 갈아서 먹으면서 그날 하루의 면역을 높여주는 면역주스입니다."

제철 과일의 비타민은 물론, 채소의 식이섬유까지 모두 한잔에 담긴 면역 주스. 들깨나 아마씨를 함께 넣어 영양 흡수를 극대화 시킨다.

"들깨나 아마씨를 넣으면 오메가3 보충도 되고 식물성영양소들이 식물성지방이 있는 상태에서 흡수가 더 잘되거든요. 한 잔에 모든 비타민, 미네랄, 식물영양소, 오메가3, 효소까지 총 망라된 고영양 주스가 되고 이것이 면역을 올려 줄 수 있죠."

그의 건강 식생활, 첫 번째는 채식 영양소를 섭취 할 수 있는 주스를 마시는 것이다. 그리고 그는 육식보다 채식 위주의 식사를 즐긴다. 그런 그가 식사마다 꼭 강조하는 음식이 있다.

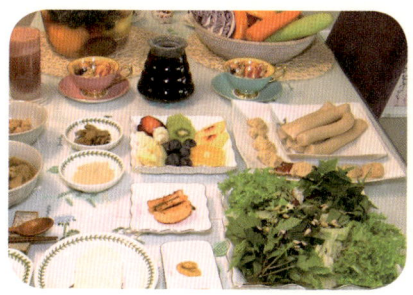
| 채식주의 밥상

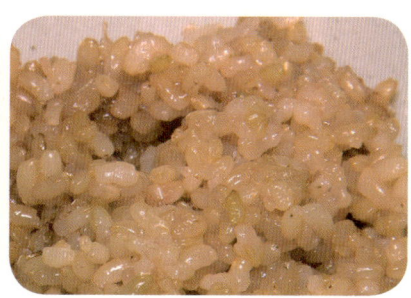
| 현미밥

"채식을 하는 분들의 가장 근본은 현미밥을 꼭 드셔야 합니다. 이 것이 발효현미미강이에요. 현미 전체가 있다면 미강에 영양소가 95% 있고, 쌀에는 5%밖에 안 들었죠. 그러니까 현미밥을 먹는 목적은 미강을 먹기 위한 것과 마찬가지죠."

김진목 교수의 건강 식생활, 두 번째는 현미의 영양소를 듬뿍 섭취하는 것이다. 그는 쌀 대신 현미로 밥을 지을 뿐 아니라, 현미 미강가루를 국이나 반찬에도 넣어 먹는다. 이렇게 하면 영양은 물론 고소한 맛도 즐길 수 있다. 그런데 그는 밥은 한 술도 뜨지 않은 채 국부터 한 그릇 다 비워 버린다.

"보통은 국과 밥을 따로 먹습니다. 반찬을 먼저 먹고 밥을 마지막에. 밥만 먹죠. 그렇게 먹어야 밥을 제대로 씹어 먹을 수 있죠. 밥, 국, 반찬을 같이 먹으면 밥을 제대로 씹지를 못하니까."

그런데 밥을 오래 씹어야 한다고 강조하는 이유는 무엇일까?
"현미밥은 오래 씹어야 합니다. 오래 씹어야 현미 속에 들어있는 영양소가 다 스며 나오고 침이 골고루 분비되어서 소화도 잘 시킬 수 있지요."

김진목 교수의 건강 식생활 세 번째는 국과, 밥은 따로 밥은 최대한 많이 씹어 먹는 것이다.

니시 의학으로 의사로서의 철학이 바뀌다

그는 약이 아닌 니시의학으로 자신의 건강을 되찾으면서 의사로서의 철학 역시 많은 변화가 있었다고 했다.

"신경외과 일 때는 '어디 아픕니까? 검사합시다.' 결과보고 '수술하세요. 주사 맞으세요' 보통 3분 진료도 채 안되죠. 그런데 오랫동안 상담하고 가르쳐 주는 것도 상세하게 가르쳐드리고 하니까 이 것이 훨씬 더 보람을 많이 느낍니다."

스스로의 병을 고치고, 그 건강법으로 더 많은 환자들을 돌본다는 김진목 교수. 그가 자주 찾는 곳이 있다. 바로, 니시의학 체험캠프. 아토피나 당뇨, 고혈압 환자들이 약을 쓰지 않고 건강을 되찾기 위해 많이 찾는다

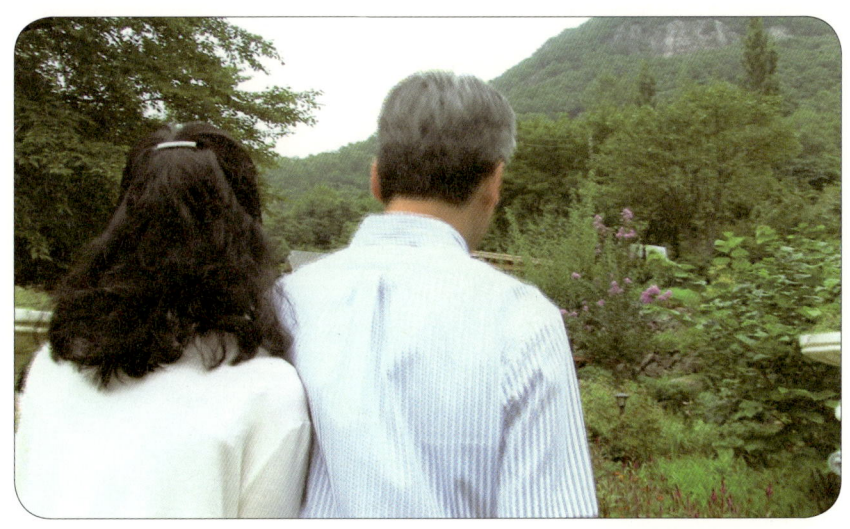

| 다혜원 걸어가는 모습

고 한다.

"저도 한 때 환자였으니까 여기 와서 같이 생활하고 환자들의 애로사항이나 질의사항이 있으면 듣고 설명해 주고 그렇게 생활하고 있습니다."

병원치료가 아닌 다른 곳에서 희망을 찾았던 김진목 교수. 이 곳에 참가하는 환자들 역시, 병원과 약이 아닌 음식과 생활의 변화로 조금씩 건강을 되찾고 있다.

"13살 초반부터 14살까지 외숙모가 피부과 의사라서 스테로이드 치료를 받았었는데 부작용이 심해져서 눈에 백내장까지 왔었어요. 그래서 스테로이드를 끊어버리고 스테로이드를 빼내는 작업을 대체요법으로 했었어요. 가려운 것은 여기 와서는 공기가 좋으니까 확연히 딱 줄어들었어요." (이희성 / 16세, 아토피 환자)

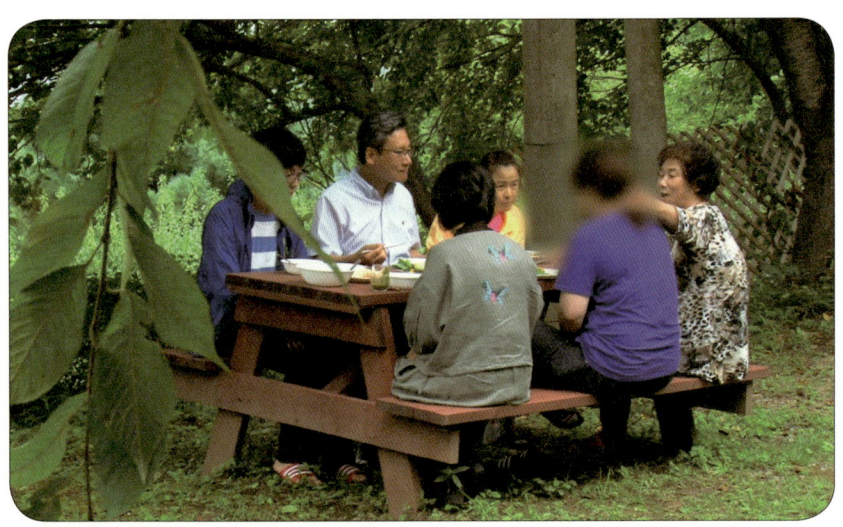

| 환자들과 이야기를 나누는 김진목 교수

스스로가 환자였기에, 누구보다 환자를 이해할 수 있게 되었다는 의사. 그는 환자에게 도움이 되는 현대의학과 대체의학을 통합한 제3의 의학을 꿈꾸고 있다.

"불치병 환자들, 암 말기나 진행암 환자들을 보다 효과적으로 쉽게 투병할 수 있도록 이끌어 주고싶어요. 아주 좋은 자연환경에서 자연요법에 대한 마인드가 되어있는 여러 인적 네트워크를 구성해서 진행암 환자들을 잘 치료 하는 것이 제 꿈입니다."

식초세안

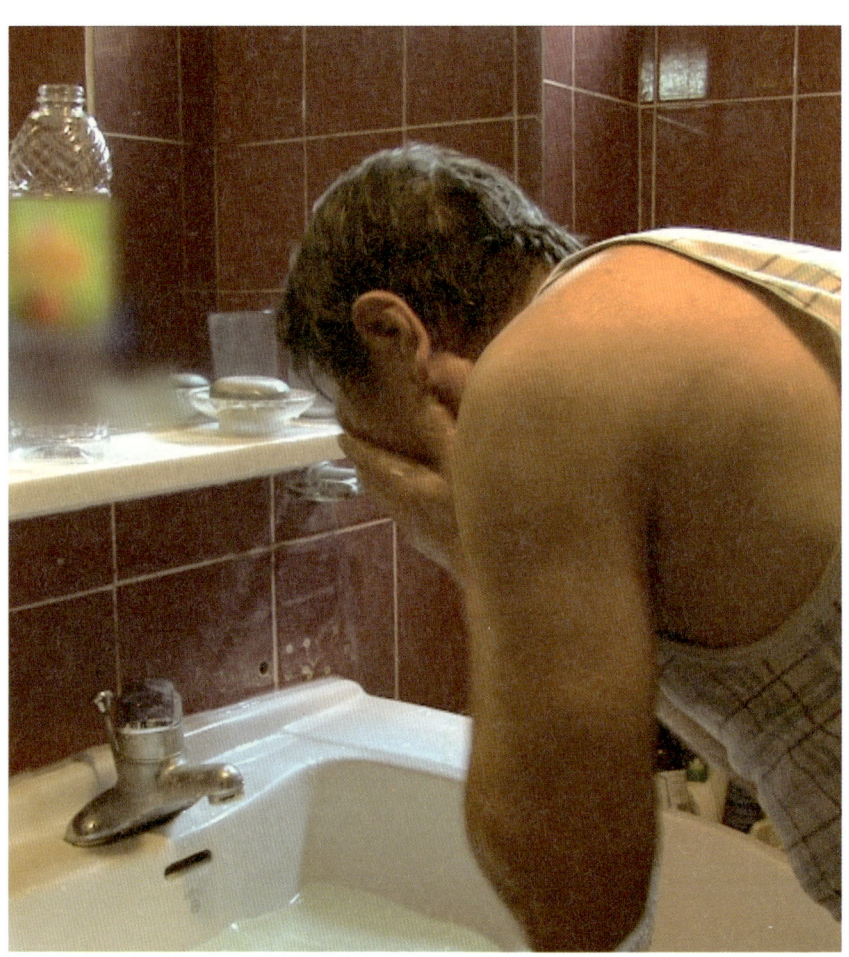

식초세안

식초로 아토피를 잡았다

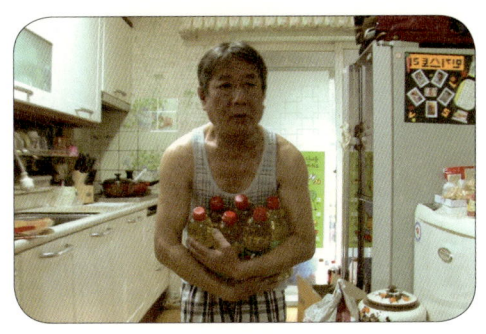

오랜 지병을 자신만의 목욕법으로 고쳤다는 올해 71세의 양세봉씨. 대구에서 구둣방을 운영하고 있는 그는 매일 독한 약으로 구두를 닦다 보니 손이 성할 날이 없다.

"손이 많이 상하죠. 안 상하겠습니까. 옛날에 주민등록할 때 지문이 안 나왔어요. 손지문이 닳아서. 그래서 애를 먹었지요."

워낙 손으로 하는 작업이 많다 보니 양세봉씨에게는 거칠고 튼 손 건강을 위한 자신만의 독특한 손 관리법이 따로 있다고 한다. 작업 중간 중간 손을 씻고 나서 노란 빛 액체를 꺼내 손에 바르는 양세봉씨.

"이건 제가 특별한 비법으로 만든 식초에요. 식초를 바르고 있습니다. 옛날에 시도 때도 없이 간지러워서 긁으면 피나고 곪고 해서 이걸 계속 바르니까 새까맣게 균이 죽어 나오더라고요. 계속 바르니까. 균이 새까맣게 죽어가지고 한번 피부가 벗겨지면서 피부가 좋아지고 나중에 신기하

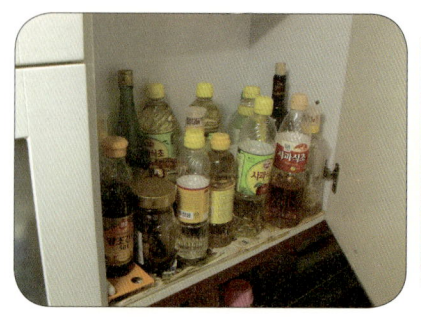
| 주방의 식초

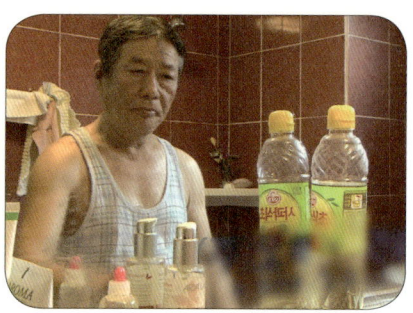
| 세면대 식초

다 했어요."

그 이후로 꾸준히 식초로 손 관리를 하고 있다는 것. 그는 집에서도 식초로 피부를 관리한다. 미리 준비해 둔 어마어마한 양의 식초들. 그 중 한 병을 들고 욕조로 향하는 양세봉씨. 그는 식초 한 통을 한 방울도 남김없이 세면대에 부었다. 그리고 물과 잘 섞은 뒤, 본격적으로 식초 물에 씻기 시작하는데. 강한 식초 냄새 때문에 연신 기침을 하면서도 피부 건강을 생각해 기침을 참아가며 머리까지 감는다.

"이거 냄새 독합니다. 냄새 맡으면 냄새가 코를 확 쏘죠. 냄새가 독하니 기침을 하죠. 하지만 피부가 좋아지니까요. 피부가 간지러움 증이 없어지니 이걸로 온 몸을 씻고 발도 씻어요."

양세봉 씨에게 식초는 그야말로 피부 만병통치약! 그래서 신체의 모든 곳을 식초를 이용해 씻는다. 심지어 면봉에 묻혀 귀 속까지 구석구석 닦는다고 한다. 매일 이렇게 식초로 씻다 보니 사용하는 식초의 양만 해도

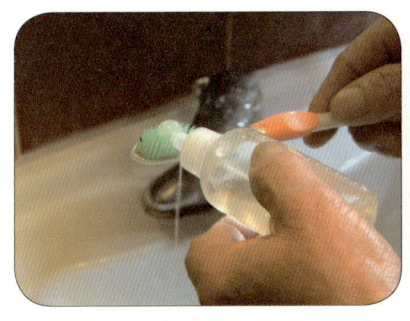
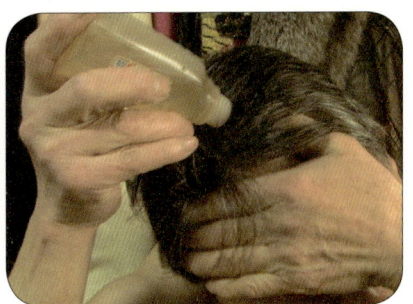

| 칫솔에 식초뿌리는 모습 | 식초 두피 마사지

엄청나다.

"식초가 옛날에 피부가 심하게 근질거릴 때는 한 일주일에 30~40통 썼습니다. 그런데 요즘은 피부가 좋아져서 일주일에 한 20통 쓰는가? 그래 사용하고 있죠."

씻는데 사용하는 식초 값만 한 달에 무려 십 만원이 훌쩍 넘는다고! 그래도 그의 식초 예찬론은 그칠 줄을 모른다.
"양치까지 식초로 해야 입안이 개운해지고 잇몸이 튼튼해지고 입안 청소도 되고 치석 같은 것도 완전 모르고 편해요. 첫 째 입 안이 개운해요. 입 안이 화해."

식초로 씻고 난 후 이어지는 코스는 바로 식초 두피 마사지. 식초 원액을 바른 후 두피를 문지르는 것이 그만의 두피 관리 비법이다. 그리고 피부 관리의 마무리 역시 식초! 화장품 대신 피부에 식초 원액을 발라주면 피부가 촉촉하다는데.

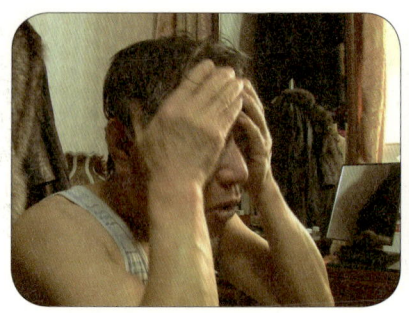
| 얼굴에 식초 바르는 모습

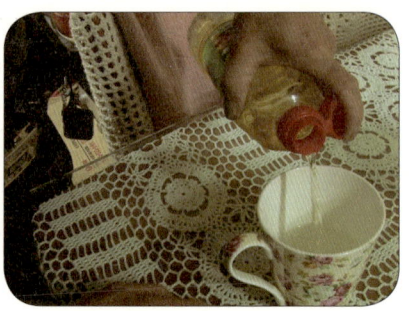
| 식초 컵에 따라 마시는 모습

"이래서 화장 다 했으니까. 크림 같은 거 몰라요. 이런 거 이제 나는 이렇게 머리 빗으면 끝이에요. 나한테 화장품 암만 줘도 사용을 안 합니다. 사위들이 명절마다 화장품 좋은 거 사와도 안 바릅니다. 화장품 써 봐도 식초만 못하더라고요. 일부러 치워버립니다."

양세봉 씨가 이렇게 늘 식초로 씻어 일흔이 넘은 나이에도 그 흔한 검버섯 하나 없다고 주장한다. 양세봉 씨는 식초를 씻고 바르는 것 뿐만 아니라 먹는 것도 빼놓지 않는다. 물을 마실 때도 식초를 타서 마시면 피부 뿐만 아니라 불편한 속을 다스리는데도 탁월한 효과가 있다고 한다.

"아니 속이 편안하고 음식 소화도 잘 되고 속이 균을 다 죽여 내니까. 세상이 편하더라고요. 속이 안 아프니까."

하지만 집안 가득 양세봉 씨에게도 늘 떠나지 않는 식초 냄새가 가족들에게는 고역이다. 그런데도 그가 식초를 고집하는 데는 이유가 있었다. 젊은 시절 원인 모를 가려움증으로 고생했을 때 그를 구해준 것이 바로 이 식초였기 때문이다.

"그때 말도 못했죠. 간지러워가지고 막. 이래 긁으면 간지러워서 긁으면 피부가 다 헐어버리고 곪아버리고 피 질질 나도 따가운 줄 몰랐는데. 식초가 피부에 좋다는 이야기 듣고 식초 발라보니까 좋아. 조금씩 조금씩 바르다 보니 좋아지니까 계속 아, 이게 나한테 맞는 거구나. 이게 병 고치는 건가 싶어서 그래서 계속 바르니까. 이제 근래에 와서 먹는 것도 하고 그렇죠."

"이 시커멓게 보이는 게 식초 바르기 전 피부 심했던 흔적이에요."

놀랍게도 식초로 씻고 난 후 가려움증이 사라졌다. 이러니 아무리 냄새가 고역이라도 가족들 또한 식초의 효능을 믿게 되었다.

"처음에는 신기했는데 이게 해롭지 않을까, 식초가 바르면 냄새도 강하고 따갑잖아요. 기침도 하시고 건강이 뭐 알레르기가 생기거나 더 빨개지지 않을까, 그랬는데 나중 되니까 그런 건 없으시더라고요. 아, 아빠한테는 식초가 맞는 거구나라고 생각을 했어요."

식초의 효험을 본 후, 양세봉 씨는 목욕도 식초로 한다. 욕조가 크다 보니 들어가는 식초의 양 또한 상상초월 한다.

"한번 쓰는데 한 열병 정도 넣죠. 아까워도 어쩔 수 없죠. 내 몸에 좋은 거니까."

양세봉 씨가 식초 목욕을 위해 사용한 식초의 양만 총 9리터이다. 추운 겨울철이라 뜨거운 물을 넣어 적정 온도를 맞춰주면 그 만의 식초탕이 완성된다.

"어우 시원하다~"

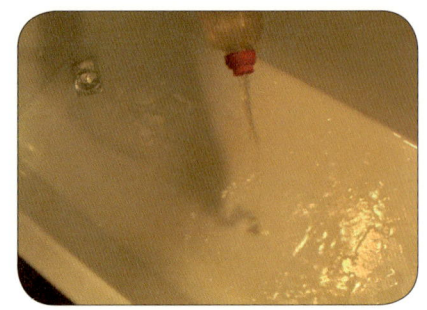
| 욕조에 식초를 붓는다

열흘에 한 번씩은 이렇게 피부 건강을 위해 식초 목욕을 즐긴다는 양세봉 씨. 하지만 워낙 식초가 피부에 자극을 주기 때문에 굳은 믿음이 없는 한 지속하기가 어렵다고 한다.

"처음에 살에 닿으면 따가워서 못합니다. 어린 애들은 못 시킵니다. 그런데 견뎌내야지. 보통 사람들이 해가지고 대부분 낫는 게 아니라서 오히려 장기적으로 쓰려고 하면 자기가 한참 고생을 해야 되지요. 이게 내 마음이 가져야 하지 그냥 마음 없이는 못합니다."

30년 전 우연히 식초로 씻은 후 가려움증이 사라졌다는 양세봉씨. 이후 그의 피부 건강은 식초가 지켜주고 있다는데 과연 그 말이 사실일지 병원에서 피부 검사를 해 보았다. 피부 확대경을 통해 양세봉 씨의 피부를 살펴보는 전문의. 그의 피부는 어떤 상태일까?

"현재 환자분이 식초 세안으로 인해서 얼굴이 많이 건조해진 상태도 있고 각질형성이라든지 모세혈관이 좀 많이 늘어나있는 상태인 것 같습니다. 처음에는 식초가 항균작용이 있어서 좋아질 수 있지만 과도

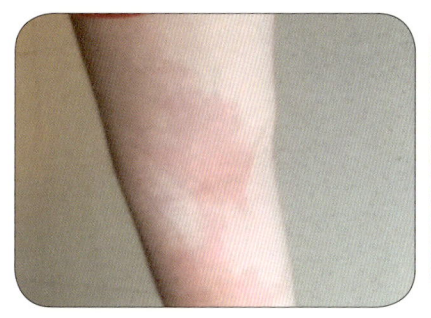 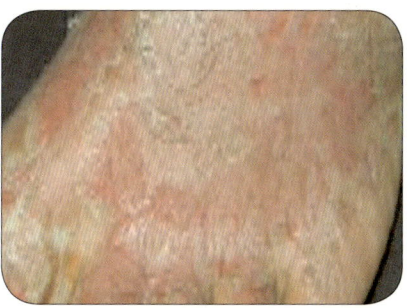

| 화상사진

하게 식초를 사용하실 경우에는 더 악화될 수 있기 때문에 극히 주의를 요합니다."

박재홍 박사 / 피부과 원장

많이 사용할 경우 화상의 위험이 있다는 식초 목욕. 그럼에도 불구하고 양세봉 씨는 식초가 자신의 피부 건강을 지켜 준다고 굳게 믿고 있었다.

"식초가 내 피부에는 좋으니까, 나으니까 피부가 늘어나고 그런 거는 모르겠고 내 눈에 안 보이니까 뭐 상관없이 그냥 계속 바를 거예요. 나한테는 효자죠. 식초가. 식초가 효자지 나한테는 다른 거 없죠."

죽을 만큼 고통스러웠다는 가려움증에서 구해준 식초. 어쩌면 양세봉 씨의 가려움증에는 식초가 최고의 명약이 되어주었을지도 모른다. 그러나 모든 식품과 약들이 그렇듯이 자신에게 맞아야 한다는 것이 진리이다.

머드 팩

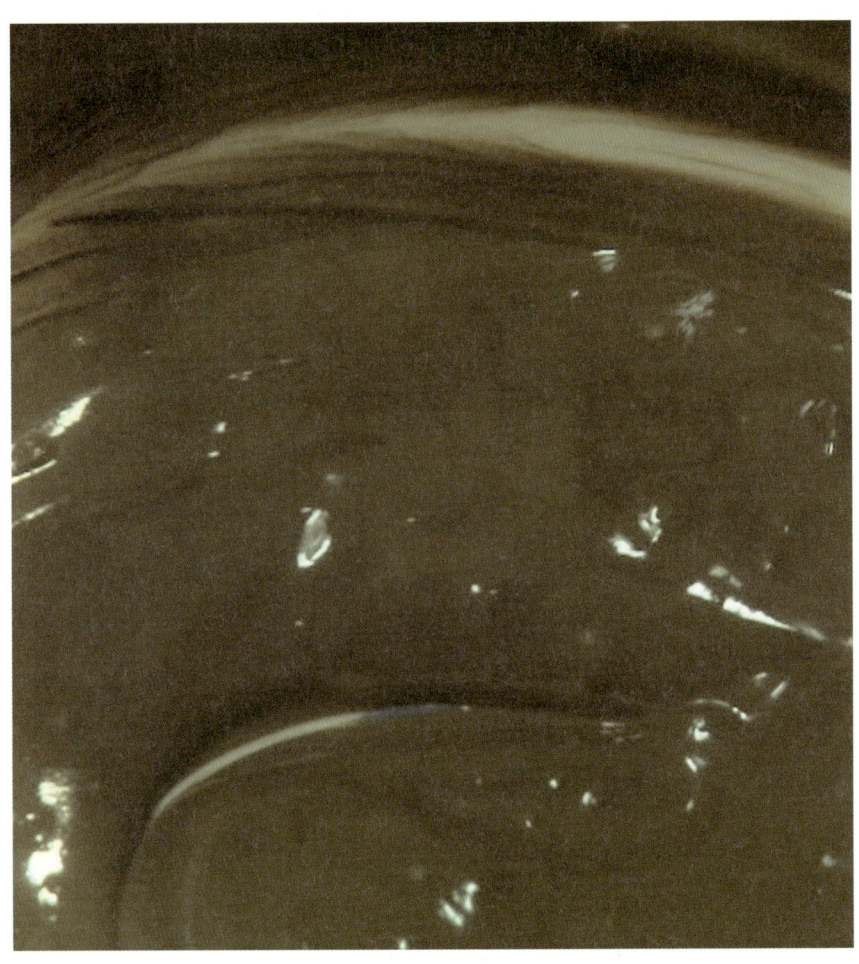

머드 팩으로 아기의 아토피를 잡다!

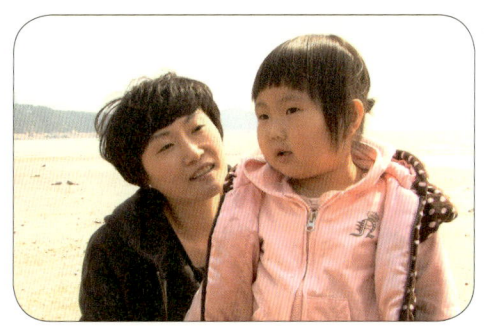

인천의 한 바닷가. 우리는 이곳에서 극심한 아토피를 극복했다는 한 가족을 만났다.

"우리 아이가 아토피를 심하게 앓았는데 지금은 많이 좋아졌어요."

아토피가 있었다고는 믿기지 않을 만큼 건강해 보이는 윤서가 그 주인공!

"원래는 온 몸이 많이 가려운 상태였거든요. 이제는 손만 살짝 그런 상태고 이렇게 나을 거라고는 생각도 못했는데 꿈만 같아요."

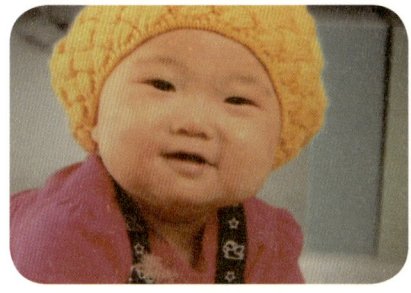

| 아기 사진

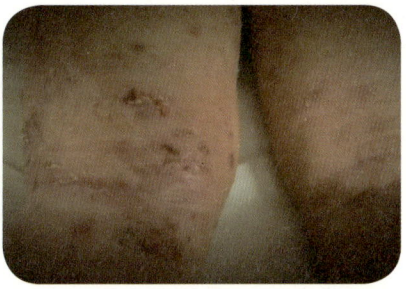

| 아토피 사진

149

태어난 지 20일 만에 머리부터 시작된 윤서의 아토피는 점차 온 몸으로 번지기 시작했다.

"온 몸에 두드러기가 있는 정도가 아니고 몸이 부어요. 저는 기도가 막힐 까봐 기도가 막혀 아기가 죽을까 봐 너무 걱정이 그 정도로 되는 거예요. 먹는 거 잘 못 먹고 잠 잘 못 자고."

속싸개를 할 수 없을 정도로 온 몸에 진물과 고름이 흐르고, 극심한 가려움으로 매일 고통의 시간을 보내야 했던 아가. 그런 아기를 보며 병원 치료는 물론, 온갖 정보를 뒤지며, 어린 딸의 아토피 치료를 하기 위해 매달렸던 시간, 그 과정이 순탄치 많은 않았다.

"주변 분이 소개를 시켜줬어요. 여기 가면 음식으로 치료할 수 있는 곳이 있다고. 아기 바르는 외용제를 줬는데 거짓말처럼 깨끗하게 나은 거예요. 그런데 나중에는 그거 가지고 안되고 자꾸 번져요. 나중에 알고 봤더니 스테로이드제가 아주 많이 다량 함유된 외용제를 바르게 됐던 거죠."
치료는커녕 점점 심해지기만 하니, 어린 윤서도, 지켜보는 엄마도 눈물 마를 날이 없었다.

"다 제 잘못인 것 같은 거에요. 아기가 아픈 게. 사람이 잠을 못 자고 아기가 깨서 울고 긁고 피나는 거 보니까 같이 죽었으면 좋겠다고 아기랑 같이 죽었으면 좋겠다고 생각했어요."

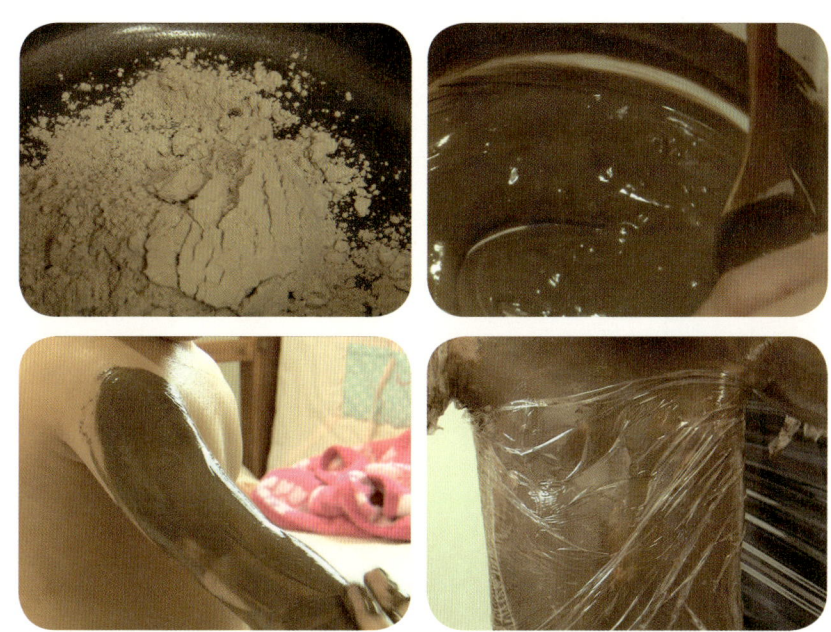
| 머드팩을 만드는 과정

엄마의 정성, 은서의 의젓함으로 아토피를 치료하다

끝나지 않을 것 같았던 아토피와의 싸움. 하지만 지금 윤서는 누구보다 건강한 모습으로, 더 이상 가려움에 잠 못 드는 일이 없다. 윤서가 아토피를 극복할 수 있었던 비결은 무엇일까?

"아기 머드 팩 할 머드 가루 볶는 거예요."
그 비결은 바로 직접 볶아 만든 머드 팩!

"머드를 볶으면 머드가 따뜻하잖아요. 그 상태에서 하는 게 더 좋은 것 같더라고요. 모공 열리는 것도 그렇고."

윤서는 일주일에 한 번씩 머드팩을 하는데 이는 아토피로 인한 상처와 거칠어진 피부를 개선하기 위해서이다. 그런데 윤서는 일반 머드 팩과 달리 랩을 씌운다.

"피부 좋아지기 전에는 한 여름에도 땀이 한 방울도 안 나왔거든요. 모공을 열어서 땀이 나서 노폐물이 빠져 나와야 하는데 못 빠져 나오니까."

땀을 내기 위해 랩을 씌운 후, 이불까지 꽁꽁 덮고 30분간 머드팩 찜질을 하는 것이다.

"사탕도 못 먹었어요. 음식 알레르기가 심해서 그런데 요즘은 머드 할 때 하나씩 줘요."

제법 의젓하게 머드팩 찜질을 하는 은서! 처음엔 땀이 나면서 가려움증이 더 심해져 팩을 하는 것이 쉽지 않았다고 한다. 그러나 꾸준히 한 결과 흉터 없이 피부가 깨끗해졌다는데!

"3개월 정도 지났나? 그런데 눈에 띄게 상처도 아물고 피부 톤도 칙칙했는데 밝아진 거에요."

특히, 색소 침착이 심했던 무릎 뒤쪽이 원래 피부 톤을 찾았다. 그렇다면 정말 머드 팩이 아토피 호전에 도움이 됐을까?

"머드 팩이 피부에 나쁘지 않아요. 그런데 아토피가 있는 사람은 피부 장벽도 깨져 있고, 조그마한 알러지를 일으키는 물질이 있어도 심하게 알러지 반응이나 피부염을 조장할 수 있기 때문에 귀 뒤나 목에 발라보고 2~3일 정도 지난 후에 그 부분이 붉어지거나 가려움이 없으면 그때 사용하는 것이 안전하리라 생각됩니다."

임이석 박사 / 피부과 전문의

모유목욕

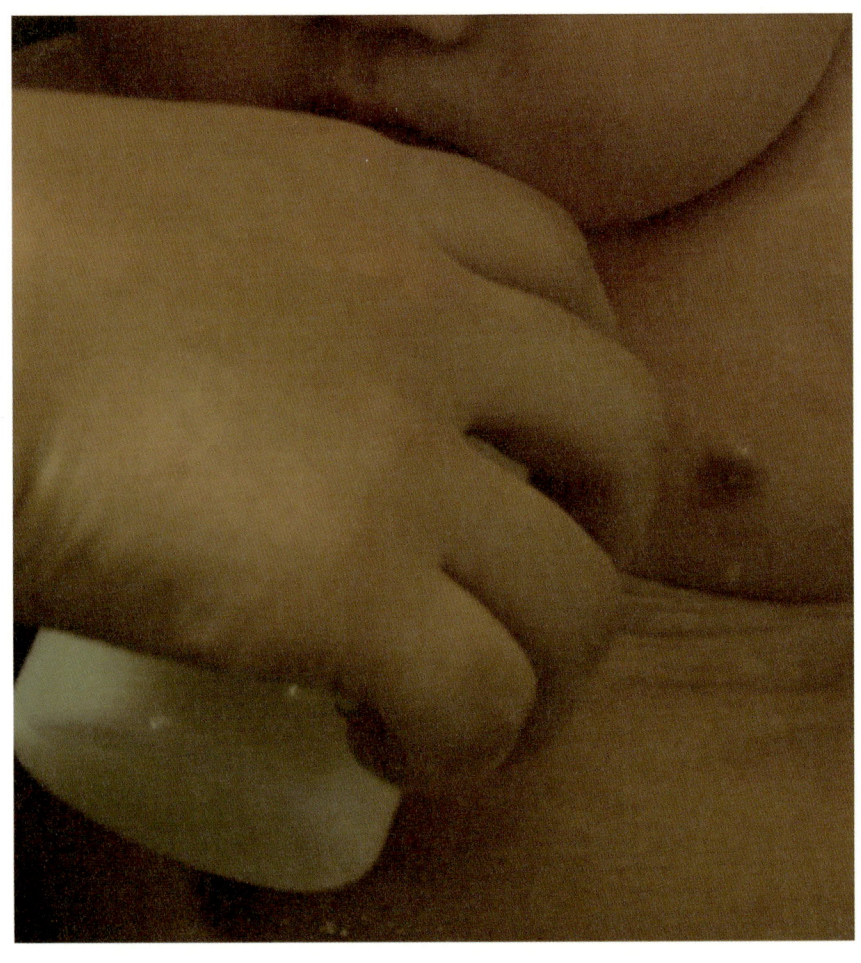

모유(母乳)의 놀라운 효능을 보다

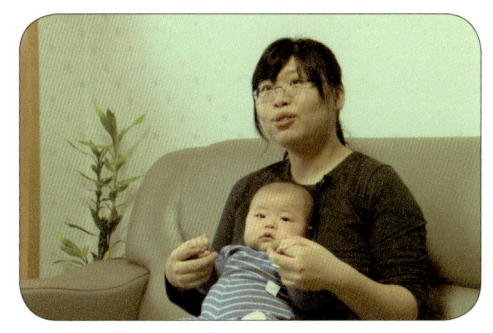

대한민국 엄마들의 마음을 쥐어짜는 아토피. 아기 피부가 조금이라도 붉게 변하면 엄마는 걱정스럽다. 경기도 양주에 사는 백미현씨도 마찬가지다. 백미현 씨는 이제 갓 백일 된, 눈에 넣어도 안 아플 정도로 예쁜 아들 수혁이를 위해 특별한 목욕 법을 행하고 있었다. 피부에도 좋고 면역력에도 좋다는 모유 목욕법이 바로 그것이다.

"아기 피부도 좋아지고 면역력도 좋아진다고 해서 모유로 씻기고 있어요."

"전유를 모아 놓은 거에요. 엄마들은 그냥 짜서 버리거든요. 먹어도 상관 없는데 전유보다 후유를 먹는 게 좋다고 하니까 후유를 먹기 위해 전유를 짜는데 그거를 모아 놓고 목욕할 때 써요."

영양분 보다는 수분이 많이 함유된 것으로 알려져 아기 엄마들이 대부분 버린다는 전유. 그 전유를 모아 아기 목욕을 시키는 것이다. 그런데 모유 목욕을 할 때 가장 중요한 것은 마지막에 깨끗한 물로 씻어주는 것이라고 한다. 모유가 그대로 남았을 경우, 부패가 돼 2차 감염을 유발할 수 있기 때문이다. 모유 목욕을 하기 전까지 수혁이는 밤낮없이 가려움증으로 잠을 못 자며 괴로워했다. 말 못하는 아기였기에 그 모습을 지켜보는 엄마의 마음도 괴로웠다.

"처음에는 태열이나 땀띠처럼 같은 증상을 보이더라고요. 그래서 그런가 보다 하고 있는데 그게 점점 심해지면서 애가 많이 가려워하고 긁다 보니까 상처도 나고 해서 병원에 가봤죠. 의사 선생님이 애는 아토피기가 있어서 그런거라고. 그러면서 연고를 처방해 주시더라고요. 하도 밤에 잠을 못 자니까."

그러다가 인터넷을 통해 알게 된 모유 목욕. 이미 많은 아기 엄마들이 후기와 사진을 통해 모유 목욕의 아토피 효과에 대해서 알리고 있었다. 백미현씨는 반신반의 하는 마음으로 버리는 전유를 모아 목욕을 시켰다. 그런데 그 결과 수혁이의 아토피가 사라지는 효과를 본 것이다.

〈동의보감〉에도 살결이 고와지게 하며 머리털을 윤기 나게 한다고 기록된 모유. 그렇다면 모유 목욕은 정말 백미현씨의 아기를 괴롭히던 아토피를 낫게 한 것일까? 우리는 피부과 전문의의 진찰을 통해 현재 수혁이의 아토피 유무 상태를 알아보았다.

"모유에는 DHA, 면역글로블린 또는 엄마의 항체가 섞여 있기 때문에 감염을 억제하고 알러지의 발병률을 낮추는 효과가 있습니다. 하지만 이것을 발랐을 경우 이것이 위장, 간 계로 흡수 돼서 역할을 하는 것이 아니기 때문에 모유 목욕을 통해서는 이런 효과를 얻는다고 볼 수는 없겠습니다. 정상 피부 내지는 경도의 아토피 피부염에는 도움이 될 거라 생각됩니다. 하지만 심한 정도의 아토피 피부염에는 오히려 해가 될 수 있기 때문에 치료를 받으시는 게 좋을 것 같습니다."

유명선 박사 / 'ㅁ' 피부과 원장

아픈 아이가 작은 효과라도 볼 수 있다면 엄마에겐 그만큼 좋은 약이 없을 것이다.

"앞으로 모유 목욕 계속 시키면서 피부 좋아졌으면 좋겠고요. 더 이상 악화만 안되고 건강하게 자랐으면 좋겠어요."

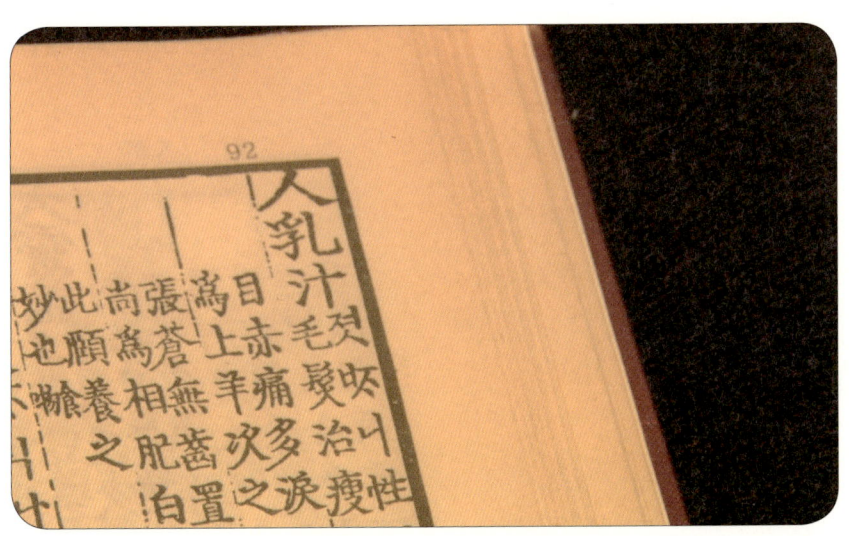

| 〈동의보감〉에서 모유는 살결과 머리털이 윤기나게 한다고 기록

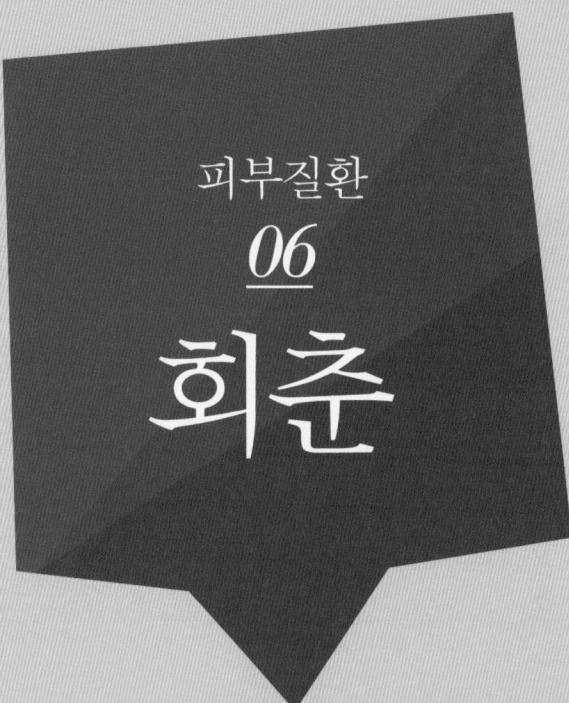

검은 죽

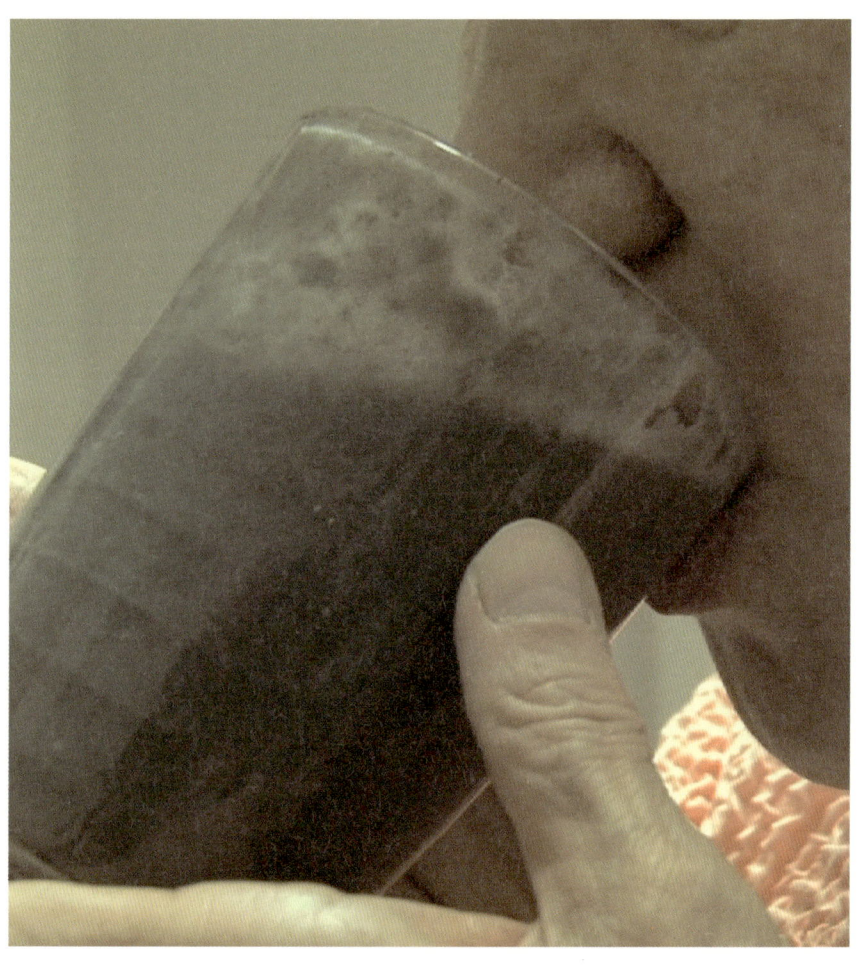

검은 죽으로
회춘의 기적을
맛보다

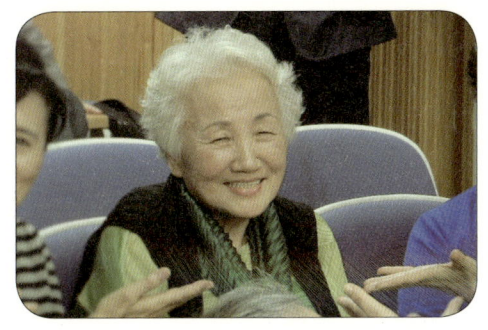

 젊음을 되찾는 신비한 현상, 회춘! 하지만 단순히 깊게 패인 주름을 지우고, 힘을 키우는 것만으로 회춘을 했다고 할 수 있을까?
 "아주 백발이었는데 이렇게 검은 머리가 나오는 게 너무 신기하고 내가 정말 젊어졌나 이런 생각이 들어요."
 여기, 환갑이 넘어 검은 머리가 다시 나고 심지어 멈췄던 월경이 다시 시작됐다는 놀라운 주인공이 있다! 올해 나이, 일흔 일곱의 양송자 할머니! 실버 합창단에서 활동하고 있는 할머니는 합창단에서 최고령 측에 속하지만, 누구보다 왕성한 활동을 하고 있다. 언뜻 보면 평범하고 고운 할머니인데 사람들은 회춘 할머니라고 부른다.

 "피부가 곱다고 그래요. 곱고 피부가 투명하다고 해요. 또 머리를 보세요. 앞은 하얀데 뒤에 부터는 까매요."
 머리 전체가 백발이었는데 몇 년 전부터 검은 머리가 다시 난다는 양송자 할머니!

 "한 8년 전부터 아마 그런가 봐요. 저는 염색 한 번도 안 해 봤거든요.

그런데 자연적으로 까매져요. 그래서 아, 이게 회춘이구나, 이런 것을 알았어요."

70이 다 된 나이에 검은 머리카락이 다시 나기 시작했다는 놀라운 이야기! 과연 이런 일이 가능한 것일까? 우리는 할머니의 두피와 모발 상태를 알아보기 위해 전문 병원에 검사를 의뢰했다.

"모근부터 검은 머리카락이 자라는 것 보니까 염색을 하신 것 같지 않으시고요. 앞쪽에도 뒤쪽처럼 많지는 않지만 검은 머리카락들이 자라고 있는 것 같아요. 이렇게 노화로 인해 생긴 백모증 자체가 정상적으로 검은 머리카락으로 자랄 수 있는 확률은 거의 없다고 보시는 게 맞고요. 실제로 제가 진료를 하면서 환자분들을 많이 상대하면서 보지만 정상적으로 검은 머리카락으로 자라는 경우는 거의 보지 못했다

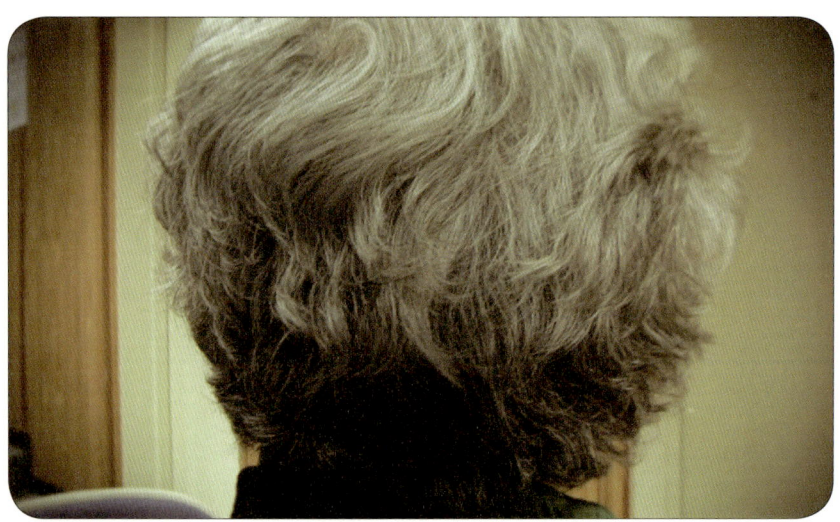

| 할머니의 뒷머리

고 하는 게 맞을 것 같습니다."

김광민 박사 / 피부과 전문의

전문가도 놀란 양송자 할머니의 회춘! 처음에는 할머니조차도 믿기 어려웠다고 한다.

"머리를 빗는데 내가 뒤에는 눈이 안 달렸잖아요, 몰랐어요. 몰랐는데 이상하게 바람이, 선풍기 돌리니까 까만 게 넘어오더라고요. 이상하다 싶어서 밖에 가서 물어봤어요. 나 혹시 뒤에 까만 머리냐고 하니까 많이 났다는 거예요. 깜짝 놀랐어요."

도대체 검은 머리가 나는 할머니의 회춘 비결은 무엇일까?

"저의 젊음의 비결은 여기 있어요. 흑임자, 쥐눈이콩, 현미, 보리 이게 머리카락이 잘 안 빠지고 제 검은 머리의 비결입니다."

20년 넘게, 단지 속에 항상 채워두는 것은 바로 양송자 할머니가 일 년 내내 즐겨 먹는다는 네 가지 곡식이다. 그것은 비타민과 미네랄의 보고로 알려진 현미, 쌀보다 섬유질이 다섯 배 높은 보리, 노화를 방지하는 이소플라본이 풍부한 검은 콩, 마지막으로 항산화 성분이 많은 흑임자. 이 네 가지 곡물은 시중에서도 쉽게 구할 수 있는 것들인데 이걸 어떻게 먹었기에 회춘을 한 것일까?

"7시간 동안 물에 불린 잡곡을 믹서에 갈아서, 약한 불에 끓여서 간을 전혀 하지 않고 죽으로 먹어요."

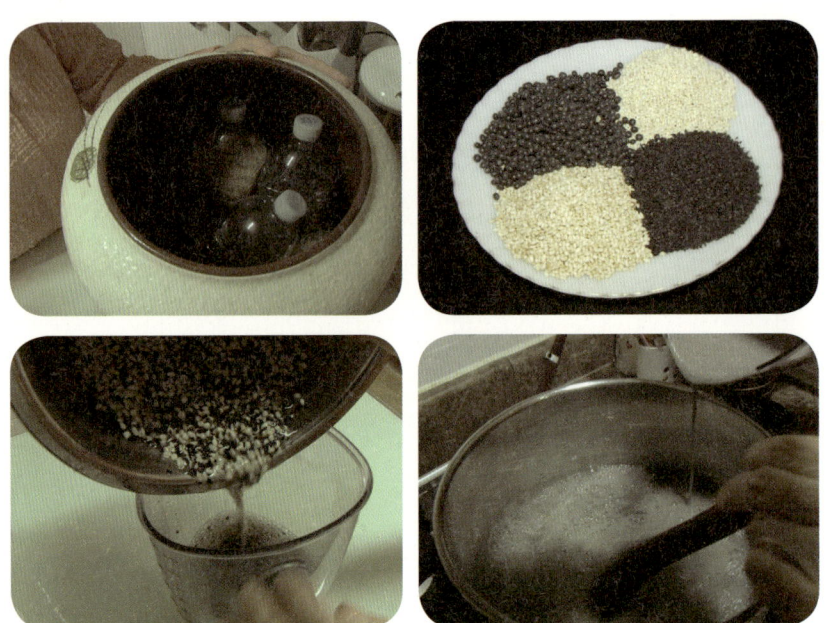
| 회춘의 비결인 죽 만드는 과정

그런데 할머니에게는 간을 하지 않아 싱거운 죽을 반찬 없이 먹을 수 있는 방법이 있다.

"죽으로 뻑뻑하게 끓여서 그릇에 담아서 숟가락으로 떠먹으면 반찬이 먹고 싶어요. 그런데 컵에 마시면 물 마시듯이 커피 마시듯이 마시면 반찬 생각이 없어요."

할머니는 이 '검은 죽'을 아침저녁으로 식사 대신 한 컵씩 마시고 있다.

"검은 죽을 구성하는 게 검은깨와 검은 콩인데 모발 성장에 필수적인 아미노산인 시스테인을 많이 섭취할 수 있습니다. 또 탈모를 방지

하는데 중요한 성분은 B1. B12 인데 이런 것이 우유의 3배 이상이나 함유되어 있어서 모발 성장에 도움을 줍니다."

노봉수 박사 / 서울여자대학교 식품공학과 교수

본인만 먹는 게 아니라 손님이 와도 늘 차 대신 '검은 죽'을 대접하는 할머니. 덕분에 주변 사람들도 '검은 죽'을 먹고 건강이 호전되었다.

"나만 효과를 본 게 아니에요. 이 친구가 당이 높아서 370mg/dl까지 올랐는데 이 죽 먹고 혈당이 내려가서 정상이 됐어요. 그러니까 이게 확실히 좋다는 걸 느껴요."

작은 상처조차 쉽게 아물지 않을 정도로 당뇨가 심했던 남순이 씨는 양송자 할머니에게 배운 '검은 죽'이 건강을 회복하는데 큰 도움이 됐다고 말한다.

"심할 때는 보통 380mg/dl 정도로 올라갔어요. 그래서 나가떨어질 정도로 당이 높았거든요. 높았는데 깨죽 끓여먹고 정상이고 운동을 많이 하니까 정상이 되었어요."

그런데 양송자 할머니가 회춘을 했다는 것은 검은 머리카락 때문만이 아니다. 60대 중반에 일어난 믿기지 않는 회춘의 기적!

"월경이 있었어요. 65세 때 하혈인지 암인지 구별을 못 했어요. 자궁암인가보다, 이렇게 생각을 하고 병원에 갔어요. 검사 다 하고 들어오시라고. 우리 아들도 들어오래요. 둘이 앉았어요. 앉았는데 축하합니다. 회춘입니다. 이러는 거예요. 너무 부끄럽더라고요. 아들 보기에 부끄러웠어요."

폐경 후, 다시 시작된 월경은 오랜 시간 동안, 규칙적으로 이어졌다.
"48세 때 끊기고 여태 없었어요. 없었다가 65세에 다시 나오기 시작하는데 얼마나 어이가 없겠어요. 늙은 사람이 한 11년 간 있었어요."
다시 월경을 한 후, 피부가 좋아지고 자신감이 생겼다는 할머니. 과연 이런 일이 가능한 걸까?

"이런 경우가 흔한 일은 아니고요. 저희가 보면 폐경 후에 월경도 하시고 검은 머리카락이 나고 피부가 윤기가 나게 되시고 여러 가지 신체 증상이 젊어지셨으니까 이분은 회춘이 되었다고 볼 수 있습니다."

박정원 박사 / 산부인과 전문의

할머니의 이 같은 회춘의 비법은 또 있었다.
"냉장고에 고기가 하나도 없어요. 고기는 없고 이거는 두부에서 나온 유바고요, 콩으로 만든 유바고요, 이건 새우 맞죠? 한천으로 만든 새우예요."
20년 전부터 채식을 시작했다는 양송자 할머니. 그 이유는 당시 원인 모를 통증으로 힘들었기 때문이다.
"몸 상태가 너무 안 좋았어요. 잔병치레가 많고 머리가 바늘로 콕콕 찌르는 것 같이 쑤시고 근육이 실룩거리는데 내가 금방 중풍 걸려서 쓰러질

것만 같았어요. 그때 제가 굳은 결심을 하고 채식으로 바꾼 거예요."

콩과 제철 채소로 가득한 밥상! 과연 이것들이 검은 머리 뿐 아니라 할머니의 월경을 가능하게 한 것일까?

"여성들이 폐경이 되면 여성 호르몬제를 처방 받아서 복용을 하시게 되거든요. 그럼 다시 기억력 감퇴가 늦어지고 생리도 규칙적으로 하실 수 있습니다. 이분이 주로 드셨던 검은 콩 검은 깨 채소들이 항산화 작용을 하는 여러 가지 좋은 성분들과 특히 콩은 대표적으로 여성 호르몬 역할을 하는 성분인데 많이 드셨기 때문에 음식을 통해 여성 호르몬이 충분히 섭취되었다고 볼 수 있습니다."

박정원 박사 / 산부인과 전문의

단지 먹는 음식 하나 만으로 젊음을 되찾은 양송자 할머니. 젊음을 위해서라면 수십, 수백 만 원도 마다하지 않는 사람들이 허다한 이 때에, 그 무엇 보다 우리가 무엇을 먹고 사느냐가 중요하다는 것을 알려주는 사례가 아닐까?

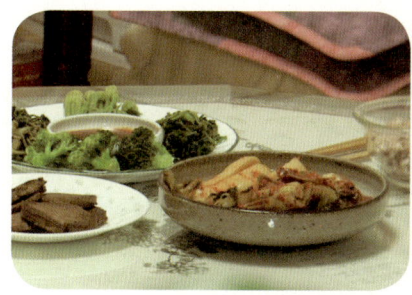

| 채식 상차림

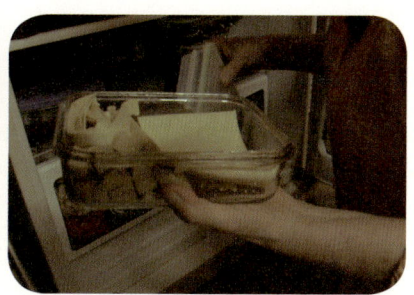

| 냉장고 안 음식

오갈피

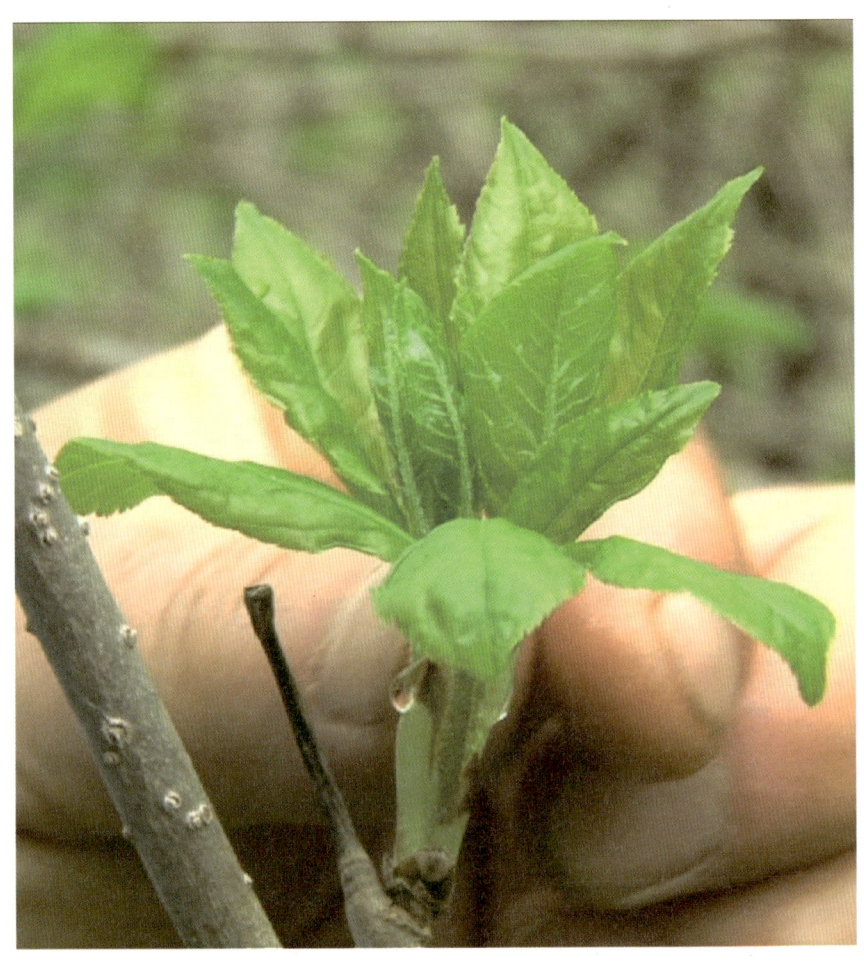

번쩍,
눈을 뜨게 한
오갈피 나무

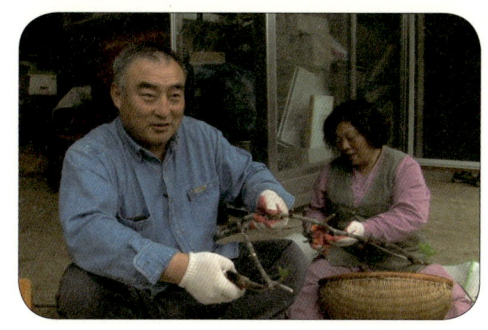

 구름 피어오르는 강원도 두메산골. 서울에서 내려와, 12년째 귀농 생활을 하고 있는 임종철, 이성희 씨 부부! 사계절 내내 나무와 떨어질 날이 없다는 이들 부부도 회춘을 경험했다.

 "우리한테는 이 나무가 약이 되고 청춘을 돌려주는 보물 나무예요."
 나무가 청춘을 되돌려줬다? 임종철씨의 아내, 이성희씨에게 다시 찾아왔다는 젊음, 과연 무슨 사연일까?

 "한 20년 넘게 낀 안경을 벗게 해줬으니까 젊음을 되찾아줬다고 해도 과언이 아니죠."
 젊었을 때부터 나빴던 시력은 출산 후에 0.1까지 떨어졌고, 그때부터는 잠시도 안경을 벗을 수가 없었다는 이성희씨.
 "1미터 앞에 있는 사람을 몰라봐서 장에서 보면 저 사람 왜 이렇게 건방져 그런 소리 참 많이 들었어요. 스쳐 지나가는 사람을 못 알아보고 그러니까 아는 사람을 보면 인사를 하거나 그래야 하는데 몰라보니까 상대

방은 눈 뜨고 있는데 몰라보니까 그걸 교만하다고 하고 건방지다고 하고 이런 소리를 많이 들었지요."

그러던 어느 날, 청소를 하다가 우연히 안경을 벗은 이성희 씨. 자신의 눈이 예전과 달라져 있음을 느낄 수 있었다.

"먹은 지 4~5년 되니까 안경 없이 뭐가 보이더라고요. 주차해 놓은 차에서 누가 내리는지 확인이 되더라고요. 그전에는 하얀 것이 얼굴이고 검은 게 머리고 여자 남자 구분 정도였는데 이게 보이더라고요. 어? 다시 보고 보이네, 했던 거죠."

60대에 접어들어, 전보다 더 잘 보이게 됐다는 그녀. 과연 시력이 좋아진다는 게 가능한 일일까? 먼저 현재 이성희씨의 눈 상태를 정밀 검사해 봤다.

"검사 결과는 양쪽 시력 1.0으로 나왔습니다. 60세 이상 여성들에 비해 높은 수치라고 볼 수 있죠. 하지만 더 놀라운 것은 이분이 과거 0.1의 시력이었는데 현재 1.0으로 높아진 것입니다. 눈이 좋아지는 경우는 단 세 경우입니다. 안경, 렌즈, 수술! 이런 것 없이 눈이 좋아지는 경우는 안과 의사를 하면서 거의 본적이 없어요."

김성일 박사 / 안과 전문

수술 없이는 불가능하다는 시력 회복! 이성희 씨 부부는 자연과 더불어 살아온 것이 시력 회복의 비결이라고 한다.

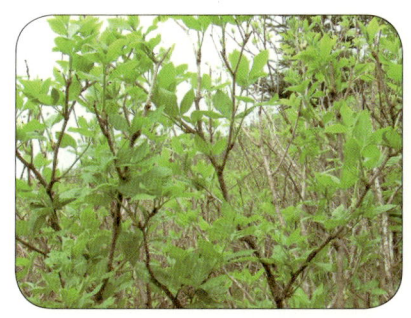
| 오갈피 나무

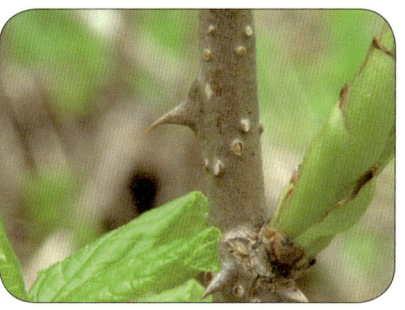
| 가지에 가시가 나있는게 특징이다

"밭과 산이 보물들로 꽉 차 있어요. 그 동안 심어놓은 벌나무, 능계승마 (삼나물)도 있고 두릅도 있고 두루두루 나무들을 다 심어놨어요. 자연산에 가깝죠."

그런데 이 많은 자연의 나무 중에서 이성희 씨의 눈을 젊게 만들어준 것은 무엇일까?
"제 젊음을 찾아준 것은 바로 오갈피입니다."

오갈피는 학명에 '만병통치'를 의미하는 '파낙스'가 붙는 약재로, 잎은 다섯 개로 갈라진 모양으로 가지에 가시가 나 있는 것이 특징이다.

〈동의보감〉에는 오갈피가 노화방지에 탁월한 효과가 있다고 기록되어 있다.

"예부터 〈동의보감〉과 〈본초강목〉에 의하면 오갈피를 복용하면 힘줄과 뼈를 튼튼히 하고 허리와 다리의 통증과 힘이 없는 것을 막게 한다고 되어있습니다. 몸을 가볍게 하고 간에 좋다고 하여서 오래 전부터 사용해 왔으며 그 효능으로 인해서 제 2의 인삼으로 불려왔습니다."

윤여훈 박사 / 한의사

국내에서 자생하는 오갈피는 약 10여 종! 모양과 약효에 따라 구분된다. "오갈피가 크게 분류되는 게 종류는 여러 가지가 있지만 솜털 같이 가시가 올라오는 것을 가시오갈피라고 하고 일반적으로 굵은 가시가 나는 오갈피를 토종오갈피라고 크게 분류를 하고 있어요."

오갈피 농사를 짓다 보니, 자연스럽게 다양한 오갈피를 먹게 되었다는 부부. 그 중 이성희 씨가 자주 먹었던 것은 오갈피 중에서도 흔하다고 알려진 토종 오갈피였다.

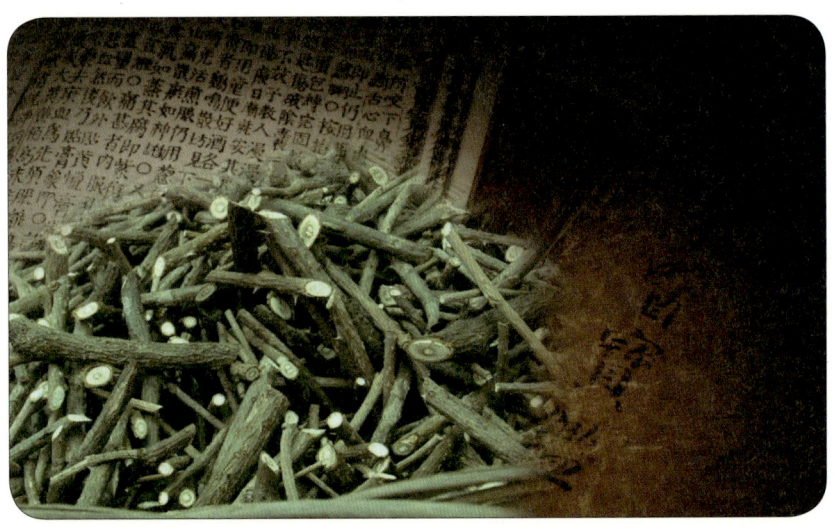

| 〈동의보감〉에서는 노화방지에 탁월한 효과가 있다고 기록되어 있다.

오갈피

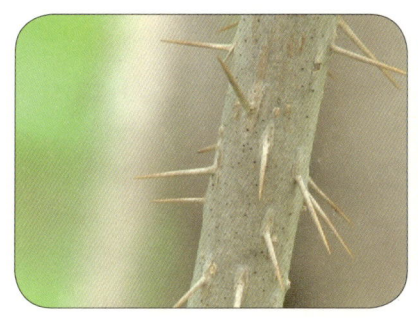 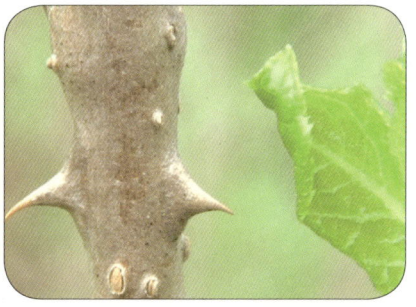

| 가시오갈피　　　　　　　　　　　　　　| 토종오갈피

"눈 좋아지려고 먹은 것은 아닌데 간 기능에 좋다 근육이 튼튼해진다고 하는데 그런 것에 상관없이 많이 있으니까 먹었어요. 제 젊음을 찾아준 오갈피나무예요."

매년 5월이 되면, 오가피가 주는 선물을 만날 수 있다.

"이게 딱 3~4일, 5일 정도만 나오는 오갈피 순이에요 그 이상 지나면 나뭇가지가 들어가요 그래서 먹을 수가 없어요. 그래서 시기를 정확하게 맞춰야 먹을 수 있는 보물이에요."

5월에만 맛볼 수 있는 오갈피 순이 뜻밖의 선물이라면, 작년 가을에 수

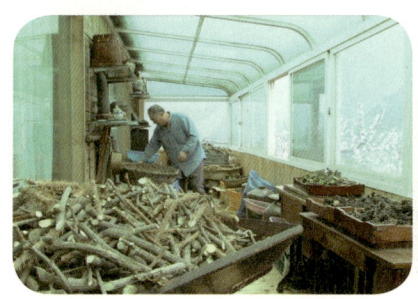 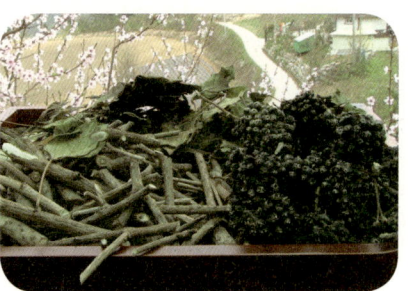

| 오갈피 창고　　　　　　　　　　　　　| 쟁반에 담긴 오갈피들

확해서 창고 가득 말려놓은 오갈피나무들은 보물과 다름없다. 이성희 씨 부부는 오갈피의 잎과 열매까지 모두 말려서 사용하는데 오갈피를 '버릴 것 없는 나무'라고 한다.

"물을 끓여 먹는데요, 우리가 끓이는 물은 주전자에 손잡이 밑까지 물을 잡고 거기에 나무 말린 것을 두 주먹 넣고 열매를 5~6개 넣고 이파리 조금 넣고 약한 불에 4시간 정도 끓여야 제대로 된 오갈피 물이라고 할 수 있어요."

오갈피를 달여서 물 대신 수시로 마셨다는 이성희 씨. 일반적으로는 40~50대에 노안이 시작되어, 불편을 느끼지만 이성희 씨는 '오갈피'로 인해서 오히려 20년 동안 써왔던 안경을 벗을 수 있었다고 믿고 있다. 그렇다면 정말 오갈피가 그녀의 눈에 젊음을 되찾아준 것일까?

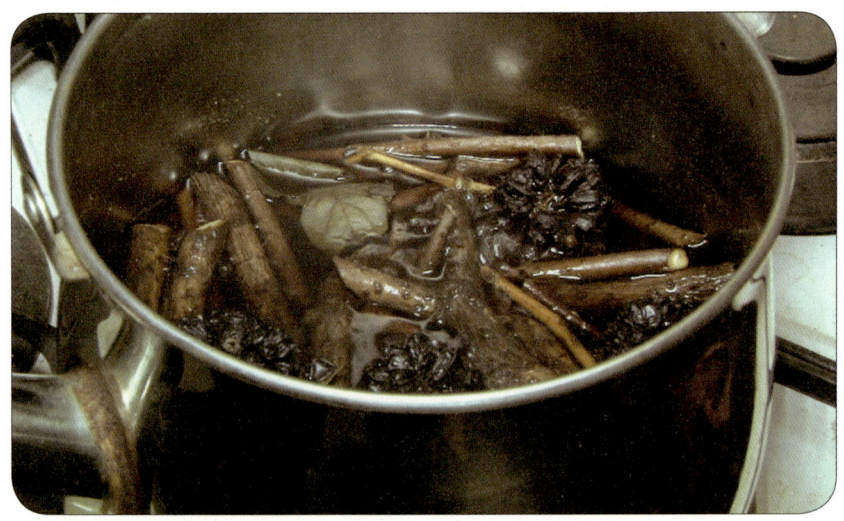

| 오갈피를 달이는 모습

"오갈피가 시력 회복에 도움을 줬을 수는 있지만 단정 짓기는 어렵습니다. 이분의 경우, 귀농 후 녹색을 많이 보면서 눈에 안정감을 주고, 스트레스를 덜 받은 것이 시력 회복에 긍정적인 효과를 끼쳤을 것으로 생각됩니다."

김성일 박사 / 안과 전문의

날마다 남편과 산에 오르는 이성희 씨. 전문의의 말대로 이런 건강하고 행복한 시간들이 오갈피와 함께 그녀에게 눈의 회춘을 선사한 건 아닐까?

홍화 (잇꽃)

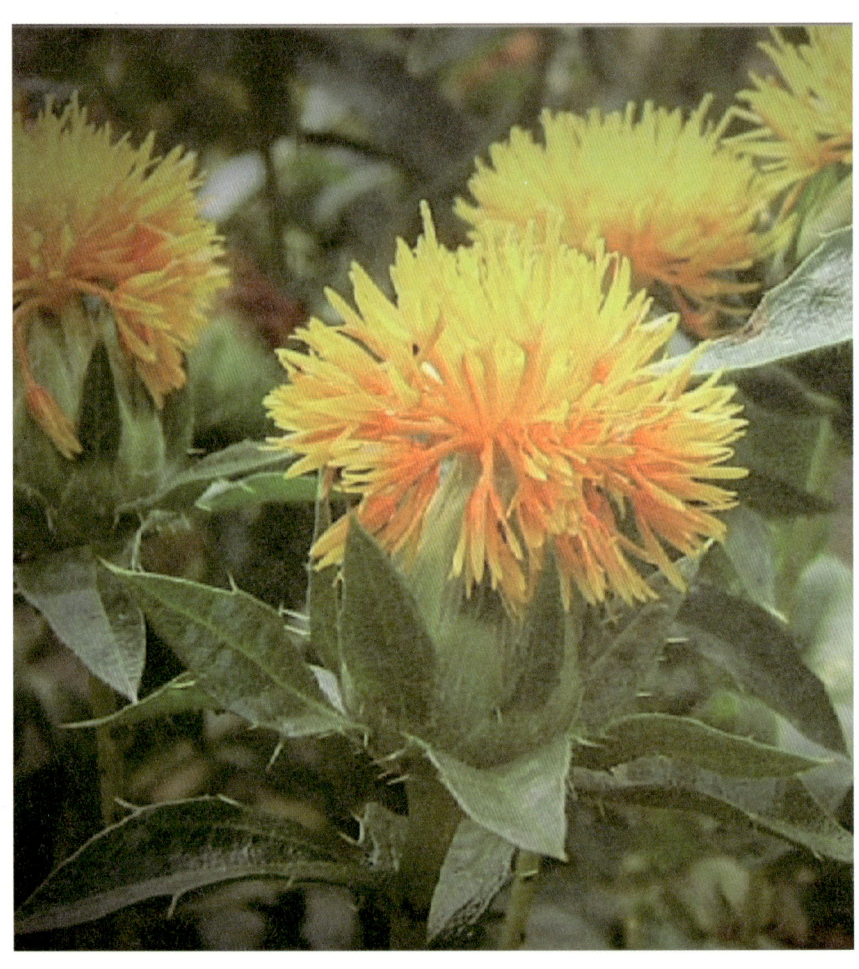

홍화씨로 뼈 건강을 되찾다

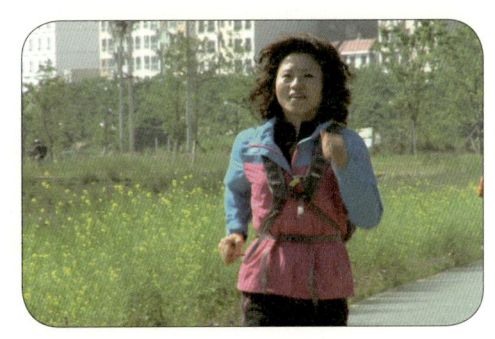

갱년기의 여성이라면 누구나 고민하는 뼈 건강! 여성의 뼈는 출산과 폐경을 거치며, 빠르게 노화되는데, 심각할 경우, 골다공증과 퇴행성 척추 질환 등으로 고통 받을 수 있다! 그런데 여기, 갱년기가 지난 후에 오히려 뼈 나이가 젊어지는 신기한 경험을 한 사람이 있다. 공원을 종횡무진하며, 한 시간 째 조깅을 하는 여자! 생체 나이를 되돌린 주인공, 윤인자 씨다.

"옛날에는 몸이 너무 아파서 운동한다고 생각지도 못 했는데 지금은 몸이 좋아져서 이렇게 운동하고 있는 게 진짜 너무 좋아요 안아픈 사람은 진짜 몰라요"

날렵한 몸과 넘치는 에너지! 한눈에 봐도 건강해 보이는 그녀에게 대체 어떤 사연이 숨겨져 있는 것일까?

"나이 먹다 보면 뼈가 아파진다고 하잖아요 그런데 손목과 무릎이 얼마나 아팠는지 몰라요 진통이 오기 시작하면 밤새도록 칼로 팍팍 쑤시면

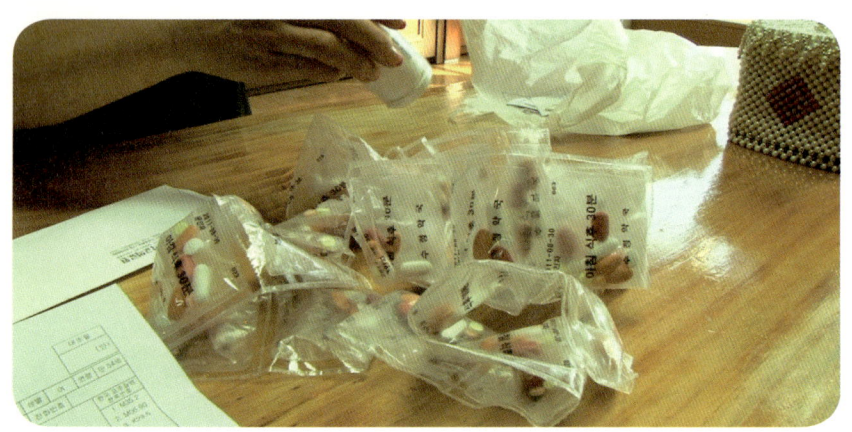

| 약봉지들

서 날밤을 새도록 새벽 4~5시까지 아팠어요"

과거 뼈와 관절에 극심한 통증을 느껴, 일상생활이 힘들었다는 그녀! 아직도 그때를 떠올리면 아찔하다.

"이게 제가 류머티즘을 진단받았을 때 먹었던 약이고 류머티즘 진단서예요"

2002년, 나이에 비해 뼈가 약했던 그녀는 결국 류머티즘까지 진단받았다. 게다가 그 후로 폐경이 오면서, 손과 다리가 붓고 저리는 것은 물론 심할 때는 마비 증상까지 찾아왔다. 당시, 윤인자 씨가 의지할 것은 오직 약 뿐이었다.

"이걸 9년을 먹었어요 지긋지긋하게 먹었던 약이에요 이 많은 약을 이제 보기만 해도 무서워요"

가족을 위해, 약으로 버텨봤지만 그녀의 몸은 나아지지 않았다.

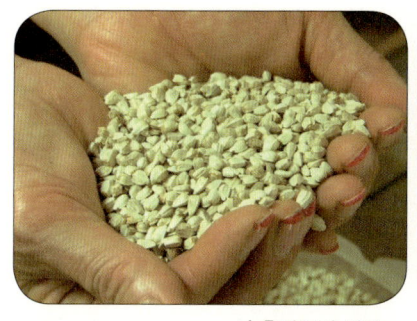
| 홍화꽃의 씨앗

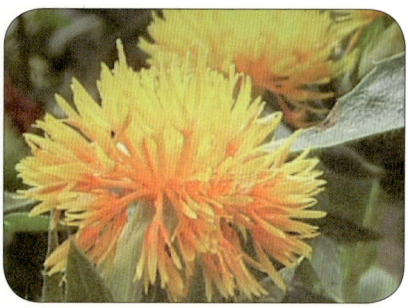
| 홍화꽃

"애기 둘 낳고 그랬을 때는 얼마 안 지나서 앉으면 무릎이 아프기 시작하고 앉으면 소리가 나고 무릎이 퉁퉁 붓고 그랬거든요 지금은 좋아졌으니까 이렇게 얘기하지 지금도 그 생각만 하면 눈물 나요. 얼마나 아팠는지."

50대에서 30대로 변신한 윤인자씨!

뼈 속의 칼슘이 녹아내리는 것을 막아주는 여성 호르몬, 에스트로겐! 하지만 여성들은 임신과 출산을 반복하면서 에스트로겐의 분비량이 점점 감소하게 된다. 결국 폐경기 이후에는 그 양이 급격히 떨어져서 골밀도가 낮아지고, 근골격계 질환에 쉽게 노출된다.

그런데 그 고통 속에 있던 사람이 현재 50대 임에도 불구하고 뼈 나이를 거꾸로 되돌렸다는데! 과연 그녀의 회춘 비결은 무엇일까?

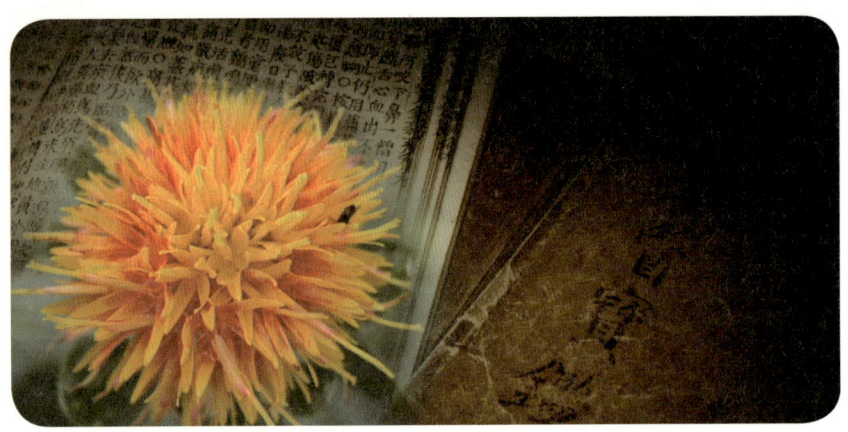

| 〈동의보감〉에서 기록이 되어 있는 홍화

"이 잇꽃의 씨앗이 바로 저를 젊게 해주고 뼈를 젊게 해주는 거예요."
그녀가 지난 9년 동안 먹었던 약을 대신하고 있다는 잇꽃의 씨앗.
'잇꽃'은 국화과의 붉은 꽃으로 '홍화'라고도 불린다.

〈동의보감〉에서는 나쁜 피가 배출되지 않아, 아플 때 약으로 쓴다고 되어 있다.

"홍화는 잇꽃이라고 불리는데요 뼈를 잇는다는 뜻을 포함한 것으로 보입니다. 특히 홍화씨에는 뼈를 잇는 접착물질이 포함되어 있어서 뼈의 재생에 많은 도움을 줍니다"

윤여훈 박사 / 한의사

뼈를 재생시키는 유기백금 성분은 특히 홍화씨의 껍질 부분에 다량 함유되어 있다. 꽃잎은 혈액순환을 돕고, 진통작용을 하기 때문에 골절이나

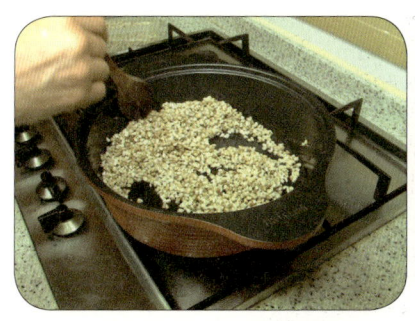
| 잇꽃의 씨앗

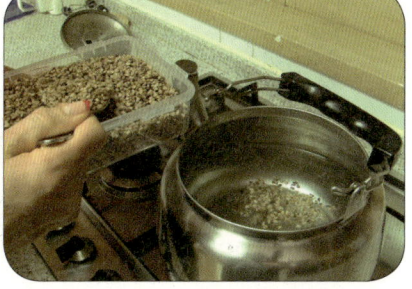
| 홍화꽃을 달이는 모습

타박상을 입었을 때 쓰였다. 그렇다면 윤인자씨는 이 홍화씨를 어떻게 먹고 있을까? 홍화씨를 사용하기 전, 살짝 볶아준다는 윤인자 씨.

"보리나 깨처럼 볶는다고 생각하시고 드시면 되고 그 정도 볶으면 됩니다. 그래서 물을 끓이면 고소한 맛이 나고 구수한 맛이 납니다."

2리터의 물에 살짝 볶은 홍화씨 네 스푼을 넣고 약한 불에서 30분 동안 끓인다. 가장 마지막에 홍화 꽃잎을 넣고 우려내면, 홍화의 고운 빛깔과 향을 더욱 진하게 느낄 수 있다.

"지인이 홍화를 먹으니까 좋다고 해서 속는 셈치고 먹어보라고 말씀하시더라고요 그래서 그것을 복용하게 되었어요"

혹시나 약해진 뼈를 되돌릴 수 있지 않을까 싶어서 홍화 차를 열심히 마셨다는 윤인자 씨!

"다른 물은 안 먹고 이 물을 가지고 밥 먹을 때나 어디 다닐 때나 운동하러 갈 때나 이것을 수시로 먹어요 다른 것은 먹으면 적응이 될 때까지 거북한데 홍화차는 맛이 괜찮아요 처음 먹을 때부터 불편한 게 없어요"

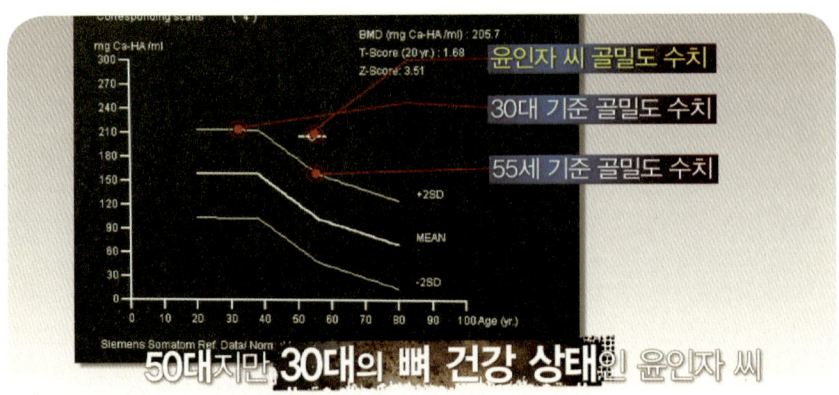

| 뼈 상태가 좋아진 검사 결과표

   홍화씨와 꽃잎을 달여 마신지 2년! 윤인자 씨는 홍화차 덕분에 자신의 뼈 상태가 좋아졌다고 한다. 과연 그녀의 뼈는 그녀의 생각대로 좋아졌는지, 정밀 검사를 해 보았다.

   "류마티스 관절염이 있는 환자임에도 불구하고 특히 50대의 폐경기를 지난 환자임에도 불구하고 골밀도는 30대 나이면 굉장히 경이로운 수치라고 보시면 될 거 같습니다 저도 골밀도 측정한 50대 후반의 나이에 이정도 수치는 잘 보지 못 했습니다."

장우석 박사 / 정형외과 전문의

   50대지만 30대의 뼈를 가진 윤인자 씨! 그녀의 골밀도는 30대 평균 수치였다.

   "홍화씨가 류마티스 관절염이나 골다공증에 개선에 어느 정도 영향을 미쳤을 수는 있었겠지만 식단의 변화, 적절하고 꾸준한 운동이 결정적인 영향을 미쳐서 환자분의 몸 상태가 된 것이 아닌가 생각이 듭니다"

장우석 / 정형외과 전문의

홍화씨 덕분에 건강한 삶을 되찾은 윤인자 씨는 요리를 할 때도 빼놓지 않고 홍화씨 가루를 사용한다. 볶은 홍화씨를 분말로 만들어서 모든 반찬에 천연 조미료로 사용하는 것이다.

"들깨 맛도 나면서 구수하니까 나물 무침에도 넣고 전에도 넣고 홍화씨 가루를 어디든지 다 사용하고 있어요"

윤인자씨 부부가 즐기는 또 한 가지 방법의 홍화씨 섭취법.

"잇꽃 씨 주예요."

잇꽃의 씨앗과 꽃잎에 소주를 붓고 한 달 동안 숙성시킨 홍화주이다. 부부는 홍화가 서로의 행복까지 지켜줬다고 말한다. 그런데 홍화는 잘못 섭취할 경우, 부작용을 일으킬 수 있기 때문에 반드시 전문가의 의견을 따라야 한다.

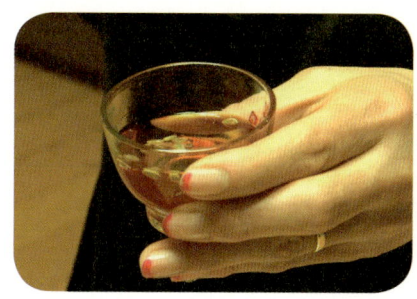
| 홍화주

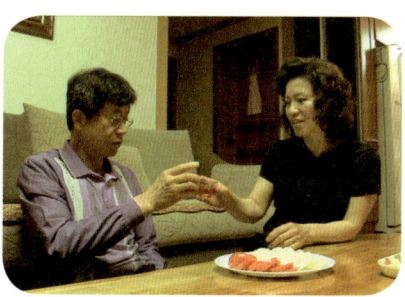
| 건배하는 부부

"홍화의 경우 몸속의 어혈을 배출하려는 성질이 있는데 태아를 어혈로 인식하고 배출한다고 볼 수 있습니다 임산부의 경우에는 자궁수축 현상으로 조산할 수 있습니다 홍화를 복용하실 때는 전문가와 상담 후에 복용하시는 것이 좋겠습니다"

윤여훈 박사 / 한의사

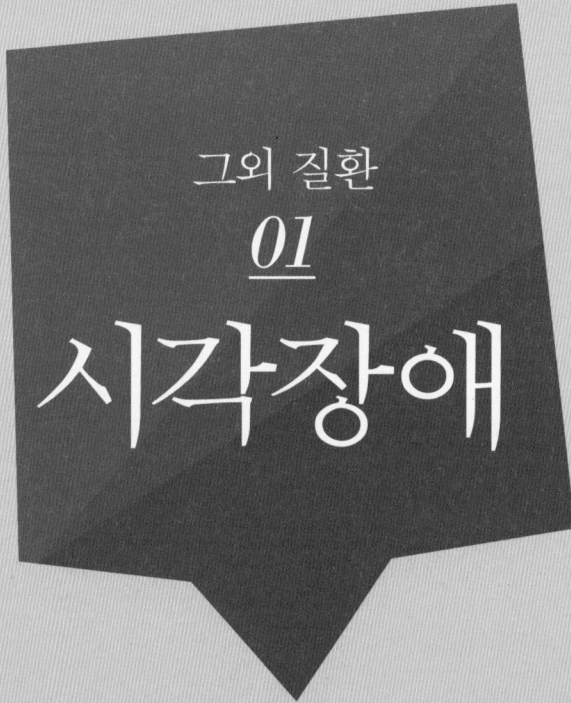

황토 집

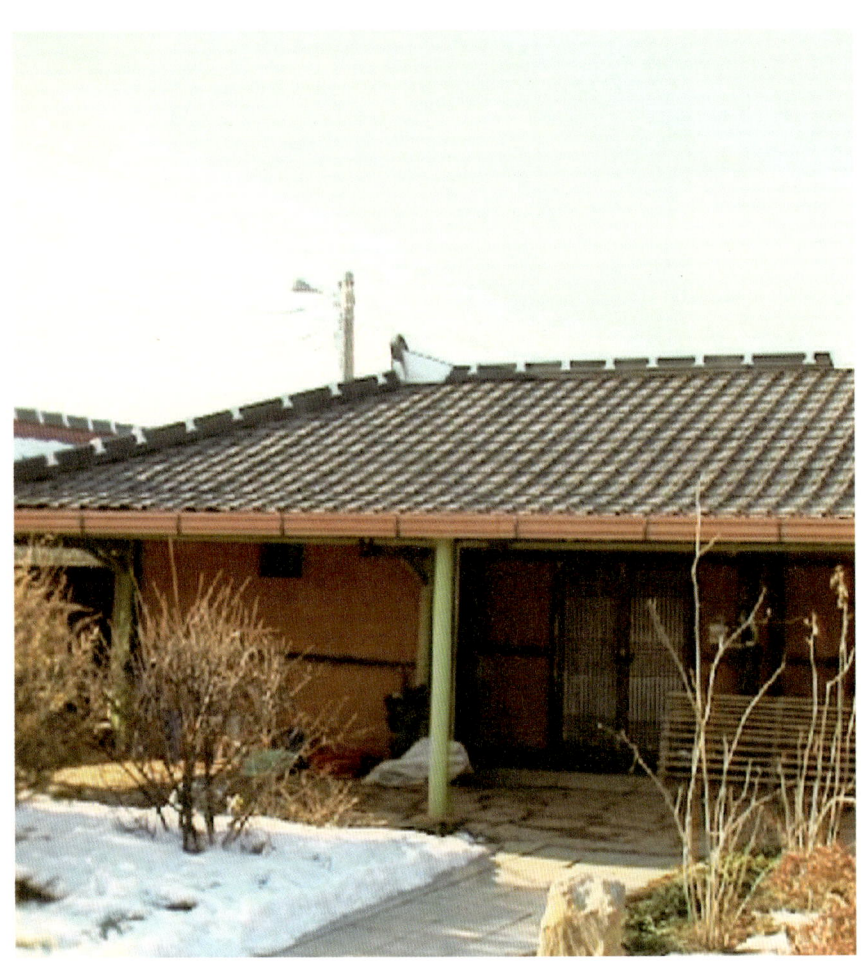

집으로 시력을 치유하다

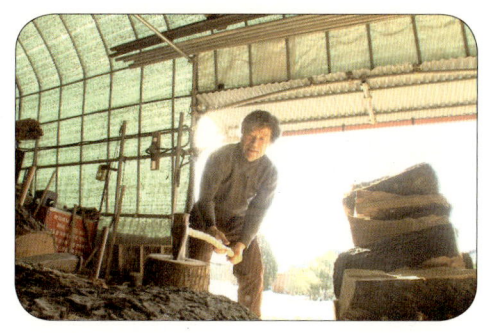

절망의 끝에서 기적처럼 건강을 회복한 사람이 있다는 전북 익산의 한 마을. 한때 시력을 잃었었다는 김석봉 씨. 그런데 시력을 잃었던 그가 지금은 자전거를 타고 있다! 올해 58세라는 나이가 무색할 만큼 건강해 보이는 그가 정말 시각 장애인이었을까? 그는 왜 시력을 잃었다가, 어떻게 다시 시력을 회복했을까?

바로 몇 해 전 까지만 해도 시각 장애 1급의 중증 장애인이었다는 김석봉 씨.

"서울에 있는 대학병원에서 검사를 할 때 빛을 감지하지 못해서 그래프 상에 뜨지 않을 정도로 아무 빛도 못 봤었죠."

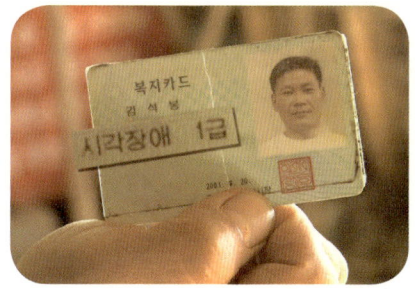

| 장애카드

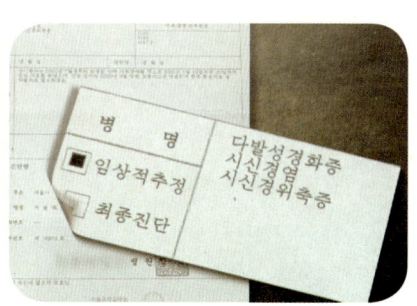

| 당시 진단서

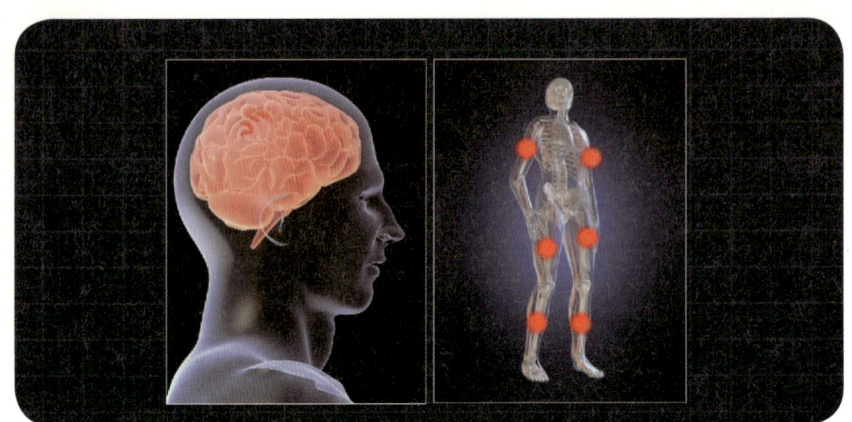

| 뇌 사진 및 신체질환들

그의 눈이 빛을 잃은 건 다발성 경화증이라는 희귀난치성 질환 때문이었다. 다발성 경화증이란 뇌신경 장애로 눈과 귀, 근육 마비 등 전신에 문제를 일으키는 질환으로 증상이 호전됐다 악화되기를 반복하는 것이 특징이다.

"처음에는 증상이 생겼다가 거의 100% 좋아지지만 나중에는 90% 좋아지고를 반복합니다. 결국엔 침대에 누워서만 생활하는 병입니다. 사람이 침대에만 누워서 생활하면 욕창이라든지 변비, 설사 등 각종 부작용이 뒤따르게 됩니다. 결국엔 사망하게 됩니다."

민양기 박사 / 한림대학교 의과대학 신경과 교수

하지만 김석봉씨는 시력을 되찾았고, 그 후 7년이 지났지만 아직 재발되지 않고 건강을 지켜가고 있었다.

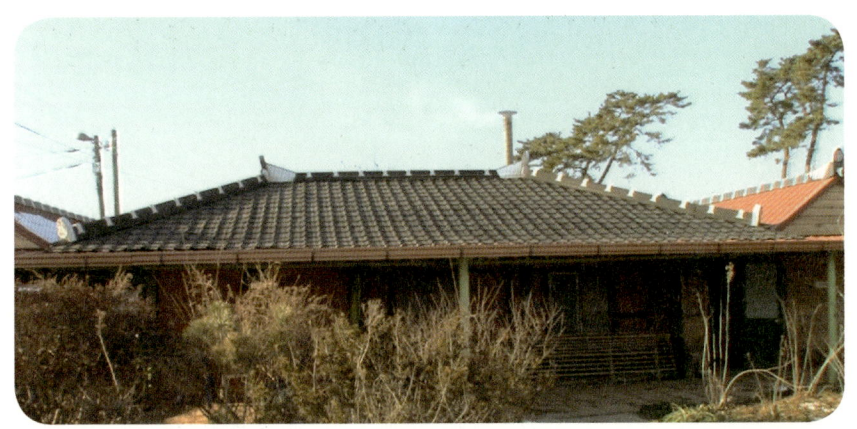
| 황토집 전경

"그 비결이, 바로 이 집입니다. 이 집에 제가 이만큼 건강을 지킬 수 있는 비밀이 안에 숨어 있습니다."

소나무 숲 아래 위치한, 흙으로 지어진 김석봉 씨의 보금자리. 그는 이 황토집에서 난치병을 극복하고 시력을 되찾았다고 말한다. 고향 옛 흙 집의 모습을 고스란히 간직하고 있는 황토 집에는 어떤 비밀이 숨겨져 있을까.

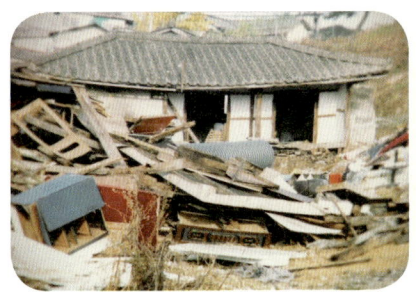 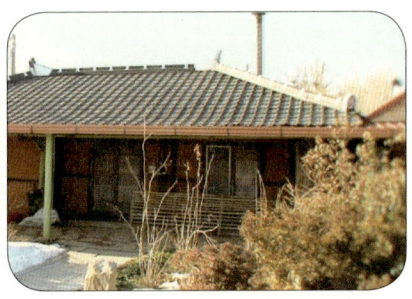
| 과거의 폐가와 현재의 집

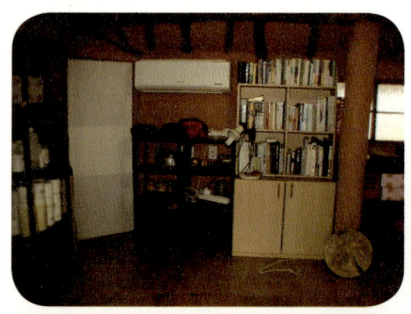 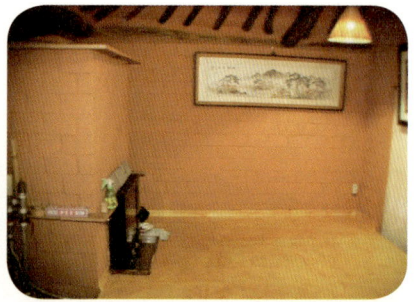
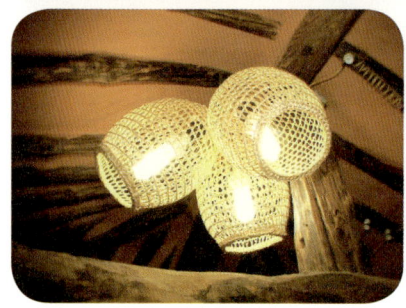 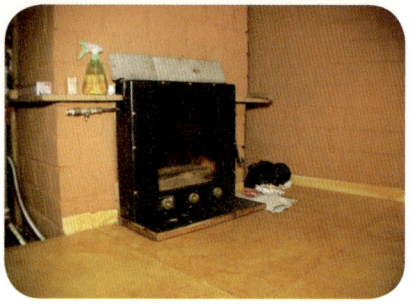

| 황토집의 실내

"원래 이 집이 1950년도에 지어진 집입니다. 63년 째 된 집이거든요. 폐가였는데 제가 직접 황토 바르고 쌓고 해서 리모델링을 했지요."

그는 사람들이 도시로 떠나면서 버려진 집을 싼 값에 구입해 6개월 동안 스스로 개조를 했다. 허물어져 가던 흙 집은 황토 벽돌을 덧대 무려 24cm의 외벽을 가진 튼튼한 집으로 되살아났다.

"안에 황토층이 공기를 차단하고 있어서 단열이 잘되고 있는 거죠. 그게 이 집만의 특색이라고 볼 수 있습니다."

실내 역시 외벽과 마찬가지로 황토 벽돌을 쌓은 벽면과 우리 전통 가옥의 특징이 고스란히 남아있는 천장, 한지와 콩기름을 발라 마무리한 바닥까지. 재료는 물론 건축 비용까지 더없이 착한 집이다.

"거의 비용이 안 들었다고 봐야죠. 2005년도에 1200~1300 만원 정도. (주변 아파트 가격의) 1/10도 안 되죠, 1/20정도 밖에 안 되죠."

그 중 김석봉 씨가 가장 심혈을 기울여 만든 것이 있다.
"저만의 방안에서 땔 수 있는 벽난로입니다."

자신의 손으로 직접 설계하고 만들었다는 이 벽난로는 이 집의 유일한 난방 시설이다. 벽난로 안의 온도는 무려 천도를 훌쩍 넘는다. 덕분에 한겨울에도 난방비 걱정은 없다고 한다.

"이 정도 굵기에 이 길이 정도 되는 나무 두 개면, 이정도 온도가 하루 종일 유지 됩니다. 난방비가 거의 안 들어가죠."

하루에 장작 두 개면 난방비 걱정 끝이라는 김석봉 씨. 벽난로 문을 열어놓으면 실내 온도가 더욱 상승해 자신만의 황토 찜질방으로 변신하기도 한다는데. 그런데, 겉보기엔 여느 황토 집과 크게 달라 보이지 않는 이

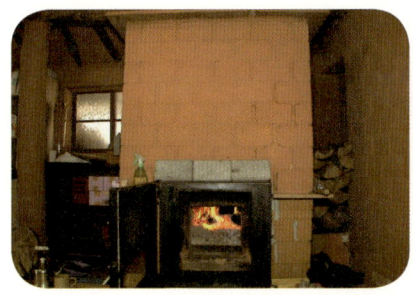

| 유일한 난방시설, 벽난로

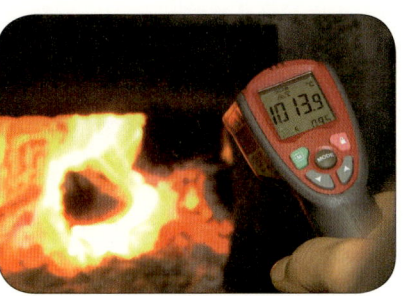

| 1,000도가 훌쩍 넘는다

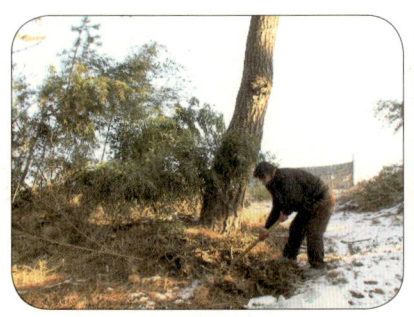 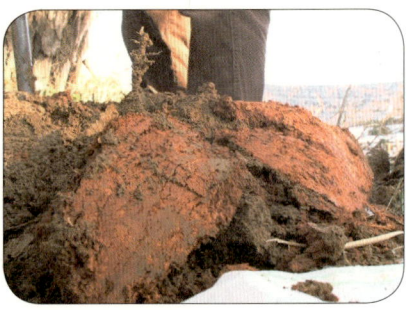

| 소나무 아래 땅 파는 주인공 | 삽 발로 밟아 흙 퍼내니 붉은 흙

곳에서 정말 김석봉씨의 병이 치유된 것일까.

"저만의 특별한 황토가 있어요."

그 비밀은 특별한 황토다! 그가 그만의 황토를 구하러 가는 곳은 집 뒤에 위치한 소나무 숲이다.

"아 바로 이 나무 밑이 좋겠네. 나무가 한 80년은 된 것 같죠? 이 소나무의 기운이 대대로 쌓인 그런 기운 좋은 흙을 찾으려고 왔습니다."

마음에 드는 소나무 한 그루를 골라 그 아래를 열심히 파기 시작하는 김석봉 씨. 약 20cm정도 땅을 파 내려가기 시작하자 붉은 빛깔의 황토가 드러나기 시작했다.

"소나무 뿌리 가까이 갈수록 이렇게 나오기 시작하죠?"

이 소나무 뿌리 근처에 엉켜있는 황토가 그가 집을 지을 때 사용한 황토라고 한다. 그는 심지어 이 황토를 먹기까지 한다는데.

황토 집

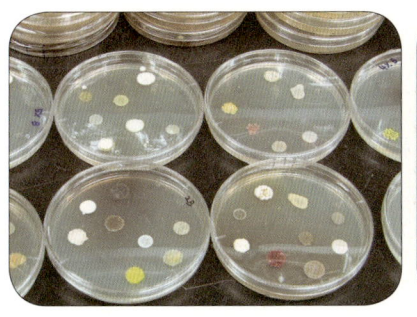 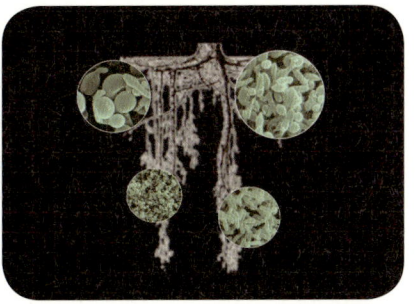

| 실험실, 근권 미생물

"벌써 13년 가까이 흙을 먹고 살았는데 벌써 죽었거나 더 깊은 병이 있거나 그랬겠죠? 그러나 보시다시피 건강합니다."

오로지 소나무 아래에서 채취한 황토로만 집을 지었다는 김석봉씨. 먹기까지 하며 특별하게 생각하고 있었는데 과연, 일반 황토와 어떤 차이가 있는 것일까.

"뿌리 주위에는 다양한 미생물이 많이 존재하기 때문에 일반 황토에 비해서 소나무가 있는 황토라면 다양한 근권(根圈) 미생물이 당연히 많이 있다고 볼 수 있겠습니다."

김창진 박사 / 한국생명공학연구원

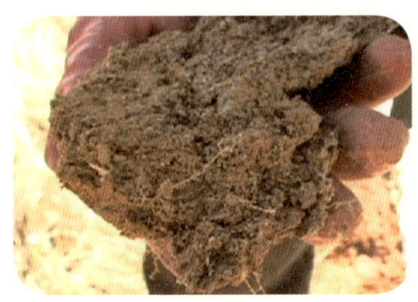 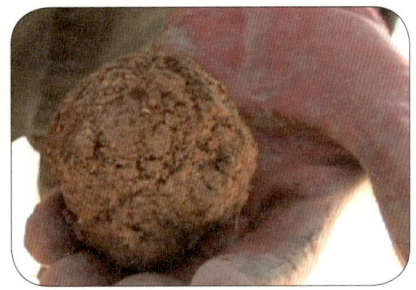

| 황토

193

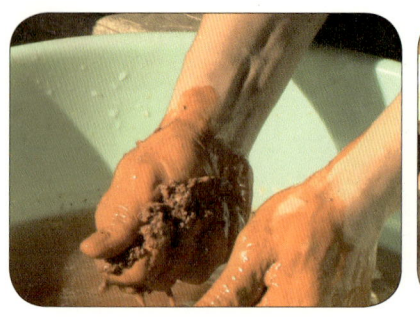 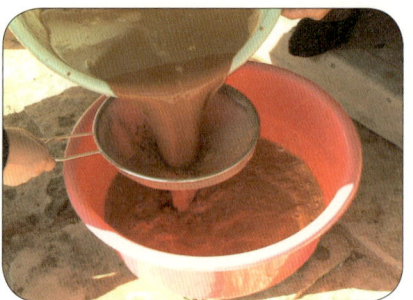

| 물에 흙 풀고 모래를 거르는 작업

　근권 미생물이란 소나무를 비롯한 각종 식물의 뿌리 주변에 기생하는 유익한 미생물로 식물의 성장을 도울 뿐만 아니라 흙을 정화시키는 역할을 한다. 한 연구결과에 따르면 근권미생물이 포함된 황토가 일반 황토에 비해 인체에 유익한 원적외선을 더 많이 방출한다고 한다.

　채취한 황토는 정제과정을 거치는데 깨끗한 물에 황토를 풀어 돌이나 모래를 거르는 이 작업을 무려 스무 번이나 반복해야만 순수 황토를 얻을 수 있다. 정제과정을 거친 황토를 약 일주일 정도 말리면 밀가루처럼 고운 황토만이 남게 되는데, 그는 이 황토를 치약 대신 사용하기도 하고 각종 음식을 만들 때에도 빼놓지 않고 넣는다. 특히 황토를 섞은 물은 하루에 최소 1리터 이상 꾸준히 섭취하고 있다.

　"이게 바로 생명수에요."

　황토로 집을 짓고, 또 그 집을 짓는 재료를 먹기까지 하는 김석봉씨. 진정 건강에 도움이 되는 집을 지으려면 그 재료를 먹었을 때에도 문제가

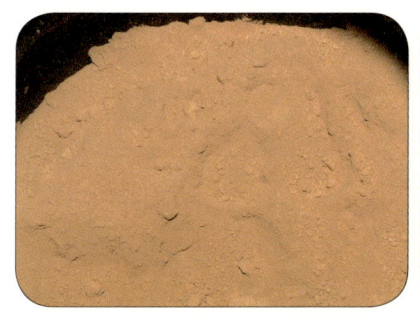 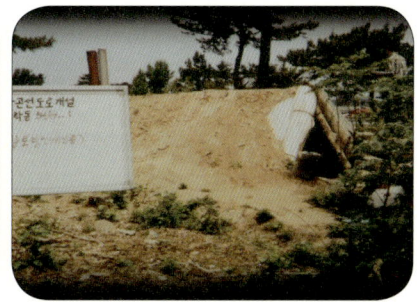

| 장독 안의 황토 | 토굴 사진

없어야 한다는 것이 그의 주장이다.

"저도 황토가 좋다는 이야기를 듣고 다른 황토도 많이 찾아봤는데 정말 먹을 수 있을 만큼 깨끗한 황토라야 진짜 황토다라고 생각해서 이렇게 먹을 수 있는 황토를 채취해서 제가 이 집을 리모델링 한 겁니다."

이렇게 황토의 매력에 푹 빠진 김석봉 씨. 그가 이토록 황토를 예찬하는 데에는 특별한 경험이 있었기 때문이다.

"눈이 안 보일 당시, 지인의 소개로 한 사람을 소개 받았는데, 그 분이 간암 말기였는데 토굴 형식으로 파고 들어가 살았는데 치료가 됐다는 이야기를 듣고, 저도 어차피 몸을 못 움직일 바에는 토굴 속에서 죽자 그런 각오로 토굴에 들어갔어요."

소나무 옆에 황토 굴을 파고 들어가 홀로 생활한 김석봉 씨. 그런데!
"서서히 보이기 시작했죠. 그랬을 때 우선 몸이 가벼워지는 걸 느꼈어요."

　황토 굴에 들어간 지 2년 만에 시력을 회복했다는 것이다. 당시 그가 들어갔던 황토 굴이 자리했던 곳에는 도로가 생겨났다. 그래서 자리를 옮겨 이곳에 가족들과 함께 살 건강한 집, 바로 이 황토 집을 지었다고 한다.

　"많이 좋아졌죠. 아무래도 토굴 속 생활 보다는 밖에 나와서 빛도 보고 가족도 만나고 넓은 것도 보고. 무엇보다 근육통이 없어졌어요. 운동을 하면서. 통증이라든가 이런 게 있는 분들에게는 황토방을 꼭 권해드리고 싶죠."

　시각장애 판정 후 11년, 그는 꾸준한 운동과 긍정적인 생각, 그리고 자신을 어둠의 터널에서 나오게 해 주었다고 믿고 있는 이 황토로 새 삶을 찾은 것이다.

　"모든 병이 환경이 중요하지만 특히 다발성 경화증은 환경이 50%를 차지하지만 그것이 반드시 이 분이 호전된 주된 원인이라고 볼 순 없다."

민양기 박사 / 한림대학교 의과대학 신경과 교수

　직접 자신의 손으로 일군 황토집. 김석봉 씨는 이곳에서 건강은 물론 집의 의미를 다시 되새기고 있다.

　"과거에 저도 흙은 더럽다고 생각하고 이런 주택은 불편하고 힘들다고 생각했는데 지금은 모든 가족이 질병 없이 편안하고 안락하게 살 수 있는 곳이 집이라고 생각합니다."

그의 질환
02
위선종

옻 순

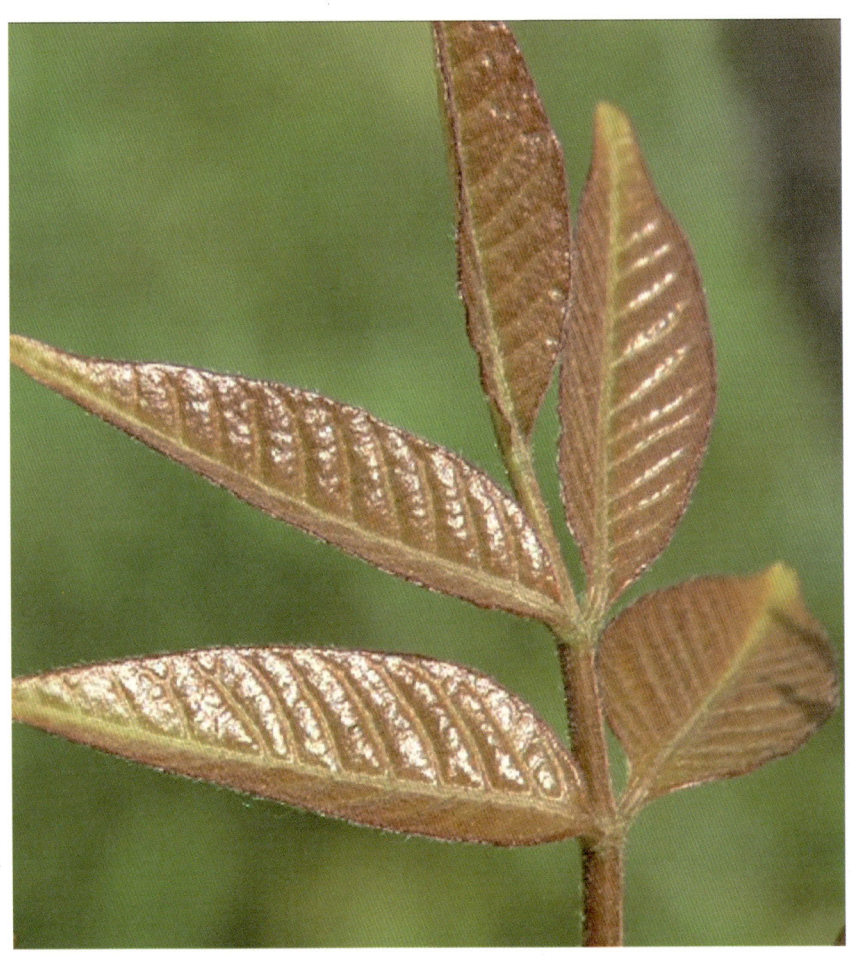

옻순

특별한
옻 순으로
건강을 되찾다

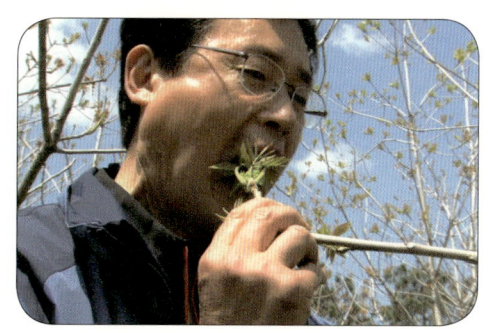

 전남 곡성, 봄이 되면 산을 헤매고 다니며, 좋다는 순 중에서도 가장 좋은 기운의 순을 먹기 위해 명당을 찾아 다니는 정철씨가 있다. 그는 명당의 순은 보약과 다름없다며 마치 산의 나무들이 뷔페 음식이라도 되는 듯 날 것 그대로의 순을 보이는 족족 거침없이 먹어 치운다.
 "이게 보약이에요. 땅 위에서 나는 보약, 옻 순! 1년에 한번 먹을 수 있는 옻 순이에요. 천하제일의 보약이죠."
 이름도 생소한 옻 순. 옻은 보통 나무줄기를 백숙에 넣어 보양식으로 먹는 것이 보편적인데 그는 줄기가 아닌 어린 순을 먹는다.

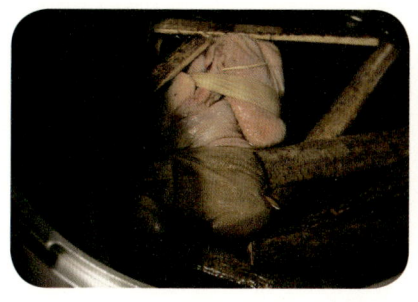

| 옻닭

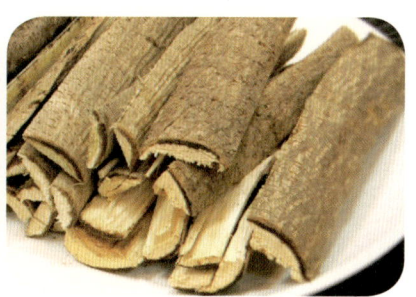

| 옻 나무껍질

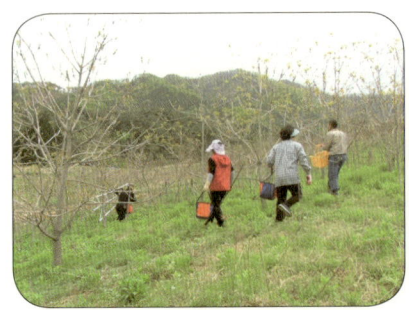
| 중무장 하고 채취하는 모습

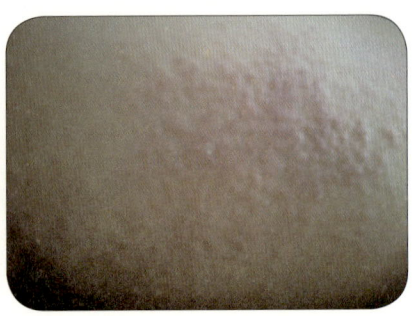
| 옻 알레르기

 다른 순에 비해 늦게 나오는 옻 순은 나물 중의 으뜸이다. 하지만 잘 알려지지 않았을 뿐더러, 딱 일주일밖에 채취할 수 없어 귀하디 귀한 봄나물이다. 게다가 옻 특유의 알레르기 때문에 아무나 먹을 수도 없다. 마을 주민들조차 중무장을 한 채 채취를 한다. 옻나무와 옻 순에는 우루시올과 플라보노이드란 성분이 들어있는데, 그 중 우루시올이란 성분이 알레르기를 일으킬 수 있기 때문이다. 이 우루시올은 약이 될 수도 있지만 각종 부작용을 일으키기 때문에 조심해야 한다. 그런데 정철 씨는 생 옻 순을 아무렇지 않게 뜯어 먹는다. 옻 알레르기는 심하면 호흡곤란까지 가져 오는데, 전혀 아랑곳하지 않고 생 옻 순을 먹는 정철씨.

 "독이 내 몸에 들어오면 설사도 하고 조금 해로울 수 있지만 내 면역체계가 발동이 걸려서 활성화되기 때문에 결론적으로는 독이 내 몸에 좋은 역할을 하는 거죠."

 오히려 옻을 타는 것이 몸에 좋다고 주장하는 정철씨! 그런데 맛있게 먹는 그의 입술에서 이상한 점을 발견할 수 있었다.

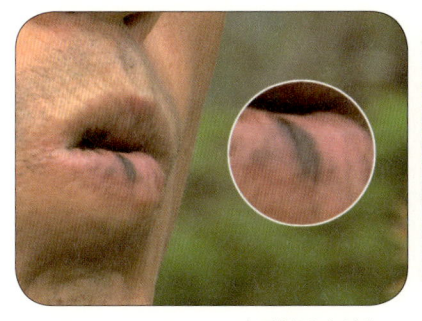
| 정철씨의 입술

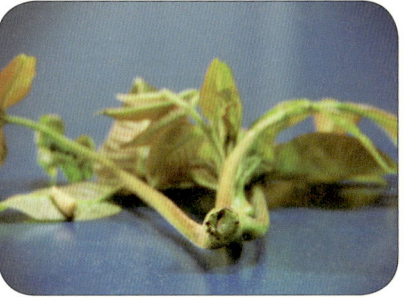
| 색 변하는 옻순

"이것은 옻 진 자체가 노출되면 항산화 작용 때문에 변해요. 입술에 묻은 옻 진도 변해요. 옻 타는 게 아니라니까요."

시간이 지날수록 옻의 단면이 검게 변하는 것을 볼 수 있는데, 이것이 바로 우루시올이란 성분이 들어있다는 증거! 옻 순을 많이 먹다 보니 이런 우루시올 성분 때문에 입술 색깔이 검게 변했다는 것이다. 그런데 건강에 좋다고는 하지만 한꺼번에 너무 많이 먹는 정철 씨! 그가 이렇게 옻 순에 욕심을 부리는 데는 다 이유가 있다.

"지금은 많이 먹는데 1년 기다렸다 짓는 농사 옻 순이. 이거 먹으려고 1년 기다렸단 말입니다. 다음주면 이거 자라서 옻 순 먹지도 못해요. 오늘 하루거든요. 1주일 후면 커버리기 때문에 먹을래야 먹을 수가 없어요."

어린 옻 순은 처음에 붉은색을 띠다 자랄수록 푸르게 변하는데, 열흘 이상 자라버린 옻 순은 먹을 수 없기 때문에 더욱 귀할 수밖에 없다.

"옻 순에는 우루시올이 줄기보다 줄어듭니다. 하지만 조금 민감한

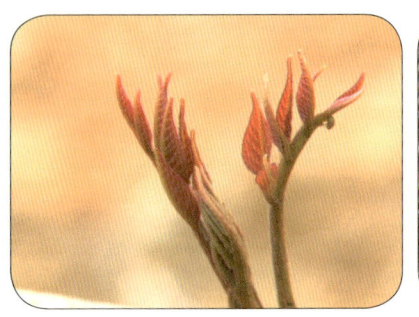
| 붉은 옻순

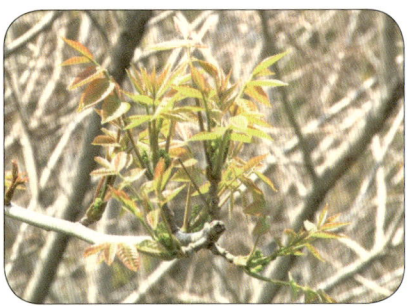
| 초록 옻순

반응을 보이는 사람들도 아주 주의를 해야 된다는 생각이 듭니다. 데쳐서 먹거나 안전하게 발효시켜 먹는 것이 좋은 방법이 되겠습니다."

서재걸 자연치료 전문의

채취한 옻 순을 가지고 집에 도착한 정철 씨! 옻 순은 열이 많아 쉽게 짓무르기 때문에 상태를 꼼꼼히 살펴봐야 하고 실온에서는 오래 두고 먹는 것이 어렵기 때문에 1년 내내 옻 순을 먹기 위해 냉동실에 얼려서 보관한다. 먹을 때 흐르는 물에 녹여주기만 하면 봄에 채취한 옻 순과 똑같아 진다. 맛과 효능이 그대로 살아있어 오랫동안 옻 순을 먹기 위한 가장 좋은 방법이라고 한다.

"작년 봄에 해놨던 옻 순이거든요. 이게 올해 거랑 작년에 채취한 거랑 별반 차이가 없어요. 공기 접촉을 거의 안 하거든요."

그가 옻 순의 매력에 흠뻑 빠진 데는 그만의 사연이 있다. 2010년 받았던 건강검진에서 선종이 발견되었던 것! 선종은 방치할 경우 위암으로 발전할 수도 있다.

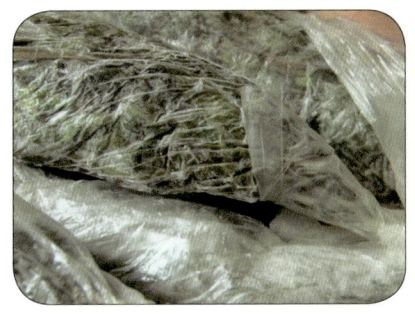 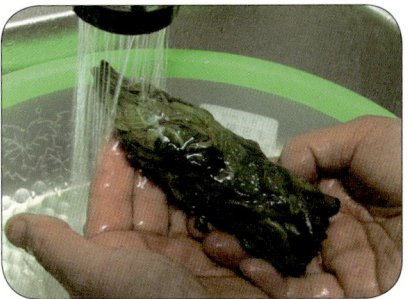

| 얼린 옻 순 | 물에 녹이는 옻순

"내 주변에 위 절제한 사람들도 많고 내 주변에 위암 말기로 죽은 사람도 많이 봤기 때문에 그 충격은 이루 말할 수도 없죠."

정철 씨는 수술을 거부하고 자연식에서 건강을 되찾기로 했다. 그리고 몸에 좋다는 약초에 대해 연구를 시작했다. 수 십 가지의 약초를 직접 먹어보고 연구했다는 정철 씨! 심지어 독이 있다는 복어 알까지 먹어봤다. 그 중에서 정철씨가 몸의 변화를 느낀 것이 바로 옻 순이었다.

"옻 순을 처음부터 먹으니까 그때 위의 염증이, 위가 아픈 게 있었는데 속이 편안한 거예요. 진짜 나한테 하늘이 주신 선물이다. 나한테 적합한 항암 건강식품이다라고 생각했죠."

봄에는 옻 순 데치는 일로 분주해진다는 정철 씨. 데칠 때, 옻 순에서 중요한 성분이 다 빠져나가지 않도록 하는 것이 중요 포인트라고 한다.

"살짝 데쳐 숨을 죽여서 봉지에 밀봉을 시켜야 완전 밀봉이 되거든요. 그러기 때문에 부드럽지만 살짝 데쳐야 합니다. 요런 순은 3초면 되는데 줄기는 5초, 7초 걸리겠죠. 조절을 잘 해야 합니다."

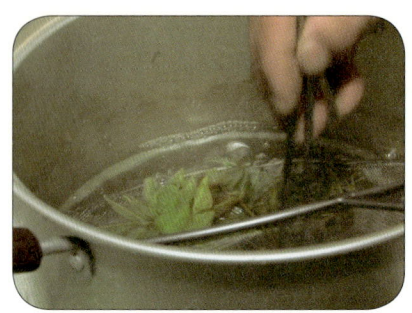
| 옻 순 데치는 모습

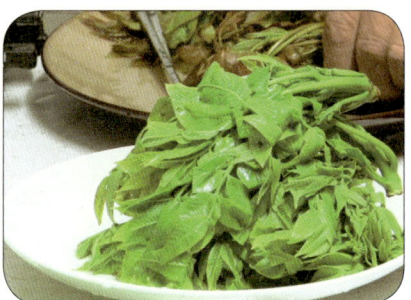
| 데친 옻 순 식히는 모습

생 옻 순을 더 좋아하지만 오랜 보관을 위해 어쩔 수 없이 살짝 데친다는 정철씨! 그런데 옻 순은 데칠 때도 주의가 필요하다. 우루시올은 휘발성이 강하기 때문에 데칠 때 생기는 수증기도 역시 조심해야 한다.

"증기 쐬면 안 됩니다. 떨어지세요. 증기에도 독이 있어요, 독."

데치는 과정이 끝나면 옻 순 마니아답게 꼭 먹는 것이 있다. 그가 불로신선주라 부르는 옻 순을 데쳤던 물이다.

"1년 내내 땅 속에 잠재된 에너지가 봄에 순으로 올라와서 가지에 맺혔는데 그걸 잘라왔단 말이에요. 잘라 와서 데치면 여기에 녹아 내리잖아요. 그러니까 진국이죠."

옻 순 데친 물을 한 잔 마시고는 다시 1년간 두고두고 먹을 옻 순을 나눠 담는 정철 씨. 한 번에 담는 양이 많지 않다. 이 또한 오랫동안 먹기 위한 비법 중 하나이다.

"1년 치를 이렇게 얼려놨다가 한 달에 한 개씩 열두 개를, 한 개씩 먹으

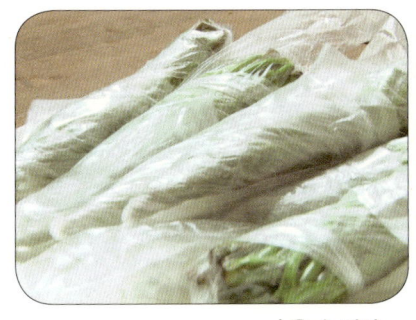 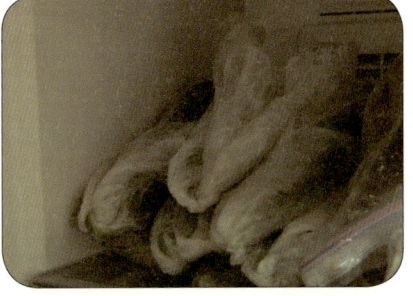

| 옻 순 더미 | 냉동실 안 옻 순 |

면 내년 4월 말에 옻 순 나올 때까지 계속 먹을 수 있죠."

마치 김장을 끝내고 장독대 마다 쟁여 놓는 주부의 마음처럼, 냉동실의 가장 좋은 자리에 옻 순을 넣어두는 순간이 가장 뿌듯하다고 말하는 정철 씨! 그리고 옻 순을 데친 물도 역시 따로 보관해둔다. 이렇게 하면 일년 내내 보약 같은 건 필요 없다. 그렇다면 정말 그의 주장대로 옻 순이 그의 위 건강을 지키는데 도움을 줬을까? 위 내시경으로 그의 건강 상태를 직접 확인해보았다.

"위 선종은 크기나 모양에 따라서 1~2년 내에 암으로 가기도 하고 천천히 암으로 진행되는 경우도 있습니다. 2년 전에 위 용종 중에 선종으로 진단을 받으셨는데 별로 진행된 사항은 없습니다."

박현철 박사 / 내과 전문의

선종에는 별다른 변화가 없다는 결과, 특별한 치료는 필요 없지만 꾸준한 검사와 관리가 필요하다는 소견이다. 정말 그의 믿음대로 선종이 암

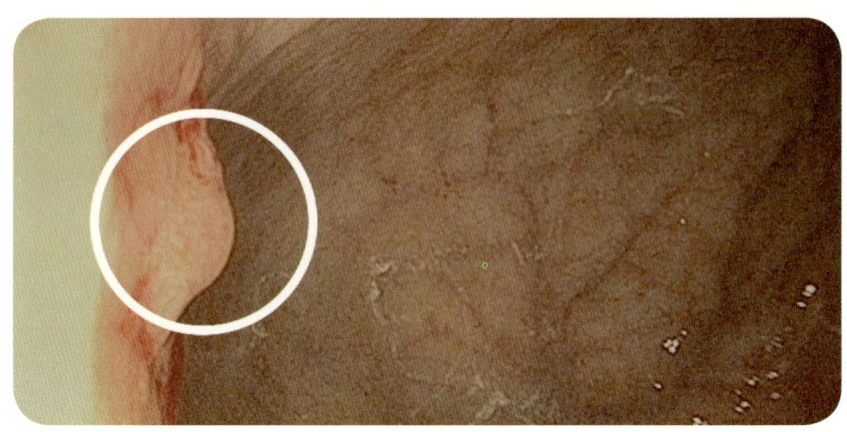
| 선종 사진

으로 발전하지 않았던 것은 옻 순 덕분인 것일까? 옻의 항암 효능은 이미 밝혀져 옻은 한방에서 주로 사용하는 약재다.

〈동의보감〉에서는 어혈을 풀어주고 장에 좋다고 기록되어있지만 순에 대해서는 따로 언급하지 않았다.

"옻 순 새순인데, 결국 이게 옻나무에 있는 특성을 좀 가지고 있다고 생각이 들고 그 안에 있는 여러 가지 성분, 효소 같은 것들이 활성화가 돼서 쉽게 우리 몸에 흡수가 잘 되게 하는 데는 도움을 줄 수가 있습니다. 혈전을 녹여내고 그 다음에 염증이 생기지 않게 만든다는 것은 결국 이제 암을 예방하는 쪽에는 도움이 될 수 있지만 아주 직접적인 항암 작용을 한다고 보기는 어렵습니다."

서재걸 자연치료 전문의

그외 질환
03
위경련

냉초꽃

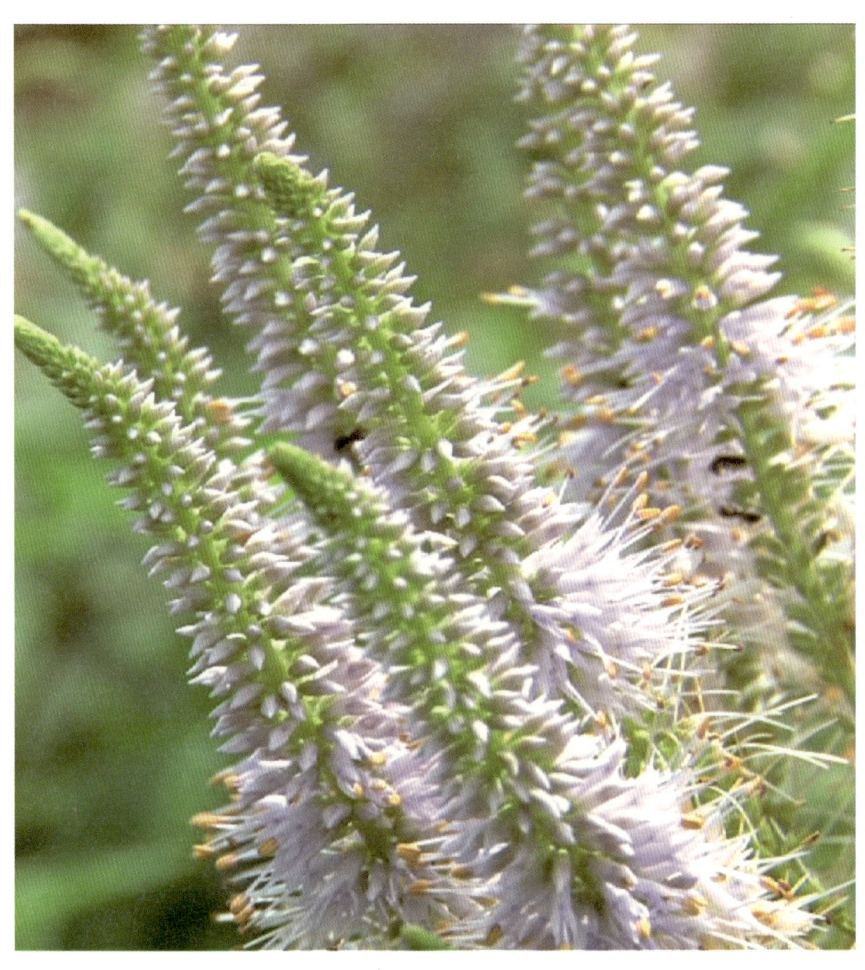

신비의 꽃으로
건강을 되찾다

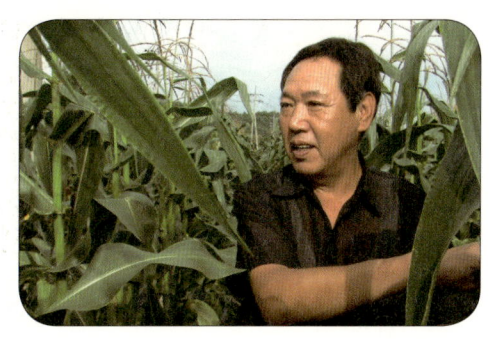

공기 좋고 산새 좋기로 유명한 강원도 철원군. 이곳에 꽃으로 건강을 되찾았다는 주인공이 있다. 조운하씨.

"제가 위가 안 좋아서 하혈도 하고 위통, 위경련이 심했어요."

한 때 그를 끔찍하게 괴롭혔다는 위경련! 심각한 위 통증으로 인해 일상생활조차 힘들 정도였다.

"너무 위가 나쁘니까 의사가 조직 떼어내서 검사했는데 다행히 암은 아니었습니다."

통증은 물론 출혈이 동반될 만큼 극심했던 위경련은 암으로까지 의심될 정도로 상태가 심각했다.

"진짜 많이 심했죠. 산모가 애를 낳듯이 통증이 너무 심해서 배에 손 얹고 있으면, 내장 뒤틀리는 걸 손으로 느낄 정도였어요. 한 2~3분 그러다가 5분 괜찮고 다시 또 뒤틀리고 고생 많이 했어요."

하루에도 몇 차례씩 반복적으로 찾아왔다는 통증. 그런데 이러한 통증은 그가 매일 마시던 술이 원인이었다.

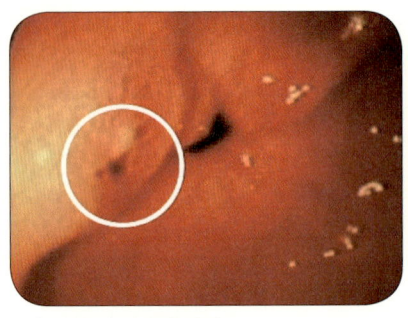 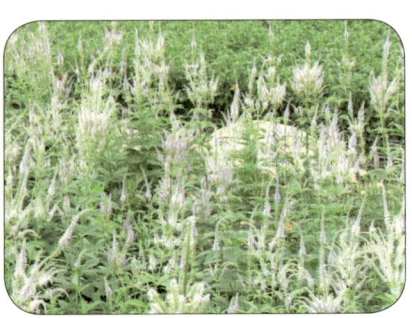

| 당시 위 내시경 사진 | 냉초꽃

"술이 마누라보다 더 좋다고 했지요. 술을 너무 많이 마셨어요. 1년 380일 먹는다고 봐야 해요. 아침, 저녁으로 먹으니까요."

죽음의 문턱을 오갈 만큼 고통스러웠던 순간에도 술을 끊을 수 없었다는 조운하씨. 술은 그가 통증을 이겨내기 위한 최악의, 최후의 수단이었다. 결국 망가질 대로 망가져 버린 조운하 씨의 위는 회복이 불가능해 보였다. 그런데 그랬던 그가! 지금은 건강을 되찾았다.

"지금은 뭐 속 쓰림, 역류 현상도 없고 아무렇지 않아요. 술 먹어도 아침에 거뜬하고 생활하는데 불만 없이 만족합니다."

도대체 어떻게 된 일일까. 지금은 누구 못지않게 건강하다고 자신하는 조운하씨. 과연 그의 위 건강을 지켜준 비법은 무엇일까? 그의 위를 달래준 것은 날마다 꺼내 마시는 시원한 차.

"보통 물이 아닙니다. 생명의 물입니다. 냉초꽃 차에요."

하늘하늘 거리며 피어있는 남보라 빛 꽃, 냉초. 한여름에 꽃을 피우는 냉초는 여러해살이풀로, 보통 습한 기운이 있는 산기슭에서 자라는데, 아

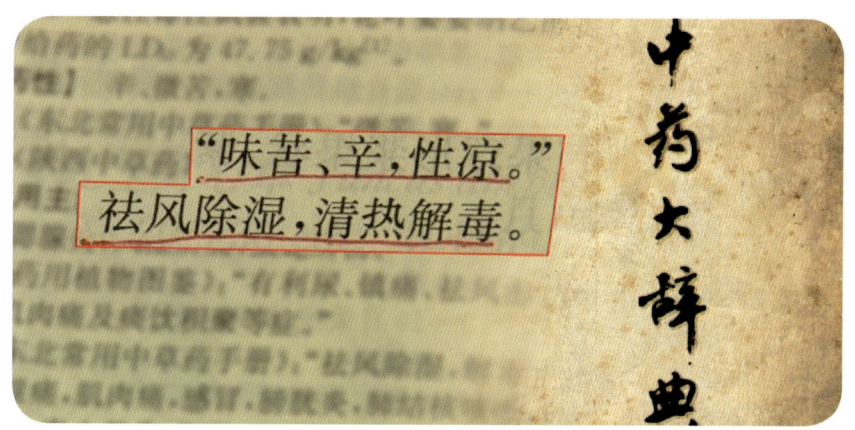

| 〈중약대사전〉 풍을 없애고 열을 내리고 독을 없앤다고 기록

주 작은 꽃들이 마치 포도송이처럼 피어나는 게 특징이다. 한방의학서인 〈중약대사전의〉 기록에 따르면 몸속의 풍을 없애고, 열을 내리면서 독을 없앤다고 한다.

"냉초는 말 그대로 찰 냉(冷) 풀 초(草)자로 찬 풀이라고 해석할 수 있어요. 냉초가 몸 안에 위장의 열을 꺼주면서 해독하는 효능이 있기 때문에 위염, 위궤양을 완화하고 치료하는데 도움 줄 것으로 생각됩니다."

이병삼 박사 / 한의사

긴 꽃대에 여러 송이의 꽃이 아래쪽에서부터 위로 올라가면서 꽃이 핀다는 냉초꽃. 그런데 냉초 꽃에는 유난히 나비며 벌이 끊이지 않는다.
"아무런 꽃향기가 나지 않는데도, 벌 나비가 달려드는 거 보면 어디가 좋은지는 모르겠지만, 하여튼 참 좋은 꽃인 건 사실입니다."

향기조차 없는 냉초 꽃. 그는 이 신비로운 냉초 꽃에 남다른 관심을 갖게 됐고 그 효능 또한 특별하다고 믿고 있다.

조운하씨의 냉초꽃 활용법

"이건 꽃, 잎, 줄기, 뿌리도 다 쓰기 때문에 소중히 살살 다뤄야 해요."

자신의 키만큼이나 큰 냉초를 주저 없이 잘라 온 조운하 씨. 그리고 베어 온 냉초를 적당한 크기로 자른다. 자른 냉초는 바닥에 펼쳐 말리는데, 햇빛이 좋은 날엔 삼일 정도면 바짝 마른다고 한다. 이렇게 잘 말린 냉초를 커다란 솥에 담아 냉초의 약 3배가량의 물을 넣고 약한 불에서 8시간 정도를 푹 삶는다. 8시간을 푹 고아 내야만 비로소 약이 된다고 하는데. 그는 꽃이 피는 이맘때, 이러한 작업들로 손이 무척 바빠진다. 조운하 씨는 이 냉초 달인 물을 날마다 수시로 6년 동안 꾸준히 마셔왔다.

"냉초를 먹으면 위에 통증이 없어져요. 통증이 없어지면서 그 다음에 밥을 먹거나 뭐를 먹어도 속에 거북함이 없어요. 소화도 잘 되고. 진짜 제 몸에 딱 맞는 거 같아요."

냉초 꽃으로 건강을 찾았다고 생각하는 조운하 씨. 그는 냉초 꽃 차 말고도 일상 생활에서 다양하게 냉초를 활용한다.

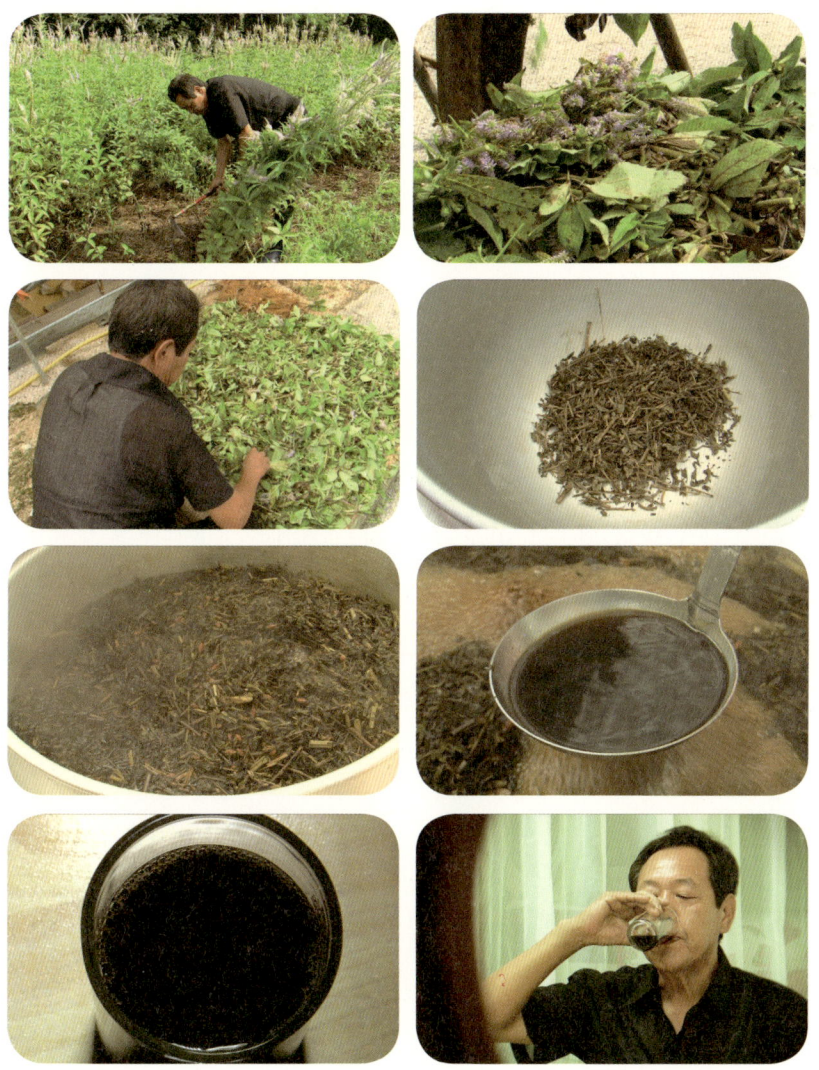

| 냉초 달인 물 만들기

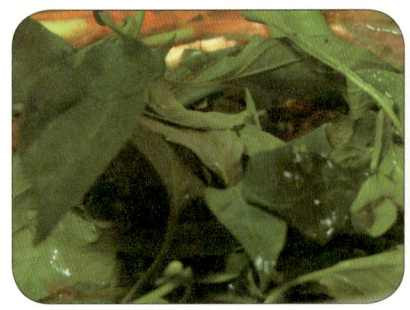
| 냉초 잎 매운탕

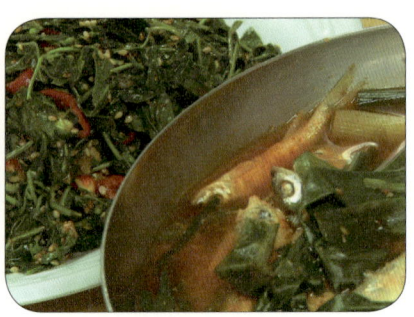
| 냉초 잎 요리

　얼큰한 매운탕에 빠지지 않는 것은 바로 냉초의 어린 순. 질기지 않는 어린 순은 매운탕에 넣을 뿐 아니라, 나물로도 무쳐 먹는다. 냉초 특유의 쓴 맛 때문에 예전엔 별로 좋아하지 않았다는 그의 아내도 이젠 함께 즐기고 있다. 조운하 씨 부부의 냉초사랑, 먹고 마시는 것에만 그치는 것이 아니다. 살짝 데친 냉초를 천에 싸서 배 부위에 찜질용으로도 활용하고 있었다.

　"한 30분 정도만 있으면, 속 차가운 게 따뜻해지고, 싹 내려가는 기분이죠."

　이제는 지긋지긋한 통증으로부터 벗어났다고 말하는 조운하 씨. 그가 냉초 달인 물로 효과를 본 건 단지 위 건강만이 아니다.
　"이게 제가 98kg 나갈 때 입었던 건데, 냉초 먹으면서 살이 빠져서 이 옷을 못 입습니다."

　당시 과다한 음주량과 불규칙한 생활습관으로 급격히 증가했던 체중이

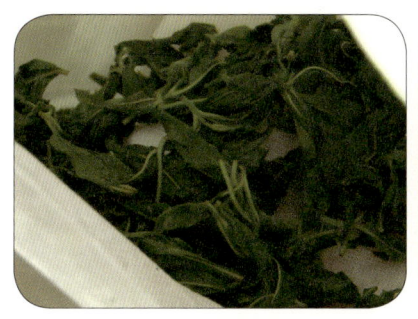 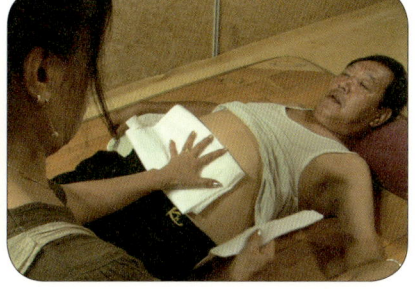

| 천에 잎 넣고 찜질 | 누워서 찜질

냉초를 먹으면서 변화가 왔다. 100kg에 육박했던 그는 꾸준히 냉초를 복용하면서 20kg 감량에 성공해, 현재의 몸무게를 유지하고 있었다. 정말 냉초가 그의 건강에 도움을 준 것일까?

실제로 한 논문에 의하면, 냉초에서 추출한 성분들이 진통 작용은 물론 염증완화에도 효과가 있다고 밝혀졌다. 그렇다면, 당시 출혈을 동반한 위경련으로 고생이 심했던 그의 위 상태는 현재 어떤지, 위내시경 검사를 받아보았다. 육안으로 보기에도 과거 위사진과 확연히 비교가 되는 상태.

"오늘은 사실, 예전 기록 봐서는 심각할 위험이 있으리라 봤거든요.

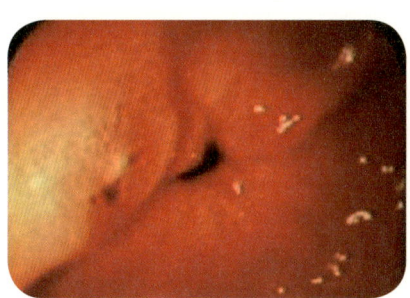 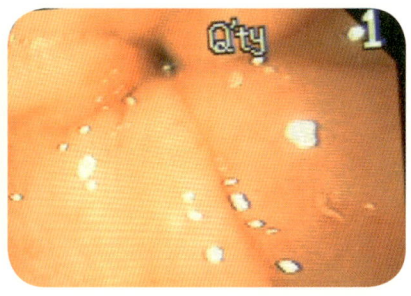

| 위내시경 사진 전·후 비교

염증이 전혀 없는 깨끗한 위. 정상적인 위라고 판단할 수 있겠습니다."

김권기 박사 / 내과 전문의. 조운하 씨 주치의

자신에게 맞는 꽃을 찾고 꾸준한 노력으로 섭취한 결과 조운하 씨는 건강을 되찾을 수 있었다.

냉초의 효능

　냉초는 이름 그대로 '차가운 풀'이다. 냉초에는 여러 가지 좋은 성분과 효과들이 있는데 무엇보다 냉증을 완화시켜주고 예방하는데 도움을 준다. 그래서 특히나 여성에게 좋다.
　1. 여성의 생리불순, 생리통, 냉증에 좋다.
　냉초의 잎과 줄기에는 쿠마린, 아스코르빈산, 알칼로이드가, 뿌리에는 사포닌 성분이 함유되어 있어 예로부터 자궁이 냉하거나 불임이 있을 때 많이 써왔다.
　2. 혈액순환에 좋다.
　따라서 혈액 순환이 잘 되지 않아 생기는 수족냉증이 있는 사람들에게 좋다.
　3. 관절염 예방, 류마티스에 좋다.
　4. 요통 증상을 잡아주고 통증을 완화시켜 준다.
　5. 지혈효과가 있어 자궁출혈, 위출혈을 막아준다.
　6. 체내 독소와 각종 질병으로부터 예방을 해 준다.
　7. 설사를 멎게 한다.
　위가 차가우면 설사를 하게 되는데 이때 냉초를 달여 먹으면 지사 작용으로 인해 설사가 멎는다.

삶을 파괴 시키는 가장 무서운 질병 우울증.

우울증은 더 이상 현대인들에게 낯선 질환이 아니다. OECD 국가 중 자살률 1위라는 불명예를 안고 있는 우리나라. 그 중 우울증으로 인한 자살이 많아 우리는 그야말로 우울증 시대에 살고 있다고 할 수 있다.

"우울증에 걸린 분들의 가장 큰 특징은 세상의 모든 짐은 다 자기가 안고 있어요."
최정호 신경과 전문의

우울증은 마음의 병이기에 약이 아닌 음식과 기를 통해 우울증을 치유한다는 사람들이 있다. 주변의 숨겨진 우울증 사례자들을 통해 그 심각성과 특별한 치유법을 확인해 보자.

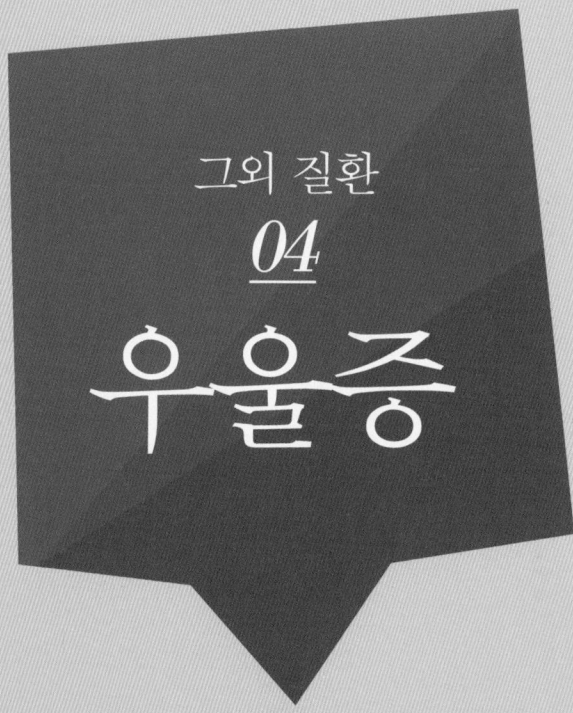

발기공

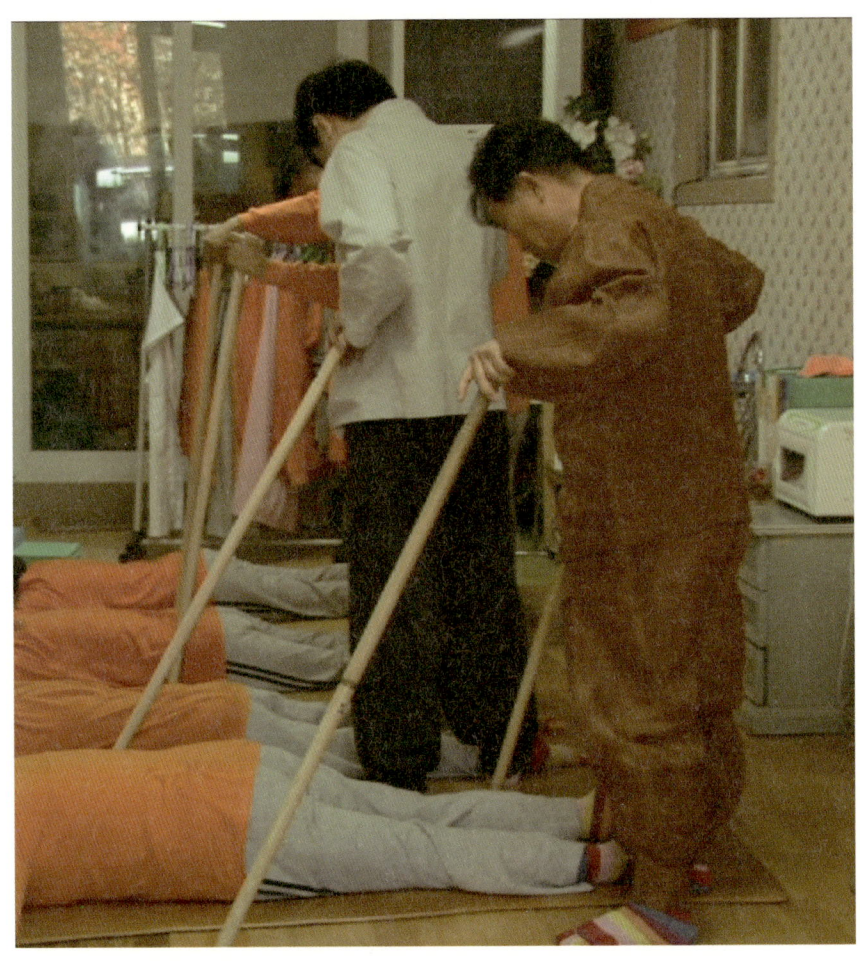

발로 우울증을 치료한다!

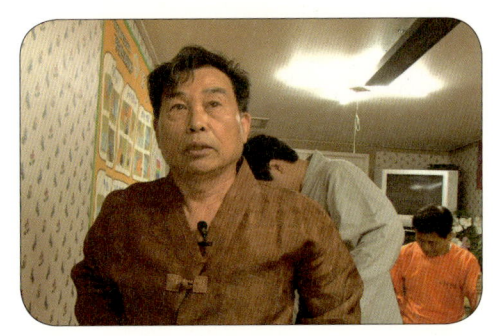

약도 아니고 특별한 음식도 아닌 오로지 氣를 이용해 우울증을 치유한다는 곳이 있다. 그것도 보통 기가 아니라 오로지 발의 기를 이용해 우울증을 치유한다. 발로 밟고 꺾는 것도 모자라 아예 환자 위에 올라타기까지 하는 이 사람! 이광수 원장이다.

"자연 치유 요법인데 옛 조상들이 병원이 없을 때 자신 스스로 몸 관리를 해오던 기법이라고 보면 되고요. 발로 하는 자극법, 손으로 하는 그 기법보다 더 섬세하게 무게나 압력을 내 마음대로 자유자재로 조절 할 수 있는 그런 기법이죠."

발로 하는 마사지다 보니 사람들의 거부감을 없애기 위해 직접 양말까지 디자인했다는 이광수씨. 그는 발가락과 발바닥, 발꿈치 등을 이용해 흔들고 비틀고 찌르는 등 신비의 발 기술을 선보인다. 그런데 그의 이

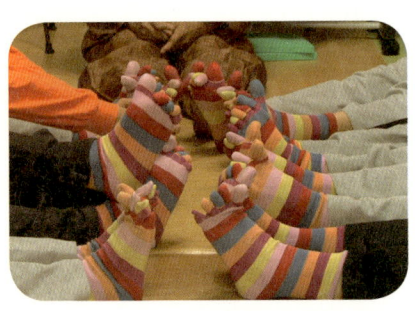

| 직접 디자인한 양말

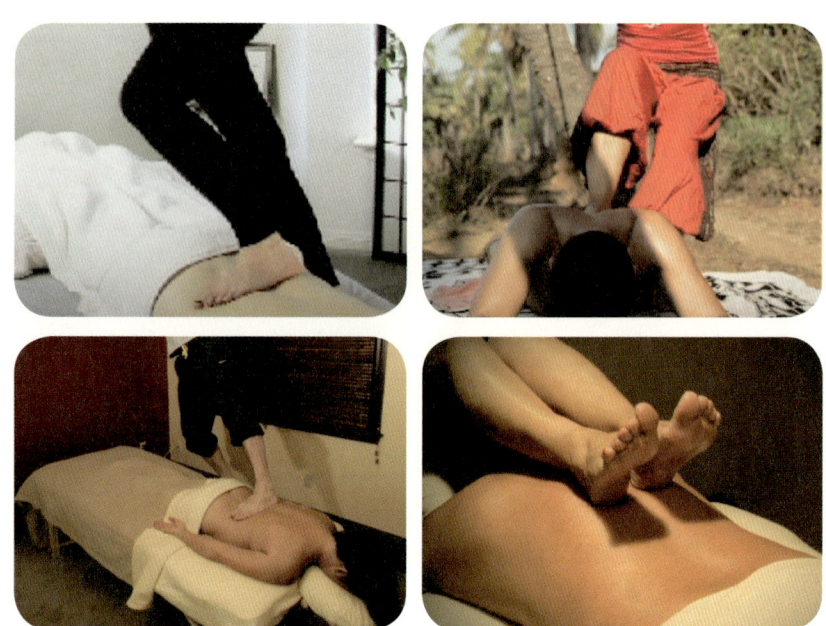

| 외국에서 발을 이용한 마사지

런 기술로 효과를 봤다는 사람들이 많다.

"처음엔 잘 모르겠는데 여러 번 받아보니까 좀 시원하고, 또 더 아프고 그러진 않아요."(치료사례자, 할머니)
"처음에는 좀 아팠는데요. 정말 시원해요. 기분도 정말 좋고."(치료사례자, 아주머니)

발로 하는 마사지, 어딘지 모르게 부담스러워 보일 수 있겠지만 실제 발을 이용한 마사지는 세계 여러 나라에서 많이 찾아볼 수 있다. 이들 마사지의 기본원리는 대부분 인체 경락이나 혈 자리 지압을 이용하는 것이

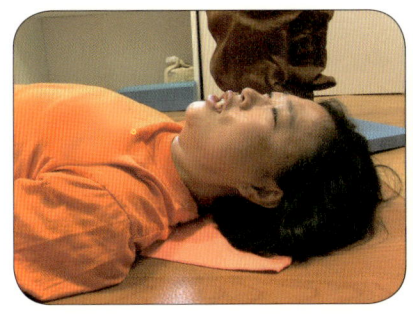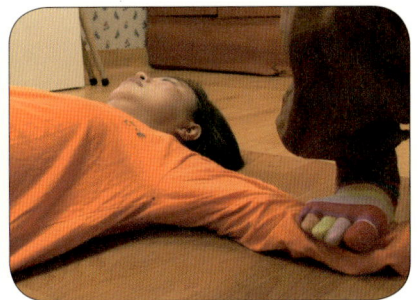

| 김영란 사례자의 치료받는 모습

다. 이광수씨의 발기공 역시 이러한 원리인데 그는 손이 아닌 발로 쉽고 편안하게 몸을 풀어주기 때문에, 하는 사람, 받는 사람 모두에게 약이 되는 약발요법이라고 말한다.

"몸을 편안하게 만들어주는 게 우선 관건이고요. 그래서 그 사람이 원래 가지고 있는 자기 몸 상태로 만들기 위해서 몸을 먼저 편안하게 해주는 거거든요. 몸이 편안해야 마음이 편안해지고 마음이 편안해지면 또 육체가 편안해 지거든요."

그런데 이게 우울증과는 대체 무슨 상관이 있다는 것일까? 우울증 역시 몸의 이상으로 생기는 질병이기 때문에 우울증과 관련 있는 혈 자리를 지압해주면 개선될 수 있다는 것이다.

"우울 증세가 있으셨던 분이라 처음부터 바로 자극을 하면 몸이 반응을 해요. 그래서 이완 상태로 풀어주는 것부터 먼저 해야 되거든요. 그래서 전신 흔들기라고 해서 제가 한번만 동작을 해도 전신이 다 흔들려서 혈액순환을 촉진 시키는 거지요."

"제가 올해 나이가 54살이거든요. 그런데 갱년기도 오고 또 아이들이 다 커서 제 손을 많이 필요로 하지 않으니까 '나는 여태까지 뭐 했나' 싶은 게 허무하고. 하여튼 가족들 아침에 출근시키고 학교 보내고 나면 그냥 눕고 싶은 생각밖에 없었어요. 근데 이걸 받아보니까 육체적으로도 많이 좋아지고 정신적으로도 많이 좋아지고. 그러니까 모든 것이 활기가 생기고 자신감이 생기고 그래요" (우울증 치료 사례자, 김영란)

3년 전, 발지압을 받기 시작하면서 오십견은 물론 우울증까지 치료했다는 김영란씨. 발지압 덕분에 부부금실까지 좋아졌다고 한다.
"건강이 좋아지고 또 정신건강도 좋아지니까 모든 것이 긍정적이고 모든 것이 즐거우니까 부부금술 좋아지는 건 당연한 거죠. 제 몸이 귀찮은데 부부관계가 원만하고 또 그런 욕구가 생겼겠어요? 그런데 이걸 하고 나서 건강이 좋아지니까 자연적으로, 그건 또 생리적인 현상이니까요."

그렇다면 정말 발로 하는 마사지가 우울증까지 치료할 수 있을까? 우울증 사례자와 함께 테스트해 보았다. 한 우울증 전문 한의원에서 만난 예순 네 살의 유순례 씨. 얼마 전부터 극심한 우울증에 시달리고 있다는 그에겐 어떤 사연이 있는 것일까?

"좋은 날이 별로 없어요. 좋은 시간이. 저녁에 첫째는 잠을 못 자고요. 지금 치료를 받고 있어도 몸이 너무 아프고 그래요."
몸과 마음이 모두 괴롭다는 유순례씨에게 발지압을 해주는 이광수씨. 우울증 치유에 좋은 혈자리를 자극하는데. 1시간 여의 발기공이 끝난 후,

우울증 정도를 확인해보았다.

하지만 뇌파 검사 결과, 발기공을 받기 전과 받은 후에 별다른 변화가 보이지 않았다. 그렇다면 발기공과 우울증은 전혀 상관이 없는 것일까?

"한의학에서는 우울증의 원인으로 기혈의 순환이 안 되는 것으로 봅니다. 하지만 우울증의 경우 단순한 혈자리 자극만으로는 우울증이 해결되지 않고요. 그래서 발 기공은 우울증에 큰 효과가 없는 것으로 보입니다."

이진희 박사 / 한의사

그러나 전문의의 의견에도 불구하고 발기공을 직접 받아 본 유순례씨는 우울증이 치유됐다고 말했다.

"정말 흐뭇해요. 기분도 좋죠. 몸이 시원하니까 일단은. 아픈 데를 이렇게 다 풀어주니까 좋아요."

우울증은 몸의 피로와 스트레스를 마음과 정신으로 받는 것이다. 이광수 연구가의 발기공을 통해 몸이 풀어지는 것을 느낀 사례자들, 그들의 건강해지는 몸이 정신까지 건강하게 이끄는 것은 아닐까?

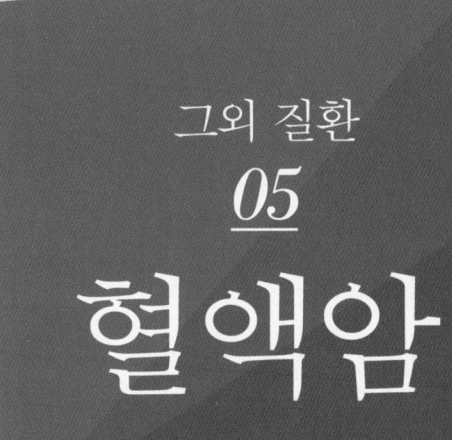

그외 질환
05
혈액암

장생(長生) 도라지

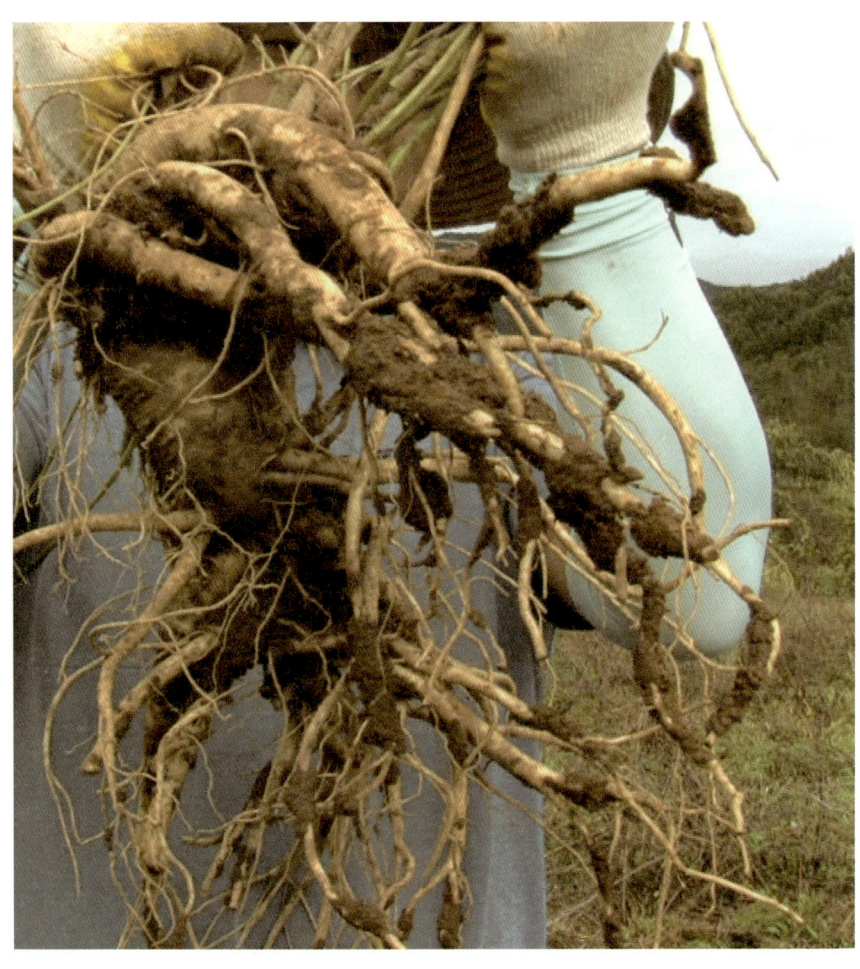

오래 묵은 도라지
21년 산으로
암을 극복하다

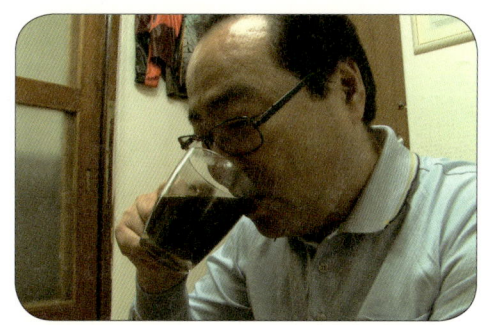

전라남도 광주시에 알 만한 사람은 다 안다는, 특별한 사연을 갖고 있는 이가 있다.

"그분이 한 2년 전에 병원 입원했는데, 심각하게 생사고비 넘나들었어. 머리 빠지고 그랬는데, 지금은 다 나아서 머리도 나고 그랬어."

평소 산을 즐기며 건강을 지키고 있다는 건장한 체구의 남자 김해익 씨. 그는 어디가 아팠던 걸까?

"실제로 아프단 생각 안 하고 살았는데, 내가 막상 병 생기니까 너무 가슴이 아프고 실은 막막했어, 오죽했으면 아는 친구들이 전화를 못 했어요. 아프단 소리 듣고 혹시 잘못돼서 죽었나 해서 전화 못 했대요."

한때는 힘든 병마에 지쳐, 살고자 하는 희망조차 내려놓았다는 김해익 씨. 당시를 생각하면 아직도 가슴 한편이 저려 온다고 한다.

"병원에 가니까 뜬금없이 하늘 무너지는 소리, 혈액 암 말기래요."

2년 전 갑작스럽게 찾아온 그의 병명은 림프 혈액 암! 당시 사타구니

안쪽이 이유 없이 아프고 단단해지는 느낌을 받았다고 한다.

실제로 림프 혈액 암의 경우 목 부위나 겨드랑이 등에 있는 림프절이 붓는 게 증상 중 하나인데, 특히나 예후가 좋지 않은 암 중 하나로 알려져 있다.

"3대 혈액 암을 이야기 한다고 하면 백혈병, 다발성 골수종, 림프종을 가지고 이야기 합니다. 림프기관에 생기는 이것이 조그마한 덩어리로 시작하지만 점점 심해지면 그 부위로부터 주변으로 퍼져나가기 시작하고, 간, 비장, 폐로 침범해서 장기 기능에 부전을 유발해서, 결국 사망하게 되는 질환입니다."

김호영 박사 / 혈액종양내과 교수

지금은 웃을 수 있지만 당시, 그의 곁에서 누구보다 힘든 시간을 보냈다는 그의 아내.

"암이라고 하니 머릿속이 하얘졌어요. 아무 생각 안 들더라고요. 그때까지만 해도 떼어내면 되지 단순하게 생각했어요. 그런데 수술을 할 수도 없대요. 수술해서도 안 되고, 칼 대면 퍼져버린다니까 이렇게 무서운 것인가 생각했어요."

그 당시 김해익 씨가 처음 내원했던 병원의 담당 의사를 만나 보았다.

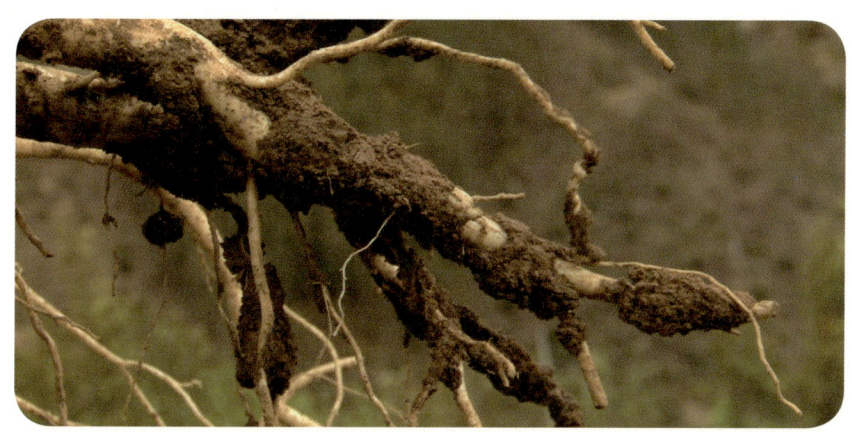
| 장생도라지

"김해익 님은 2011년 6월에 내원하셨는데, 초음파 상에서 가로세로 12*9cm의 종양이 발견되었습니다."

김인수 박사 / 내과 전문의

처음 내원했을 당시, 12센티미터의 상당히 큰 종양이 발견되었다는데! 수술도 힘든 위험한 상황이었기에, 항암치료는 불가피했다. 여덟 번의 항암치료를 받으면서 그의 힘겨운 사투는 극에 달했다.

"눈썹이 다 빠지고 그때는 거울보고 얼마나 울었는지 몰라요. 거짓말 안 보태고 눈썹이 하나도 없는 거예요. 만질 때마다 미끈미끈한 게 소름 끼치더라고요."

항암치료 후 암 덩어리는 일정 부분 사라졌지만, 종양이 워낙 컸기 때문일까? 서른 두 번의 방사선 치료와 골수이식이 그를 기다리고 있었다. 그런데 이때 그는 큰 결심을 했다.

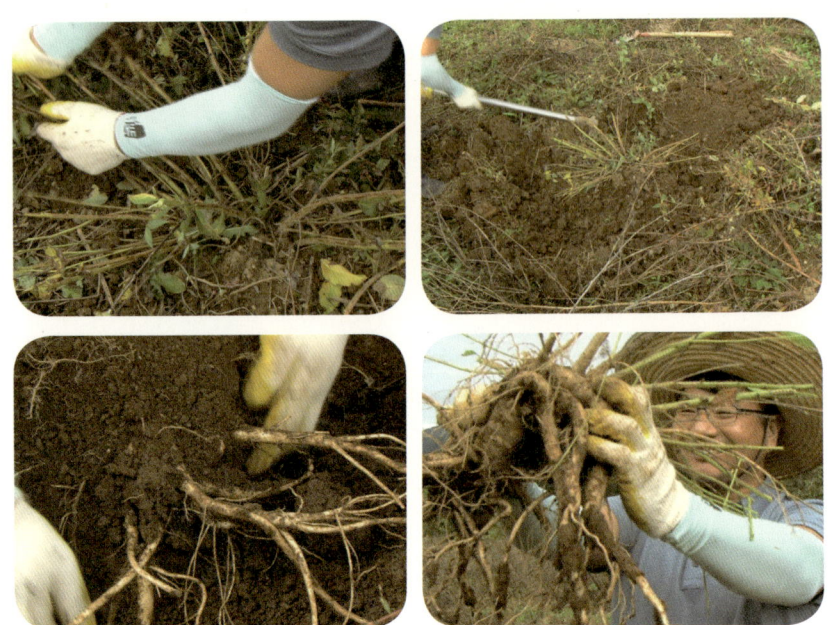
| 장생 도라지 모습들

"순서가 방사선 하고, 골수 이식해야 한다. 그렇게 해야 확률적으로 낫다 이렇게 표현을 하는 거예요. 살더라도 사람이랑 부비며 살다가 건강을 찾더라도 거기서 찾고 죽더라도 시원하게 죽는 편이 낫다고 생각했어요."

김해익 씨는 방사선 치료를 끝끝내 거부하고 자연에서 건강을 되찾고자 했다. 그런데 지금 그는 정말 건강해 보였는데. 그가 지금의 건강을 되찾은 특별한 비법은 과연 무엇일까?
"도라지에요. 나를 살려 준 도라지. 제가 먹는 건 텃밭에서 키워서 먹는 그런 도라지가 아니라 21년 이상 된 도라지입니다."

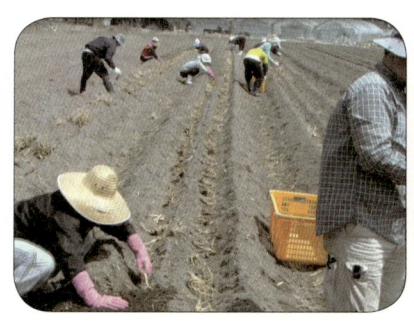
| 3년마다 7번을 옮겨 심는다

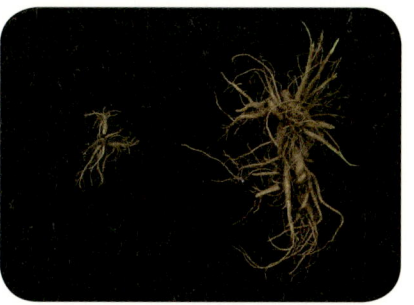
| 일반 도라지와 비교된 모습

 오래 묵은 도라지? 우리는 그의 건강 비법이라는, 오래 묵은 도라지의 정체를 찾기 위해 경상남도 거창군을 찾았다.
 "여기 있어요, 여기가 전부 오래 묵은 도라지. 줄기가 20개 정도 나옵니다. 여기 밑에 보면 상상도 못할 큰 게 나옵니다."

 지상으로 올라와 있는 줄기를 제거한 후, 땅을 파내기 시작한 지 20여 분 후, 오래 묵은 도라지 한 뿌리가 서서히 보이기 시작한다. 이 도라지를 한 올의 뿌리도 다치지 않도록 신경을 써서 뽑는다. 그리고 마침내 땅속에서 나온 대물의 정체! 이것이 오래 묵은 도라지다!

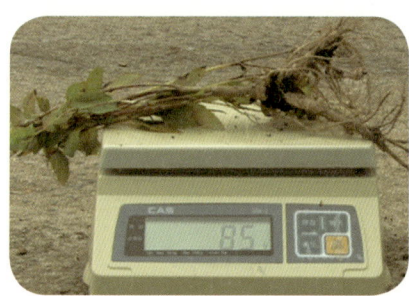
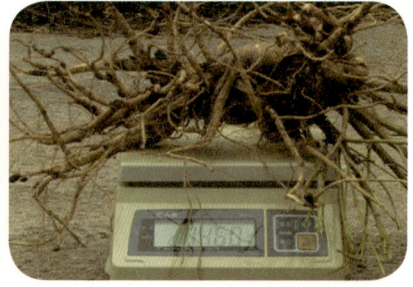
| 일반 도라지의 무게 측정

우리가 흔히 봐 왔던 도라지와는 확연히 다른 모습의 오래 묵은 도라지! 엄청난 크기는 물론이고, 잔뿌리 하나하나에도 땅의 강한 기운이 느껴지는 듯하다.

"보통 3년 정도 되면 도라지가 썩어서 죽는데, 저희가 7번 이상 옮겨서 키운 겁니다."

3년이 되면 뿌리가 썩어 없어지는 도라지를 3년마다 옮겨 심어서 키운 것이다. 한 번, 두 번, 이렇게 일곱 번을 옮겨 심어야, 비로소 21년 묵은 도라지가 탄생하게 된다. 그러나 무조건 옮겨 심으면 되는 것이 아니라, 그만큼의 노력과 기술이 더해져 탄생하게 되는 것이 오래 묵은 도라지다. 육중해 보이는 21년 된 도라지의 무게를 측정해 본 결과, 1년 자란 도라지의 무려 17배에 달했다.

"도라지는 예로부터 길경이라는 약재로 기관지를 이롭게 해주고 기침을 멎게 하는 효과가 있어요. 오래된 도라지는 사포닌 성분으로 면역력 강화에도 효과가 좋지요."

김래영 한의사

방사선 치료를 거부하고 살 길을 찾던 중 친구의 소개로 우연히 알게 되었다는 오래 묵은 도라지. 지푸라기라도 잡는 심경으로 먹게 된 것이, 이제는 건강 비법이 됐다고 한다. 김해익 씨는 오래 묵은 도라지의 원액과 함께 분말도 먹고 있었다. 그런데 과연 그의 몸에는 변화가 있었을까?

"3개월 딱 먹고 나서 병원 간 거예요. 병원 가서 피 검사를 하니까 담당

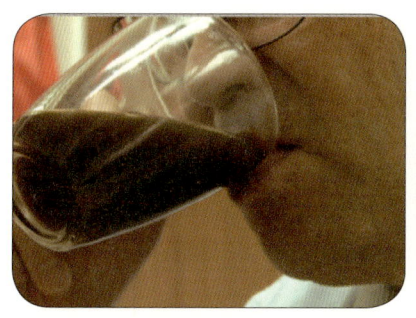
| 김해익씨 원액 마시는 사진

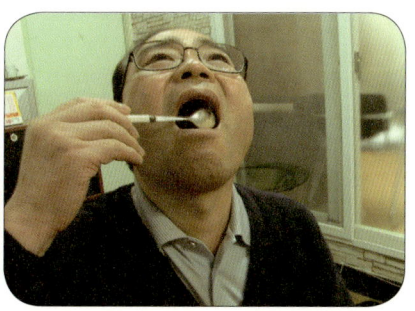
| 도라지 분말 먹는 사진

의가 참 신기할 정도로 피가 깨끗하다며 결과가 좋은 거예요. 여기 있던 암 덩어리 많이 없어졌습니다."

그렇다면 오래 묵은 도라지가 정말 림프 혈액 암에 어떤 영향을 미친 것일까? 최근 검사를 통해 우리는 당시 항암치료 후 남아있던 종양이 커지지 않고, 약 3cm 가량 줄어든 것을 확인할 수 있었다.

"림프종 자체의 성질이 예후가 안 좋은 질환이기 때문에 이렇게 호전을 보인 건 이례적인 일이라 할 수 있겠습니다."

김인수 박사 / 내과 전문의

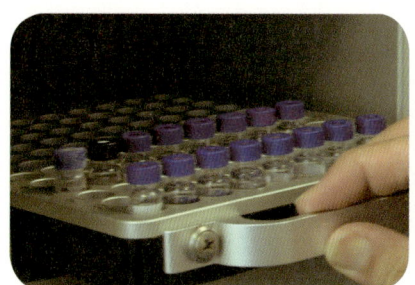

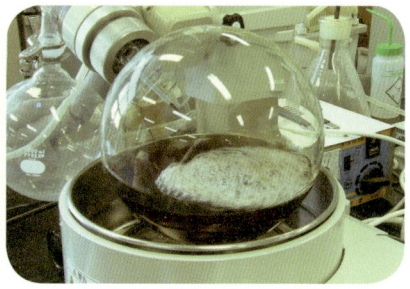
| 장생 도라지 성분 실험

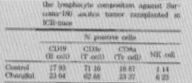

| 장생 도라지 논문자료

깊은 땅 속에서 흙의 기운을 가득 머금고 나온 21년 동안 오래 묵은 도라지! 과연 어떤 좋은 효능을 갖고 있을까? 우리는 실험을 통해 오래 묵은 도라지의 성분을 알아보기로 했다.

"연구한 결과, 약 30여 종의 사포닌이 확인됐고 그밖에 이눌린 등 다당류가 확인되었습니다. 주요 효능을 보면, 항암 및 면역 활성, 항염활성, 간 기능 개선 및 혈당 강하 효과, 고지혈 치료 효과가 있습니다."

박병근 농학박사 / 'ㅈ'생명과학연구소

실제로 오래 묵은 도라지의 항암 효과에 관한 연구 결과가 계속해서 발표되고 있는데 면역력을 증강 시켜주는 조사포닌의 경우, 일반 도라지보다 세 배 가량 많은 것으로 나타났다.

"오래 묵은 도라지에는 수용성 식이섬유인 이눌린 풍부하고, 대장암 예방에도 효과적이라는 논문도 있고, 암 전이 억제에도 효과가 있습니다. 우리 몸의 디톡스와 항암 효과까지 기대할 수 있는 성분이 되겠습니다."

조애경 박사 / 가정의학과 전문의

우연히 알게 된 오래 묵은 도라지, 정말 그것이 김해익 씨의 암을 치유했는지, 정확한 인과관계를 따져볼 수는 없지만, 우리는 그의 사례를 통해, 오래 묵은 도라지의 효능을 알게 된 좋은 기회였다.

인삼차

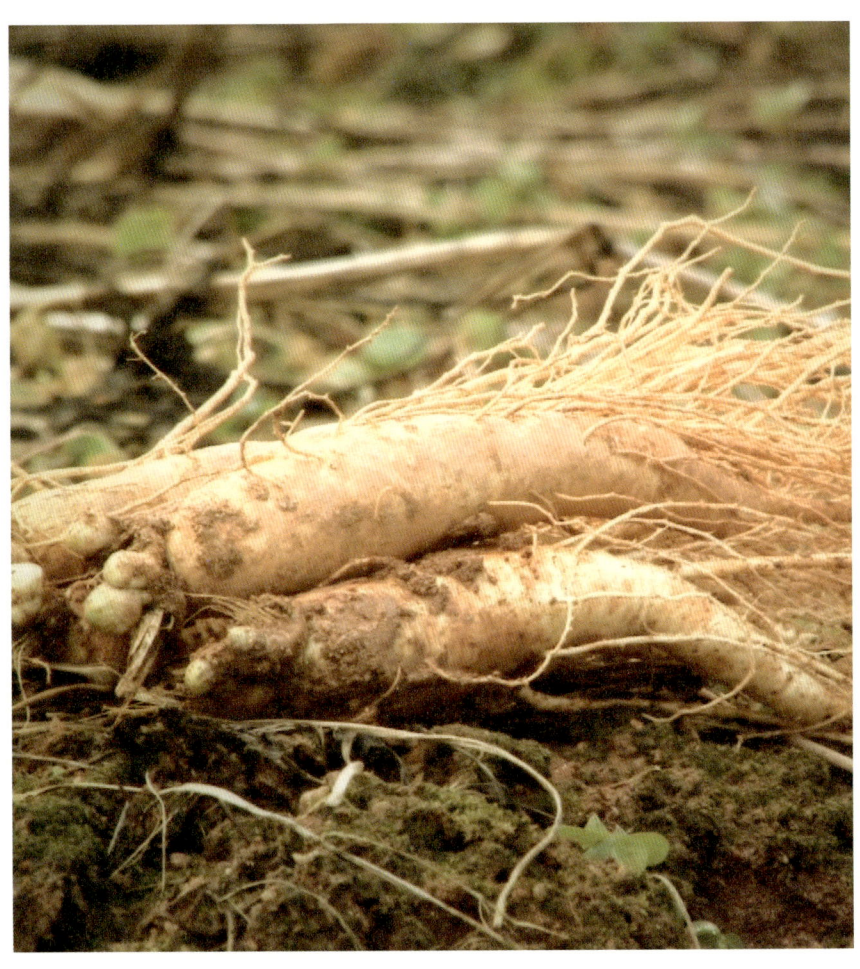

왕의 건강식품으로
활력을 되찾다

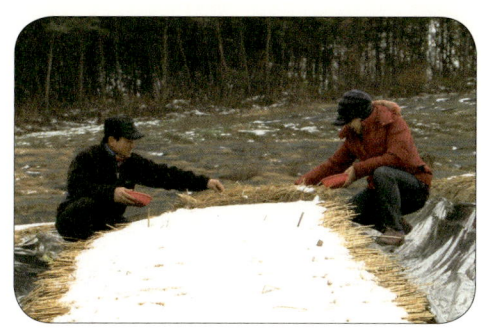

전북 진안의 한 농가. 만물이 꽁꽁 얼어붙는 겨울철, 한 부부가 눈까지 덮인 밭에서 무언가를 열심히 심고 있다. 장인권 강금순 부부!

"이것은 11월 중에 파종해야 내년 봄에 파릇파릇 건강한 잎사귀가 나오기 때문에 눈이 와도 씨앗을 파종합니다. 그럼 이제 요것이 5~6년 뒤에는 아주 귀한 약재로 탄생하는 겁니다."

씨앗이 한겨울 한파를 이겨내고 싹을 틔운 후, 세월의 힘을 빌려야만 비로소 귀한 약으로 사용할 수 있다는 이것은 무엇일까?

"이것이 옛날에 영조 임금님이 드셨다는 특별한 약재에요. 그 씨앗이 바로 이겁니다."

조선왕조를 이끈 27명 왕들의 평균 수명은 47세. 그런데, 단명했던 다른 왕들과는 달리, 왕들의 평균 수명의 약 두 배인 무려 83세까지 장수하며 53년간 나라를 통치한 조선 21대 왕 영조.

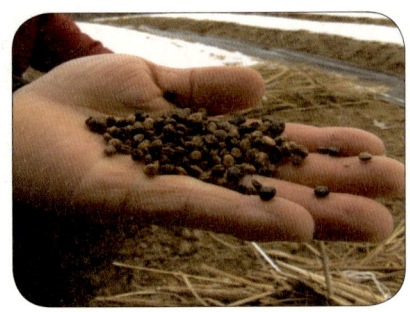
| 인삼 씨앗

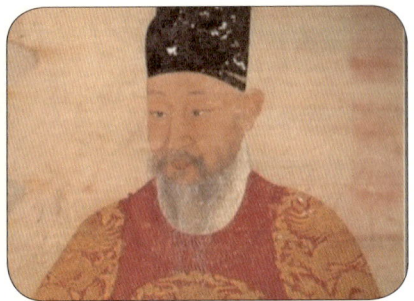
| 영조 사진

그런데 장인권 씨가 지금 파종을 하고 있는 씨앗이 영조가 거의 매일 먹다시피 한 건강식품의 씨앗이란다. 언뜻 보기론 그 정체를 가늠하기가 어려운데. 영조 스스로가 건강에 덕을 봤다고 높이 평가한 이 특별한 건강 식품은 무엇일까?

"저의 건강 비법은 인삼입니다."

예로부터 명약 중에 명약으로 여겨지며, 한국인의 대표 건강식품이 된 인삼. 최근 많은 연구들을 통해 인삼의 효능이 밝혀지고 있는데, 특히 인삼의 사포닌과 다당체 성분이 암세포의 전이와 재발을 막는 것은 물론, 항암치료를 받는 암환자에게 먹게 한 결과, 면역력이 증가되는 것이 입증 됐다. 그런데 그는 왜 인삼을 먹기 시작했을까?

"제가 9년 전에 혈액 암 3기로 고생을 엄청 했습니다. 죽을 병에 걸렸던 거죠. 그런데 이걸 많이 먹고서 정말 지금 건강한 모습으로 생활 하고 있어요."

40대 초반이었던 지난 2004년, 그는 비 호지킨스 림프종이라는 진단을 받았다.

"비 호지킨스 림프종은 혈액 암 중의 일종으로서 우리 몸의 전신에 분포해서 면역기능을 담당하는 림프절에 생기는 혈액 암을 얘기 합니다. 위암과 대장암 같은 고형 암은 수술적 치료를 통해서 암세포를 제거 하는 게 치료의 중점인데 혈액 암과 같이 전신으로 분포하는 경우에는 항암화학요법을 통해서 암세포를 없애는 그런 치료만이 유일한 치료 방법입니다."

김호영 박사 / 한림대학교 혈액종양내과 교수

정확한 원인은 알려지지 않았으나, 면역력이 저하된 환자들에게 잘 발병하며, 통증이 없어 조기발견이 어려운 질환이라는데.

"오후만 되면 굉장히 미열이 나고 잦은 마른기침이 계속 났는데 이제 감기 몸살인줄만 알았죠. 크게 나아지는 그런 증상이 없었고, 그것이 아마 2~3달 정도 이어졌을 거예요."

감기려니 하고 대수롭지 않게 넘겼던 증상들이 악성 림프종의 대표적인 전조 증상이었던 것이다. 병원을 찾았을 때는 이미 암이 3기까지 진행된 상태였다.

"아, 아이들이 어린데 남편이 이렇게 먼저 갈 수도 있겠다. 암이었지만, 그냥 이렇게 감기 증상으로 누구나 다 생각 했을 거예요. 암이 왔다 하면은 죽음까지 생각 하는 게 사람 누구나 다 마찬가질 거예요. 저 뿐만

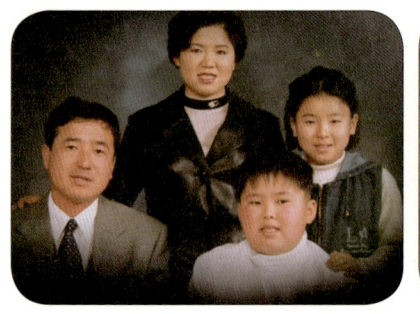
| 가족 사진

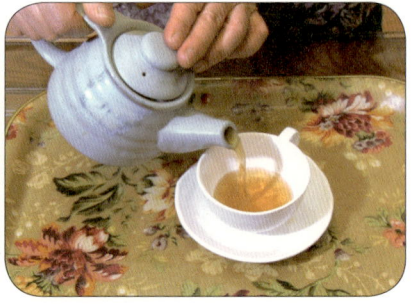
| 아내의 인삼차

이 아니라."

어린 자녀를 둔 가장에게 찾아온 암은 혼돈 그 자체였다. 더욱이 평소 운동을 즐겨해 건강은 누구보다 자신했기에 그 충격은 더욱 컸다. 하지만 가족들을 위해 물러설 수 없었던 상황이다. 실낱 같은 희망을 걸고 항암 치료를 시작했다.

"항암 치료 주사 맞고 오면 한 일주일 동안은 소파에서 막 기진맥진 하고 있는 모습이 너무나 비참할 정도로 그 모습이 안타깝고, 자기 머리도 빠진 상태에서 있으면 정말 지금 떠올리니까 그때 생각이 나는 것 같아요."

생각만으로도 눈물을 참을 수 없는 아내. 언제 끝날지 예측조차 할 수 없었던 힘겨운 투병 생활, 항암 치료를 이겨내기 위해서는 무엇보다 면역력을 높이는 것이 중요했다. 그 때부터 아내 강금순씨는 인삼으로 매일 차를 달여 남편에게 권했다.

"혈액 암 판단을 받고 항암치료를 받는 중간에 밥도 못 먹고 굉장히 몸이 쇠약해졌었는데 이 차를 복용한 후에 굉장히 건강해지고 기력도 나아져가지고 지금 일상생활에서 물처럼 계속 복용하고 마시고 있습니다."

영조의 인삼 사랑

질병을 예방하고 치료 보조제로 주목 받고 있는 인삼의 효능을 일찍이 알아본 걸까? 영조는 10여 년간 무려 100여 근이 넘는 인삼을 복용할 정도로 인삼 마니아였다.

"영조는 어렸을 때부터 아랫배가 아프고 찬 음식을 먹으면 설사를 하고 찬바람을 쐬면 배가 아프고 하는 증상이 있었습니다. 인삼이 들어간 처방을 먹고 난 다음부터 많이 좋아지고, 나중에는 감기에 걸리

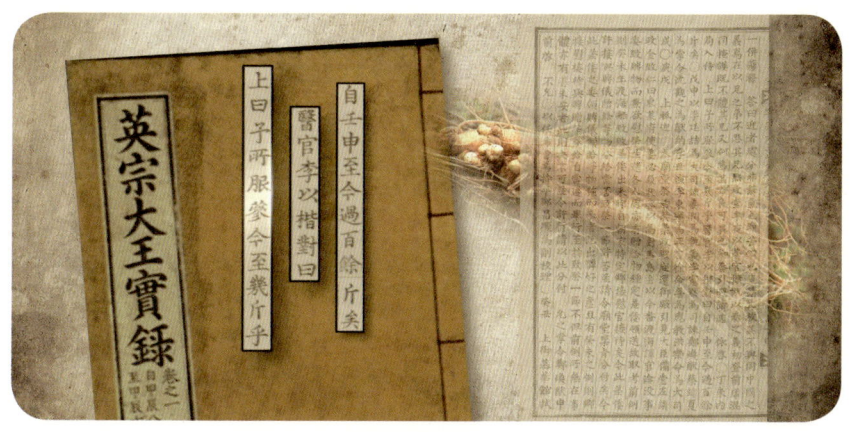

| 〈영조대왕실록〉에서 영조가 인삼을 즐겨 먹었다는 기록

거나 어디가 아프더라도 꼭 인삼이 들어간 처방에다가 다른 감기약을 좀 추가 할 정도로 인삼을 굉장히 신봉했던 사람 가운데 한 사람입니다."

김달래 박사 / 한의사

특히 50대가 넘어가면서 영조는 극심한 피로감을 호소했고, 그 후 더욱 인삼을 많이 찾기 시작했다고 한다.

영조는 본인의 건강이 인삼의 정기를 얻었기 때문이라고 생각했다. 그래서 특히 인삼을 넣은 건곤탕을 밥 먹듯이 자주 즐겼다.

"여기 이제 인삼, 백출, 건감, 감초 네 가지가 들어가는 건데 이 약은 반드시 맥이 약하고 아랫배가 차가우면서 손발이 차갑고 그리고 체질이 소음인이여야 되요. 그러지 않은 사람들이 배가 차거나 손발이 차고 맥이 약하다고 해서 먹으면 오히려 더 나빠질 수가 있어요. 그런데

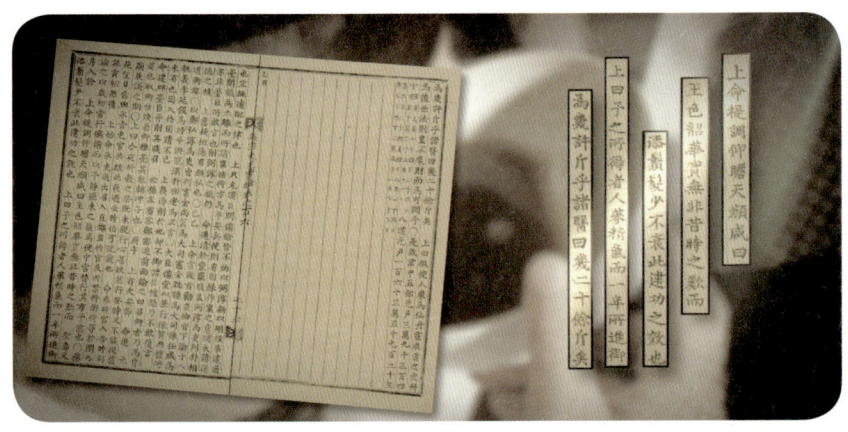

| 영조실록

이 이중탕이 워낙 잘 맞다 보니까 영조는 이 이중탕을 건강할 건(健), 공이 있다는 공(功) 그래서 건곤탕이라는 또 다른 이름을 지어서 하사했을 정도로 이 약의 효과를 많이 봤습니다."

김달래 박사 / 한의사

영조는 스트레스를 풀기 위해 차를 많이 마셨다는데 반드시 인삼을 넣고 거기에 귤껍질이나 복령을 넣어 약차로 마셨다고 한다.

장인권씨의 인삼 사랑

장인권씨도 인삼을 주로 차로 만들어 복용했다. 예로부터 인삼과 궁합이 잘 맞기로 널리 알려진 대추를 함께 넣어 정성스럽게 달인다.

"중간 불에서 3시간 이상 대추 넣고 달이면 정말 색깔이 갈색으로 맛있는 차가 되요."

장인권씨는 인삼을 이렇게 차로 마시기 시작하면서 항암 치료를 받는 것이 점차 수월해지는 것을 느꼈고, 이후 인삼에 대한 확신을 갖고 꾸준히 마셨다.

"그 동안에 자주 피곤이 왔었어요. 피곤도 오고 또 편도가 한 번씩 붓고 그랬는데 인삼을 먹고 난 뒤부터 피로도 덜 한 거 같고, 또 감기도 예전같이 안 오고 몸이 확연히 좋다는 그런 느낌을 가졌습니다."

실제로 미국의 한 연구에 따르면, 인삼을 암환자에게 먹게 한 결과, 암환자들을 무기력하게 만드는 극심한 피로를 해소시키고 오심, 구토, 불안, 증상이 완화되는 것이 입증됐다. 인삼으로 효능을 누구보다 톡톡히 느꼈다는 장인권씨는 인삼을 더욱 오래 먹을 수 있도록 홍삼으로 만들어 먹었다.

"수삼을 달여니 장기간 복용을 할 수가 없어요. 자주 쉬고 홍삼으로 먹을 것 같으면 보관 기간도 길고 또 유용 할 때 그 때 그때 달여서 먹을 수 있어서 참 좋습니다."

그렇게 꾸준히 먹어온 결과 10여 차례를 예상했던 항암치료를 여섯 번 만에 끝낼 수 있었고 건강도 빠르게 회복됐다.

"항암 치료를 받고 생겼던 당뇨나 감기, 천식 이런 것들이 지금 굉장히 없어졌거든요. 그래서 그 인삼의 효험이 면역력 증강에는 좋지 않나 그런 생각이 듭니다."

정말 인삼이 면역력을 키워준 덕분이었을까? 그는 9년이 지난 지금까지 재발 없이 건강한 상태라고 한다. 그렇다면 과연 그의 주장대로 면역력을 높이는 인삼이 항암 치료를 이겨내는데 도움이 되는 것일까?

"환자 분들이 이런 인삼과 홍삼 그 외 여러 가지 몸의 스스로 면역력을 높일 수 있는 치료를 동반 한다면, 적어도 환자의 치료 과정 중에 큰 도움이 될 거라고 생각은 할 수 있겠습니다. 하지만 항암 치료 과정 중에 도움이 되는 것은 아직까지 명백히 밝혀져 있는 것들이 없습니다. 따라서 항암 치료 과정 중에는 그런 것들을 하신다면 반드시 의사 선생님과 상의 하시고 적절한 검사를 통해서 확인하시면서 하시는 것이 적절할 것으로 생각이 됩니다."

김호영 박사 / 한림대학교 혈액종양내과 교수

무엇보다 인삼은 체질에 맞춰 먹는 것이 중요하다.

"영조는 실제로 인삼을 써서 많은 효과를 봤지만, 그 손자였던 정조는 마지막에 등창이라고 여름철에 인삼을 많이 먹고 결국은 사망하게 된 것을 봤을 때도 체질에 따라서 인삼이 맞는 체질이 있고 안 맞는 체질이 있다고 알 수가 있어요. 자기의 체질에 맞는지 안 맞는지는 꼭 판단 해 보고 드셔야 될 것 같아요."

김달래 박사 / 한의사

어떤 명약도 체질에 맞지 않으면 소용이 없고 아무리 건강하게 태어나도 한 순간에 잃을 수 있는 것이 건강이다. 조선 왕조 500년 누구보다 허약했으나 가장 오래 살았던 영조, 그것은 평소에 건강을 지키기 위해 절제하고 자신의 몸을 늘 챙기며 확인한 노력의 결과였다. 장인권씨도 자신의 건강을 영조처럼 돌보며 이제는 건강을 최우선으로 여기며 살고 있다.

그외 질환
06
결핵암

파프리카

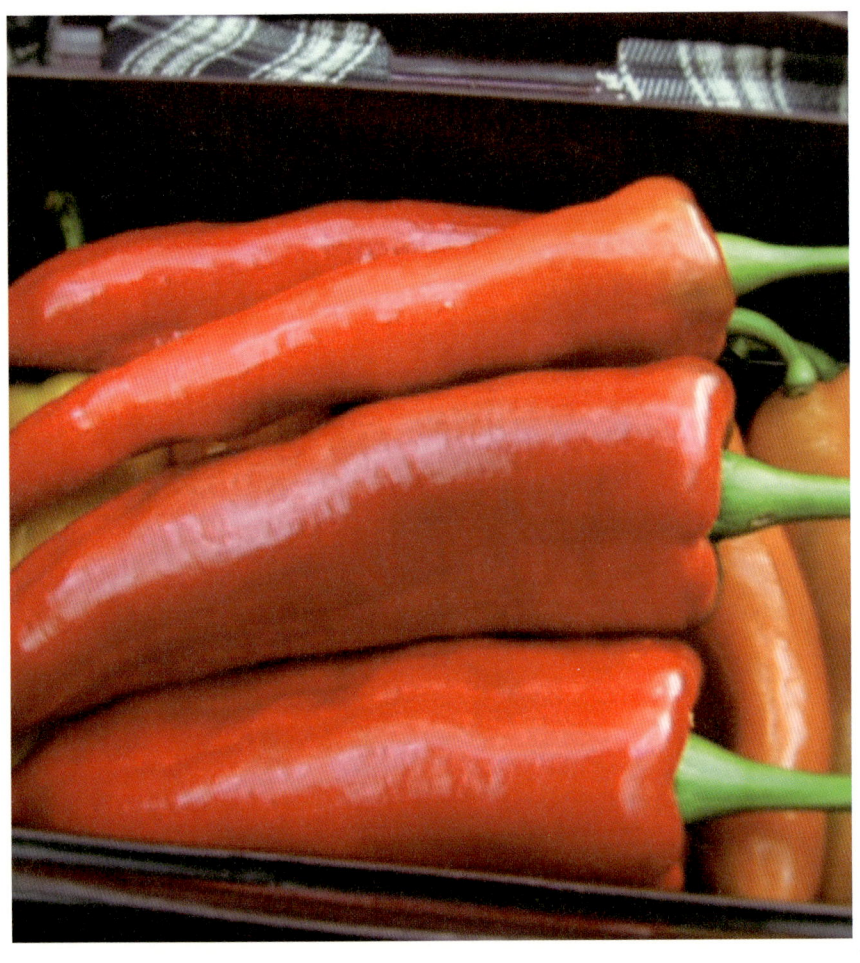

햇살 담은
노란색 음식으로
건강을 되찾다

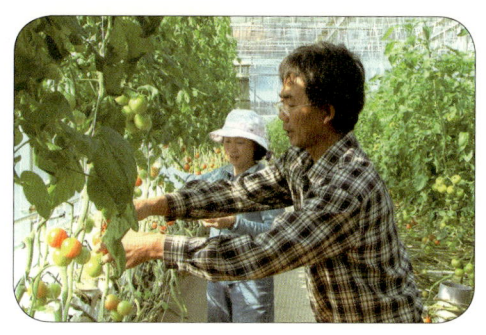

강원도 화천에 노란색 음식으로 건강을 되찾은 주인공이 있다. 가을 햇살 아래서 토마토 수확으로 구슬땀을 흘리고 있는 한 부부. 올해로 농사를 지은 지 10년째인 안수민 씨. 바쁜 농사일에도 지칠 줄 모르는 체력을 유지하고 있다. 하지만 안수민 씨는 그리 건강한 사람이 아니었다.

"스물세 살이었을 거예요. 기침이 나고 열도 나고 특별한 건 없었어요. 감기인 줄 알았죠. 석 달 정도 약을 먹은 것 같아요. 그래도 변화가 없어 병원 가서 진단을 받아보고 X-ray를 찍어보니까 결핵 암이라고 해서 알았죠."

젊은 나이에 결핵 암 진단을 받았다는 안수민 씨.

결핵균은 호흡기를 통해 감염되는 전염성 질환으로 알려져 있는데, 85%에 이르는 환자들이 폐를 통해 이상 증상이 나타난다.

"기침을 하는 경우입니다. 그 이외에도 열이 나거나 특히나 밤에 기침이 많이 나고 그 다음에 땀이 많이 나거나 아니면 몸무게가 많이 빠지거나 그런 피로감을 많이 느끼는 경우에 결핵을 의심 해 볼 수 있습니다."

김양기 박사 / 호흡기 알레르기 내과 전문의

대부분 결핵은 약물 치료를 통해 치료가 가능하지만, 증상이 심각할 경우 사망에 이를 수도 있다.

"결핵 약을 1년 정도를 먹고 주기적으로 3개월에 한 번씩 검사를 받았어요. 그랬더니 멈췄다고 약을 끊어도 된다 그래서 약을 끊고 주기적으로 병원 다니고 했는데 그 이후로 이상이 없었어요."

약물 치료로 호전된 안수민 씨의 결핵. 그런데 예상치 못한 폭설로 한 해 농사를 망치면서 건강에 적신호가 켜졌다고 한다.
"충격도 컸구요, 여러 가지 걱정스러운 부분도 많았고 여러 가지 고민도 많았고 무리를 해서 일을 했더니 다시 몸이 안 좋아졌어요."
그의 아내는 그 당시를 생생하게 기억하고 있었다.
"갑자기 쓰러져서 숨을 못 쉬어가지고 막 가슴 아프다고 숨 못 쉬어서, 병원에 119에 실려 갔어요. X-ray 사진을 보니까 아예 폐 반쪽은 없더라고요"

완치 된 줄로만 알았던 결핵 증상은 20년 후, 폐의 절반 정도가 결핵균이 감염된 상태로 재발됐다.

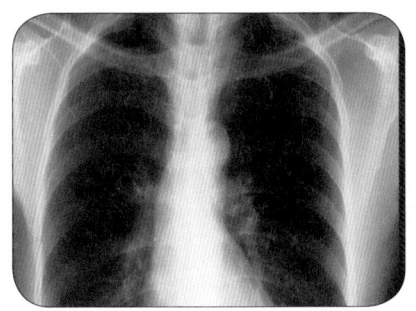 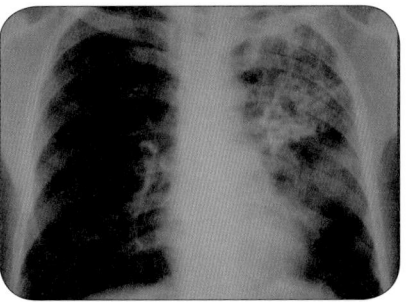

| 폐 사진 비교

"가장 중요한 게 결핵은 내 면역을 충분히 유지를 하면, 약을 먹어서도 충분히 나을 수 있는데, 약만 먹고 내 면역을 유지를 하지 못하면 재발 위험성이나 아니면 다른 쪽 장기로도 결핵이 감염이 될 수 있습니다."

서재걸 박사 / 자연치료 전문의

재발의 위험성이 높은 결핵은 혈액이나 림프절을 통해 다른 장기로 전이될 확률이 높다는 것이다.

"기존의 결핵 약은 다 사용을 했거든요. 그러다 보니까 만약 내성이 있을 경우는 치료가 힘들 수 있다고 얘기를 하더라구요. 아이도 있고 어렸는데요."

뒤 늦은 결혼 후 행복한 가정을 만들겠다던 그의 작은 바람은 재발된 결핵으로 인해 산산이 무너지는 듯 했다. 하지만 가정을 위해서라도 그대로 포기할 수는 없었다.

"한 1년 이상이라고 진단을 받았거든요. 1년 이상 먹어야 되지 않느냐 했는데 6개월 정도 먹고 나니까 많이 호전됐다고 하더라고요. 그래서 약을 중지해보자 해서 중지를 시켰어요. 그랬더니 그 이후로 활성화가 안돼서 그대로 현재까지 왔습니다."

약물 치료가 어려울 것을 예상했던 의료진의 염려와는 달리 다행히 빠른 속도로 회복되기 시작했다는 안수민 씨의 건강 상태. 그렇게 두 번에 걸쳐 찾아온 결핵을 무사히 넘기고, 올해로 10년째, 건강을 유지하고 있다고 한다. 그렇다면 과연, 그의 결핵을 잠재운 특별한 비법은 무엇이었을까?

"식사 시간을 지키려고 노력하고요, 그 다음에 정량을 먹으려고 하고, 담배도 의도적으로 끊어봤고요."

가장 큰 변화는 식습관이라고 했다. 과연 그가 어떤 음식들을 먹는지 일단 그의 일상을 지켜보기로 했다. 운동 중 그가 도시락을 꺼내서 뭔가 먹기 시작하는데.

"두 번의 투병 생활을 겪고 나서 채소를 즐겨 먹는데요. 자주 먹는 채소예요. 이것이."

그것은 바로 파프리카. 그런데 우리가 알고 있는 파프리카의 열매는 짧은 타원형으로 꼭대기가 납작하고 크며, 세로로 골이 져 있는데, 안수민 씨가 먹는 것은 길쭉한 고추모양이다.

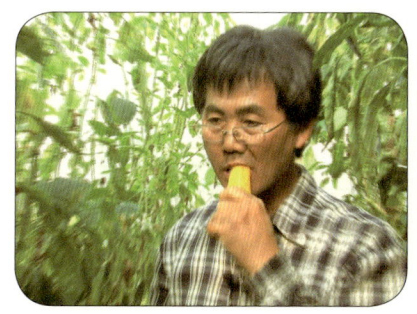 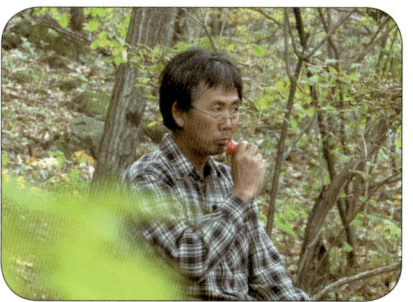

| 파프리카 먹는 모습

"이건 '코니컬'이라고 합니다."

피노키오 파프리카라고도 불리는 코니컬 파프리카. 안수민씨가 먹는 고추 모양의 파프리카는 코니컬이라고 불리는데 코니컬은 파프리카의 본고장인 네덜란드에서 소량 생산되고 있는 품종으로 당도가 높은 것이 특징이다. 또 코니컬은 레몬보다 비타민C를 3배 이상 함유하고 있다. 안수민씨는 두 번의 결핵 이후, 현재는 건강을 유지하고 있었는데 바로 코니컬 파프리카의 영향이 컸다고 믿고 있다. 따라서 그는 코니컬 애호가가 되었다. 힘든 농사일을 하면서 갈증이 날 때면 물 대신 코니컬 파프리카를 먹는다. 하지만 처음부터 이렇게 즐겨 먹었던 건 아니다.

"일반 파프리카는 잘 안 먹어지더라고요. 당도가 떨어지니까. 그래서 코니컬 파프리카를 먹으면서 당도와 식감이 좋으니까, 처음부터 조금씩 먹다 보니까 많이 먹게 됐어요. 그렇게 먹은 지가 7~8년 된 것 같아요. 많이 먹기 시작한지가."

하루에 많게는 10개 이상씩 먹는다는 코니컬 파프리카. 그런데 수많은 색깔의 파프리카 중에서도 안수민씨가 유독 좋아하는 파프리카가 있다고 한다. 그것은 바로 노란색 파프리카였다. 안수민씨가 매일 노란색의 코니컬 파프리카를 골라먹게 된 데는 남다른 이유가 있다.

"노랑하고 주황이 당도가 높아요. 빨간색하고 식감이 달라요."

같은 파프리카라도 색깔에 따라 당도 차이가 있다! 확인 결과 코니컬 파프리카의 경우, 주황색은 배와 비슷한 당도인 13브릭스로 노란색 파프리카 보다 더 높았고 보통 우리가 알고 있는 품종의 일반 파프리카와 비교했을 때, 그 당도가 약 5브릭스 정도나 높았다. 그러다 보니 안수민씨는 코니컬 파프리카를 과일처럼 즐겨 먹을 수 있었던 것이다. 그렇다면 안수민씨가 즐겨먹는 노란색 파프리카에는 어떤 성분이 존재하는 것일까?

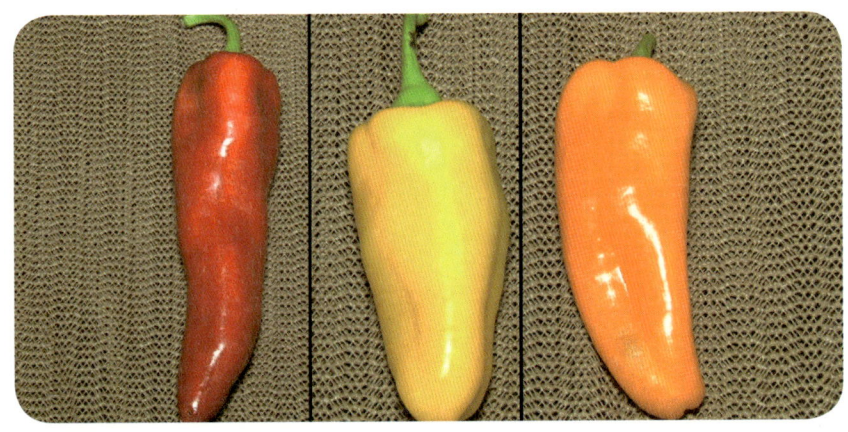

| 색깔별로 당도 및 성분이 다르다

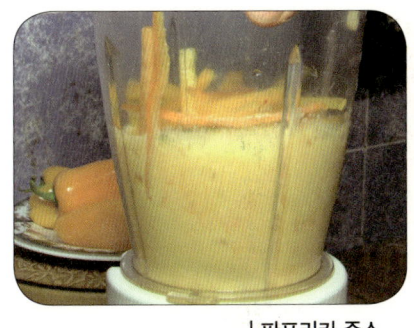 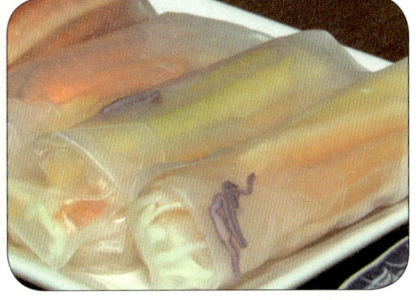

| 파프리카 주스 | 파프리카 요리

"옐로우 푸드의 대표적인 효능 하면, 비타민A 라든가 카로티노이드 성분이 굉장히 많죠. 그래서 면역력을 높여 주는 것들 중 가장 으뜸으로 꼽고 있습니다."

한귀정 박사 / 농촌진흥청 농업연구관

특히 주황색 파프리카의 경우, 귤, 호박과 함께 주황색이긴 하지만 옐로우 푸드로 분류하는데 노란색 음식의 대표적인 성분인 베타카로틴이 풍부하기 때문이다. 실제로 주황색 파프리카는 노란색 파프리카보다 베타카로틴 함량이 약 3배에 달한다. 면역력의 결정체인 파프리카를 다양하게 먹었다는 안수민 씨.

파프리카에는 혈액이 응고되는 것을 방지하는 작용을 하는 '피라진'이라는 성분이 있어 특유의 냄새가 나는데 처음에는 특유의 냄새 때문에 파프리카를 주스로 갈아서 먹었다고 한다. 매일 아내가 챙겨주는 주스를 한두 잔씩 마신다는 안수민 씨. 특히 폐에 도움이 된다는 노란색 코니컬 파프리카와 당도가 높은 주황색을 주로 먹었다.

"처음엔 잘 안 먹게 되니까 주스 같은 경우로 많이 이용을 했어요. 주스는 마시면 넘어 가니까 많이 먹었고요, 나중엔 요리로 많이 활용을 했고요."

남편이 파프리카로 건강을 회복하기 시작하면서부터 모든 음식에 파프리카를 넣었다는 그의 아내. 특히 파프리카는 과육이 두껍고 수분이 많아서 다양한 방법으로 요리가 가능하다고 한다. 실제로 파프리카는 두꺼운 과육 때문에 가열해도 비타민C 파괴가 거의 없고, 기름에 볶아 먹을 경우 더 효과적인 섭취법이 될 수 있다고 한다.

"파프리카에는 수용성 비타민과 지용성 비타민과 같이 여러 가지가 들어 있습니다. 특별히 수용성 비타민의 손실을 줄이기 위해서는 생으로 먹는 것도 좋고, 지용성 비타민의 흡수를 증가시키기 위해서는 기름에 볶아 먹는 것도 좋습니다."

서광희 박사 배화여자대학교 식품영양학과 교수

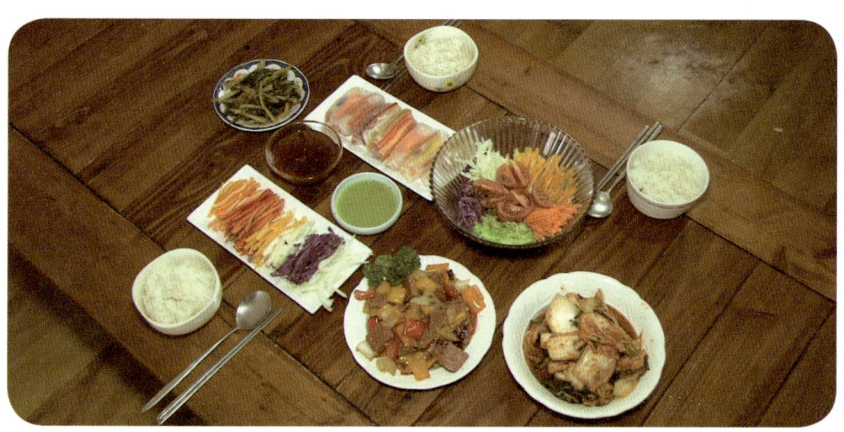

| 파프리카로 차려진 밥상

안수민씨 가족은 면역이 떨어지는 겨울이면 노란색 코니컬 파프리카를 더욱 챙겨먹는다고 한다. 삼시 세끼 밥상에 빠지지 않고 오른다는 파프리카. 그는 이 밥상이 평범하지만 특별한 건강식이라고 이야기 한다.

"재발 한번 됐던 사람이다 보니까 또다시 재발 되면 상당히 어렵다고 생각하는 것이 제 생각이에요. 그러다 보니까 의도적으로 먹으려고 하는 부분도 있고요. 또 먹어서 괜찮았기 때문에 계속 먹기도 하고요."

두 번째 결핵을 앓고 난 이후, 재발 없이 건강을 지켜가고 있는 안수민씨. 과연 그가 매일 하루도 빠짐없이 챙겨먹은 파프리카가 결핵 재발을 막아주는데 도움이 된 것일까?

뉴욕주립대학교의 연구결과에 따르면 실제로 노란색 파프리카에 함유돼 있는 루테인을 상당량 섭취한 사람들이 폐 기능 테스트에서 한 두 살 정도 폐 기능이 젊은 것으로 나타났다. 또한 베타카로틴이 풍부한 채소와 과일을 먹은 사람들의 경우 폐암 발생률이 낮아진다는 연구 결과도 발표

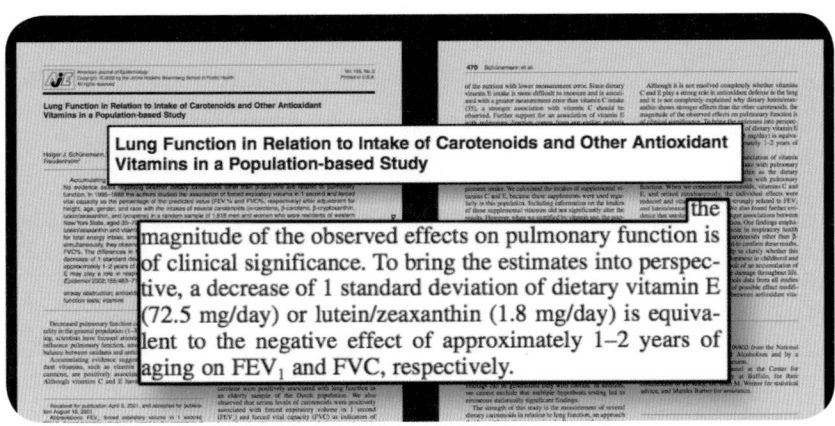

| 노란색 파프리카에 대해 연구결과가 실린 논문

된 바 있다.

"옐로우 푸드라고 하죠. 그런데 많이 들어 있는 게 상피 세포를 아주 건강하게 만들어요. 기관지라든가, 폐라든가 우리 몸에 있는 세포들의 상피를 아주 튼튼하게 만들면서 균침입이나 이런 면역 독소 물질들을 차단시켜 주기 때문에, 특히 베타카로틴이 결핵에는 도움이 되지 않았을까 그렇게 생각이 듭니다."

서재걸 박사 / 자연치료 전문의

결핵 치료 이후 재발을 막기 위한 건강식으로 파프리카를 먹었던 안수민 씨. 그러나 파프리카를 치료 목적으로 먹어서는 안 된다고 한다.

"결핵 약으로 치료 후에 회복기에는 파프리카는 충분히 도움이 되겠지만, 파프리카만으로 결핵균을 치료 하는 건 아닙니다. 혹 파프리카만으로 치료 하고자 하시는 분이 혹시나 있다면 이건 반드시 결핵에 대한 건 의료진과 상의 후에 파프리카를 복용하시길 바랍니다."

김양기 박사 순천향대학교 호흡기 알레르기 내과 전문의

파프리카의 효능

파프리카는 크게 세 종류로 나뉘는데 모양의 차이는 있지만 색깔에 따른 성분은 동일하다.

빨간색 파프리카는 광합성을 통해 생성되는 리코펜과 고추에도 풍부한 캡사이신이 함유되어 있어 암 예방에 도움이 되며 노란색 파프리카는 카로티노이드의 일종인 루테인이 노화로 인한 시력 저하를 예방하고 폐 기능을 향상 시킬 수 있다.

주황색 파프리카는 몸 안에서 비타민 A로 변환되는 베타카로틴이 풍부해 강력한 항산화 작용을 한다.

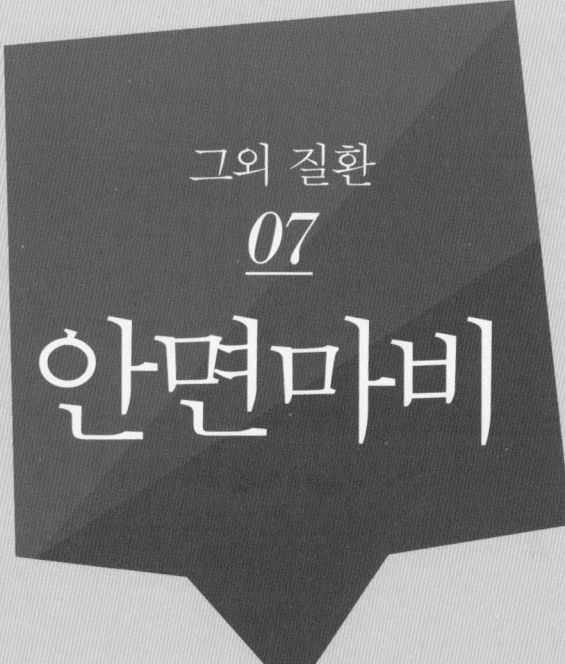

망태버섯

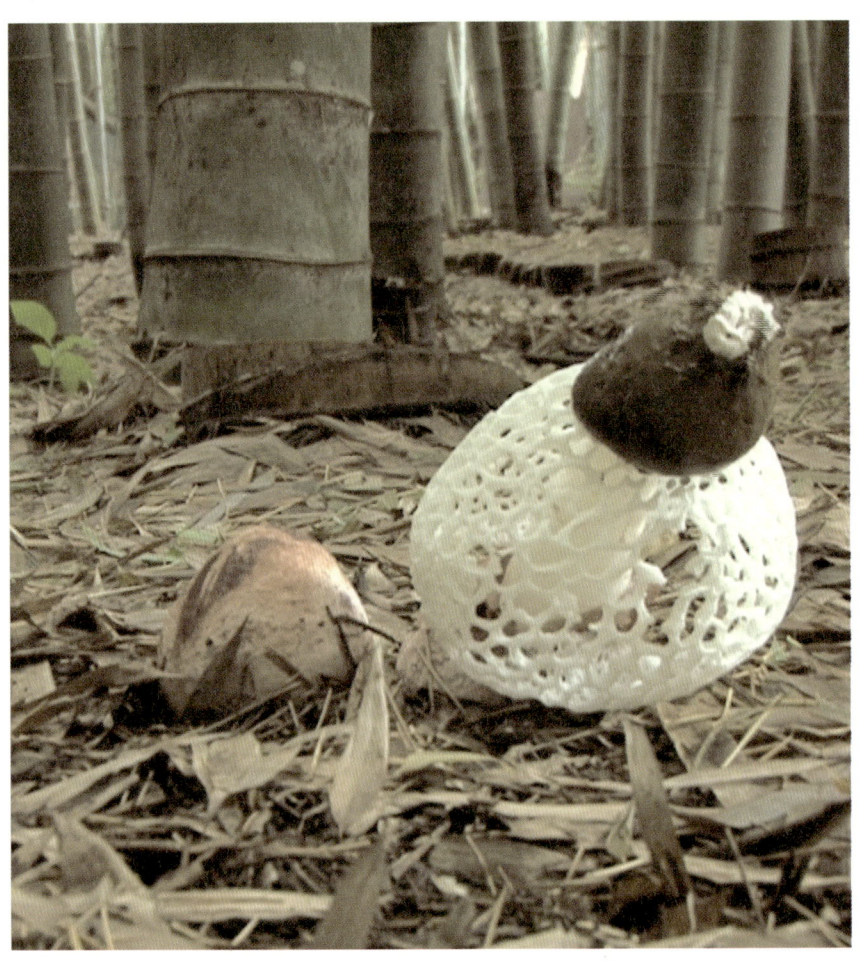

망태버섯

내 몸을 살린
희귀한 제철 음식

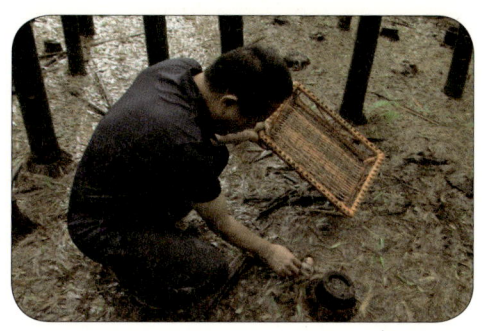

전남 담양 새벽 5시. 대나무 밭 사이로 어디선가 휘파람 소리가 들린다. 휘파람 소리의 주인공은 대나무 밭의 주인인 최경남 씨!

"귀한 것을 보려면 새벽잠을 설쳐야 됩니다. 아침에 많이 피어나거든요. 이렇게 비가 추적추적 내리는 장마철이 되면 대밭에서 나는 신비한 물질이 있습니다."

대나무 밭에서 나는 신비한 물질? 이른 새벽부터 그가 찾아 헤매는 것은 대체 무엇일까? 땅에 떨어진 대나무 잎을 걷어내니, 마치 숨겨져 있었던 것처럼 동그란 공 모양의 무언가가 보인다.

"이게 대나무 밭에서 나는 황금알입니다."

모양도 생김새도 생소한 일명 대나무 밭의 황금알. 비가 많이 내리는 장마철에만 예고 없이 하나 둘 모습을 드러낸다는데. 혹시, 야생 뱀이나 새가 낳아놓은 진짜 '알'은 아닐까?

"속을 보여드릴까요? 꼭 계란 속처럼 생겼어요."

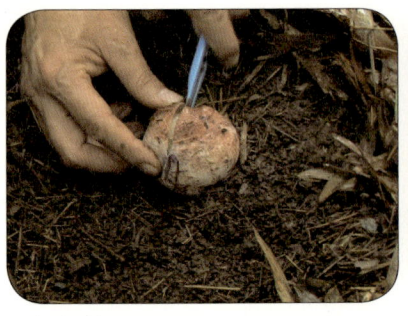
| 자르기

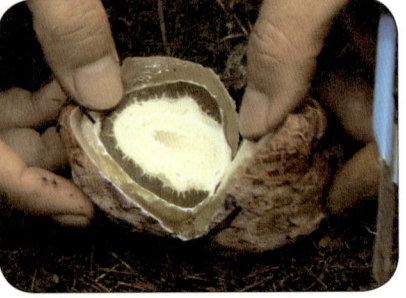
| 망태버섯의 단면

칼로도 잘릴 만큼 말랑말랑한 것으로 봐서는 우리가 아는 일반 알과는 확연히 달라 보인다. 단면은 마치 키위를 잘라놓은 것 같다. 대체, 이 황금알은 무엇일까?

"버섯이에요. 조금 있으면 병아리가 부화하듯이 부화합니다. 알로 태어났기 때문에 부화를 해야 완전한 버섯이 될 수 있어요."
황금알이 버섯이라는 것도 놀라운데 버섯이 부화를 한다!

"여기 있네요 막 부화하기 위해서 갈라져 있는데 버섯이 되려는 증거예요."
동그랗던 버섯이 알이 깨진 모양처럼 갈라져 있었다. 이 상태가 비로소 완전한 버섯으로 피어날 준비를 마친 것이라고 한다.
"이 버섯은 불현 듯 피어나거든요. 어느 순간에 피어나는지 잘 가늠해야 하는데 사진 찍으려 해도 좀처럼 찍기 어렵고 이걸 피는 걸 보면 어떻게 보면 행운이에요. 진짜로."

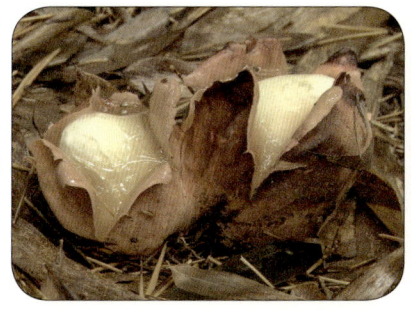
| 머리가 피어나는 모습

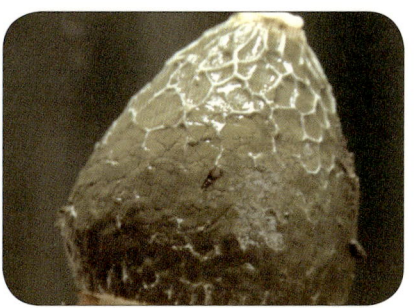
| 부화한 머리

　희귀한 습성을 가졌다는 버섯. 우리는 어렵게 버섯이 피어나는 모습을 촬영할 수 있었다. 알을 뚫고 솟아나는 버섯! '종' 모양의 버섯 머리가 그 모습을 드러냈다. 그리고 약 2시간 뒤 보고도 믿기 힘든 장면이 펼쳐졌다. 마침내 화려하게 피어나는 버섯. 모양새도 독특하고 신기하기만 한데, 마치 새하얀 우산을 펼치는 것처럼, 아름다운 버섯의 자태가 볼수록 신비롭기만 하다. 버섯을 채취할 때마다 그 수려한 모습에 절로 감탄하게 된다는 최경남 씨.

　"버섯이 꼭 치마를 두른 여왕 같지 않습니까? 이게 잠깐 피었다가 사라지기 때문에 찰나의 버섯, 이게 바로 버섯의 엘리자베스, 버섯의 여왕 망태버섯입니다!"

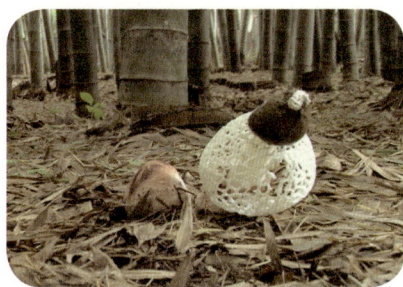
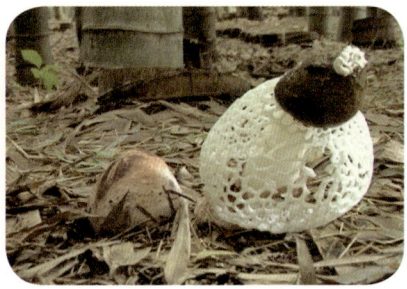
| 실망태 피는 모습

이름도 생소한 망태버섯

흔히 나무나 땅에서 영양분을 흡수하며 자라는 버섯은, 저마다 독특한 모양으로 균사를 퍼트리며 성장하게 되는데 망태버섯은 망사 치마 같은 하얀 균 망이 특징이다. 썩은 대나무 잎의 영양분을 먹고 자라며, 벌레를 유인해 씨를 퍼트려 번식하는 습성을 갖고 있다. 그리고 1년 중, 주로 장마철에 나타난다는데.

"망태버섯은 균사체가 자라고 나서 알이 형성되는데 그 알은 균사체가 수분을 충분히 흡수했을 때 형성이 되요. 그래서 장마철 비가 올 때 형성되고 아침에 피었다가 점심 무렵에 시드는 귀한 버섯이 되겠

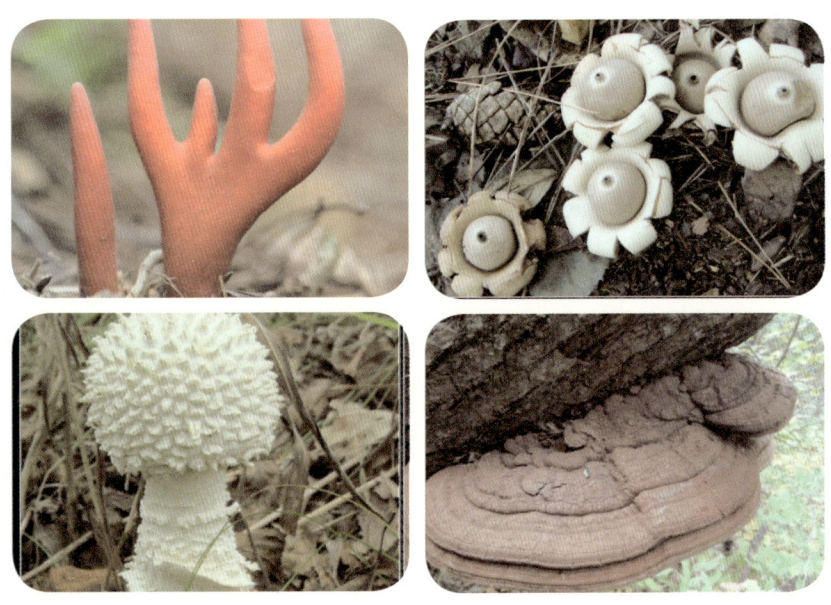

| 신기한 버섯들

습니다."

정종찬 박사 / 농촌 진흥청 버섯과 연구관

망태버섯에는 두 가지 종류가 있는데, 소나무 아래에서 자라는 노란 망태버섯은 독성이 있어 식용이 불가능한 것으로 알려져 있다. 하지만 대나무 밭에서만 자라는 하얀 망태 버섯은 식용이 가능하다. 화려하게 피었다가 3시간 내로 시드는 하루살이 버섯이라, 시기에 맞춰 수확하는 게 중요하다.

"그냥 먹어도 되요."

최경남씨는 매년 이 맘 때면 대나무 밭에서 망태버섯을 수확하며 그 맛을 본다. 맛은 그야말로 천상의 맛이다! 하지만 반드시 주의점도 있다고 한다.

"이 포자는 이렇게 따내야 해요. 포자는 버섯 균이 숙성 중인 상황이기 때문에 먹으면 살짝 배가 아플 수 있어요."

꼬박 1년을 기다렸다가 7월 한 달 동안만 채취할 수 있다는 망태버섯! 최경남씨가 이 귀한 망태버섯을 먹게 된 데에는 남다른 사연이 있다.

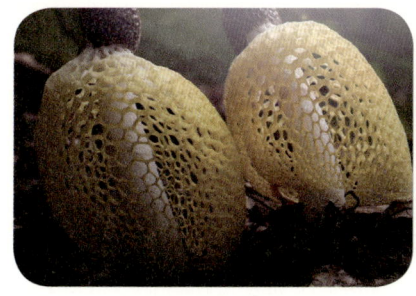
| 독성이 있는 노란 망태 버섯

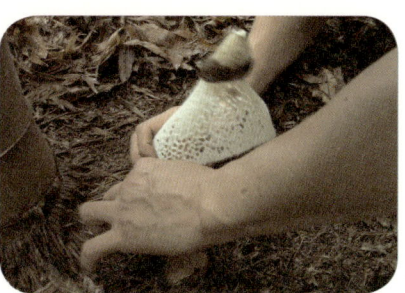
| 포자 떼는 모습

"안면의 반이 마비가 왔었어요. 구안와사라고 하는데 이 버섯을 먹고 휘파람을 불게 됐어요."

안면 신경마비, 일명 구안와사는 스트레스와 면역력 약화 등 원인이 다양한데, 조기에 빨리 치료하지 않으면 후유증이 남아 평생 안고 가야 하는 무서운 질병이다.

"치료시기를 놓치면 신경은 기능을 못해서 그대로 굳어지면 회복이 어렵고 입이 돌아가기 때문에 발음이 안 되고 휘파람도 못 불고 심한 경우에는 눈이 전혀 감기지 않아서 실명의 위험이 있고 부자연스러운 표정이 문제가 됩니다."

이경진 박사 / 통증전문의

대기업에서 일하며 남부럽지 않게 가정을 꾸렸던 최경남 씨. 모두의 소망인 '내 집 마련'의 꿈도 이뤘지만, 갑자기 집값이 폭락하면서 경제적 어려움을 겪기 시작했다. 당시 잠을 못 잘 만큼 엄청난 스트레스에 시달렸고, 결국 안면 마비 증상이 찾아왔다.

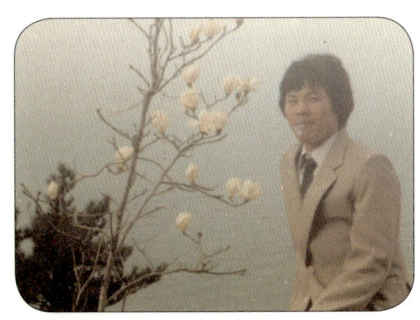
| 젊었을 적 사진

"거울을 딱 쳐다보니까 내 얼굴이 내 얼굴이 아닌 거예요 대칭이 안 맞으면서 어딘가 모르게 어색해 만져보니까 거의 무감각하고 물을 마시거나 밥을 먹으면 오른쪽으로 다 흘러내린 거예요 신경이 마비되다 보

니까. 굉장히 당황했었어요."

아무리 침을 맞아도 차도는 없고, 말하는 것조차 불편해 질만큼 상태는 심각해졌다. 그 증상이 무려 10년 가까이 지속됐다.

"볼 마사지, 한약재 젤을 얼굴에 바르고 물리치료도 해봤고 아마 지금쯤 저는 어쩌면 제 자존심에 못 이겨서 자살을 했을지도 몰라요. 굉장히 심각했거든요."

안면마비로 대인기피증까지 생겼다는 최경남 씨는 직장을 그만두고 사람들의 시선을 피해시골로 들어오게 됐다. 이때 아내의 마음 고생도 이만저만이 아니었다.

"자면 눈이 안 감아지고 입은 완전히 비뚤어지고 자동으로 눈을 뜨고 있는 상태니까 걱정이 됐죠. 평생 저렇게 되는 건 아닌가 싶어서요."

그 뒤로 대나무 밭을 일구기 시작했다는 최경남 씨. 그는 자신이 건강을 찾은 비결이 대나무 농사를 짓기 시작할 무렵, 우연히 발견하게 된 망태버섯 때문이라고 믿고 있었다.

"우연히 신문 보다가 사진대전에서 망태버섯 찍은 작품이 대상을 먹었더라고요. 그래서 우리 집에 있는 버섯이 대상을 먹었네 하고 관심을 갖게 됐죠. 그러고 보니까 식용이고 약용이라서 그 때부터 연구를 하게 됐죠."

그렇게 최경남씨는 매일 자신의 대나무 밭에서 망태 버섯의 특성을 공부하며 7년째 버섯을 먹고 있었다.

최경남씨의 망태버섯, 잘 먹고 잘 사는 법

이곳은 최경남씨의 건강비결이 숨겨져 있다는 보물 창고. 그가 가장 아끼다는 보물 1호는 바로 망태버섯 주다. 망태버섯이 1년 중, 장마철 단 며칠 동안만 자라기 때문에, 1년 내내 먹기 위해서 이렇게 술로 담가놓은 뒤 하루에 한 두 잔 정도 꾸준히 마신다고 한다.

"한 3개월 됐을까요? 그 정도 되니까 휘파람이 불어 지더라고요. 뭔가 개선이 되는 구나 느꼈고, 계속하니까 1년 뒤에 계속 좋아지고 3년 지나니까 내 느낌으로는 된 것 같더라고요."

그렇다면 현재 그의 건강 상태는 어떠할까? 그의 주장대로 안면마비 증상이 좋아졌는지 진단을 받아보기로 했다. 기본적인 표정 검사를 비롯해, 과거의 증상과 현재의 건강상태를 알아보는 체열 검사를 진행한 결과, 안면마비가 왔던 오른쪽이 왼쪽에 비해 체열에 미세한 차이를 보였다.

"예전에 구안와사 흔적 있지만 현재는 정상 범위 이내에서 편차를

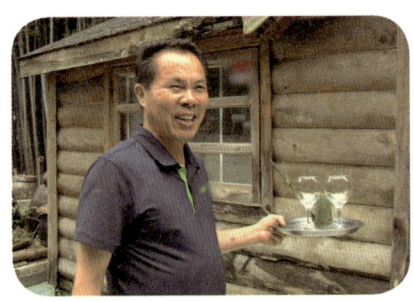

| 창고

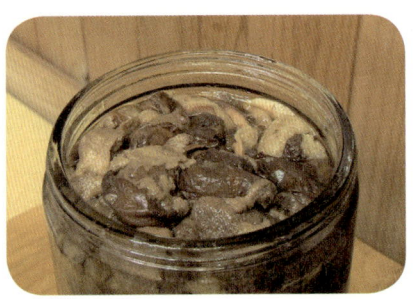

| 망태버섯주

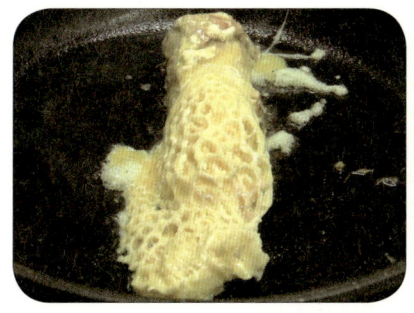
| 망태버섯 튀김

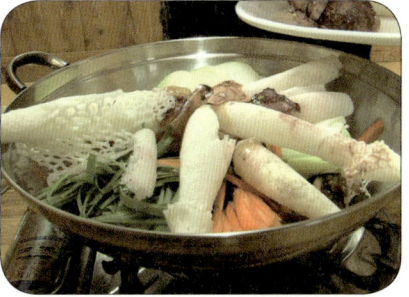
| 망태버섯 전골

보이는 거라 현재에는 문제가 없는 것으로 보입니다."

김성욱 박사 / 한의사

10년 넘게 지속되었던 구안와사가 사라졌다! 참으로 놀라운 일이었다. 남편이 이렇게 건강을 회복하게 된 것이 망태버섯 덕분이라고 믿는 그의 아내는 이 맘 때면 망태버섯 요리를 즐겨 한다. 프랑스에서는 최고급 식재료로 통하는 망태버섯, 그의 아내는 일상 속에서 꾸준히 먹을 수 있도록 요리하고 있었다.

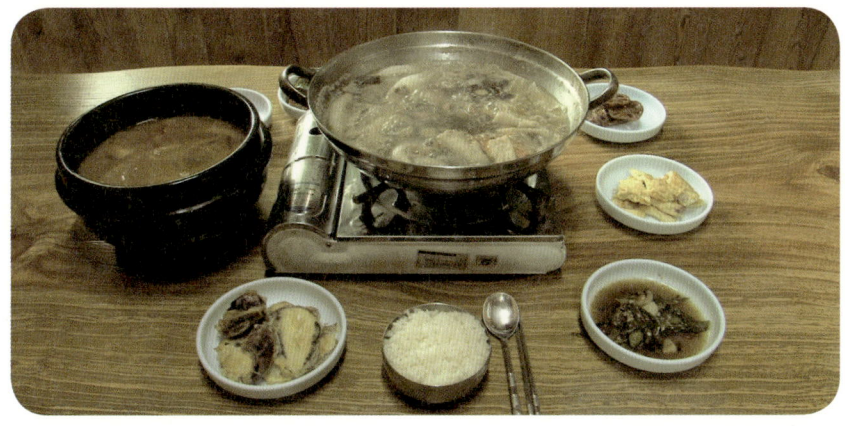
| 망태버섯으로 한상차림

고소한 망태버섯 전과, 구수한 망태버섯 전골까지~ 지금이 딱 제철이라 맛도 영양도 최상급이라고 한다. 제철에만 먹을 수 있어 더욱 특별한 망태버섯을 먹은 뒤, 그의 몸에는 많은 변화가 있었다.

"안면마비도 거의 다 나았지만 어깨 결림, 무릎 발가락 손가락 결리는 거, 관절 쪽에 개선이 많이 됐습니다. 이제는 내가 건강해진 것을 휘파람이 대신해 줍니다. 휘이익~"

대나무 숲의 신비한 존재 망태버섯. 과연 그 속엔 어떤 성분이 들어있을까?

"망태버섯은 중국에서 고혈압을 낮추고 항 콜레스테롤 효과나 항비만 효과가 있다고 알려져 있습니다. 그러나 예로부터 우리나라는 식용으로 하지 않았기 때문에 이런 효능이 알려져 있지 않습니다. 최근 논문을 보면 망태 버섯에서 추출한 딕티오포린 성분이 신경성장촉진인자가 있다는 보고도 있습니다."

정종찬 박사 / 농촌진흥청 버섯과 연구원

망태버섯을 연구한 논문에는 망태버섯에는 신경성장인자인 NGF를 촉진하는 성분이 들어 있다고 했다.

NGF란 신경조직 세포의 성장과 재생을 유도하는 물질로, 노루궁뎅이 버섯이나 당귀와 같은 식품에도 들어있는 것으로 알려져 있다. 한 논문에 따르면, NGF 성분이 감각신경 마비나 얼굴, 턱 손상 등에 효과가 있다는 결과가 입증된 바 있다.

"NGF가 주로 하는 일은 신경세포가 사망하는 것을 막아주고 신경이 손상됐을 때 재생시키는 중요한 역할입니다. 심각한 손상일 경우 NGF 만 갖고 절대 불가능하고 재생이 가능할 수 있는 가협적인 손상일 경우 망태버섯이나 약용식물 추출물들이 효과가 있을 것으로 판단됩니다."

이종호 박사 / 서울대학교 구강악안면외과 교수

최경남씨는 꾸준한 노력, 건강한 식생활, 그리고 제철 음식인 신비한 망태버섯 덕분에 건강을 되찾을 수 있었던 것이다.

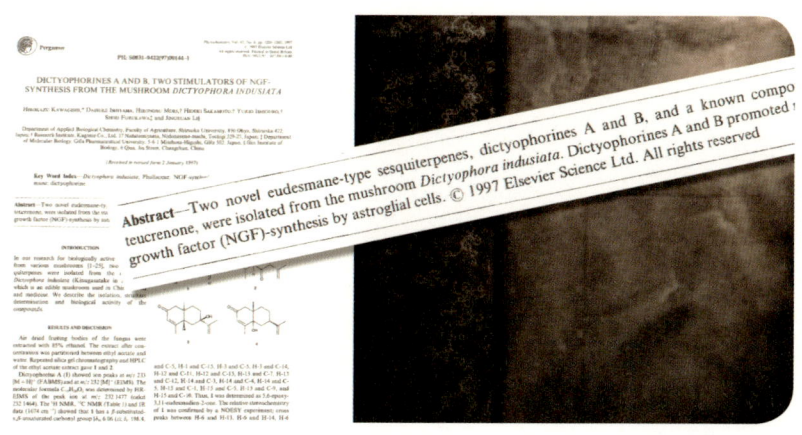

| NGF관련 논문

275

그외 질환
08

골수이형성 증후군

잎새버섯

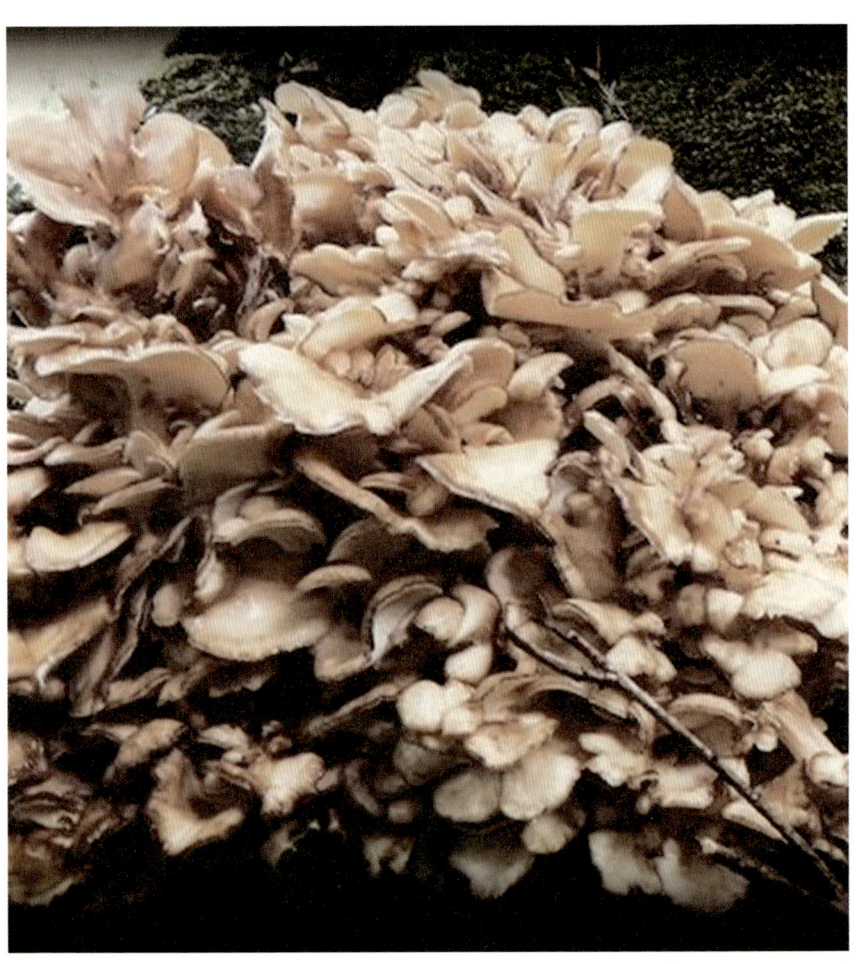

잎새버섯

슈퍼 푸드로
새 삶을 찾다

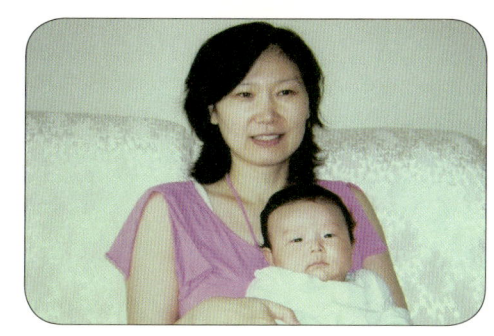

각국을 대표하는 최고의 식품, 이른바 '슈퍼 푸드'로 불리며 세계인들이 건강을 책임지고 있는 식품들이 있다. 그것이 〈타임지〉에 소개가 되고 전 세계인들의 관심을 받고 있는데, 하지만 그 식품들은 대단히 귀하고 놀라운 것들이 아니다. 일상생활 속에서 우리가 흔히 보고 접하고 구할 수 있는 식품들, 그러나 지극히 평범했던 그 식품 속에 감춰진 풍부한 영양소와 다양한 효능들. 그 중, 일본의 대표 건강식품인 버섯만을 먹고, 혈액암을 극복한 주인공이 있다.

대구에 사는 남유정 주부. 그녀는 결혼한 지 7년 째 되던 해에 인생의 큰 전환점을 맞게 된다. 그때는 첫 아이를 출산한 순간이었다.

"힘들게 아이를 가졌고 정말 어렵게 가졌는데 아이를 낳고 나서 행복해야 하는 나날이었는데 저한테 그런 병이 찾아왔어요. 그 때 낳았을 때 너무 행복했으면서도 지금 생각하면 가장 끔찍한 나날이었어요."

임신과 출산. 인생에 있어서 가장 행복해야 했던 시기였지만 그녀는 아이를 키우면서 몸 상태가 심상치 않다는 것을 느꼈다.

"목욕탕을 갔는데 다리와 팔에 멍이 막 들어있더라고요. 아기 때문에 힘들어서 아기 안고 돌보다 보면 부딪칠 수 있으니까. 누구에게 맞았냐고 부부싸움 했냐고 할 정도로 멍이 들어 있었어요. 그게 첫 증상이었죠."

다리부터 얼굴까지 온 몸에 든 멍 때문에 병원을 찾았는데 그녀를 기다린 건 충격적인 결과였다.

"골수가 피를 매일 만드는데 남들이 10개, 100개를 만들면 저는 한 개도 제대로 못 만들었어요. 혈액 암이라고 하더라고요. 골수이형성증후군!"

일반인들에게는 이름조차 희귀한 질병인 '골수이형성증후군' 진단을 받게 된 남유정 씨. '골수이형서증후군'이란 골수 세포에 이상이 생겨, 우리 몸에서 적혈구 백혈구와 같은 피를 만들 수 없는 병으로, 아직까지 뚜렷한 원인이 밝혀지지 않고 있다. 이는 온 몸에 멍이 들고, 심각한 빈혈을 동반하는 혈액질환이다.

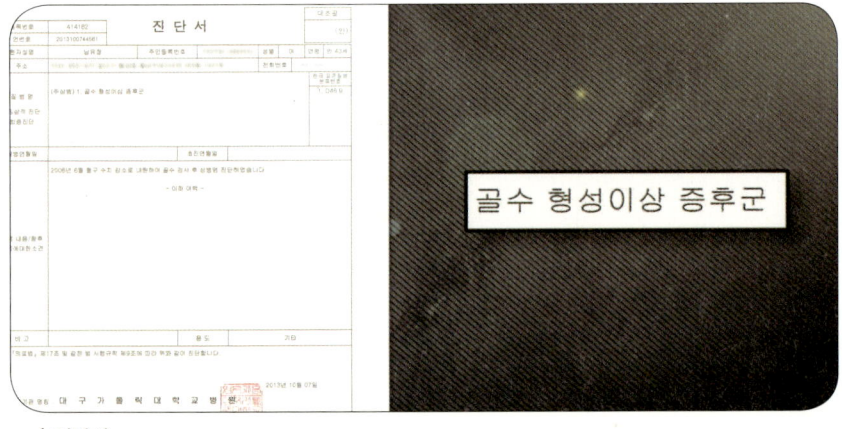

| 진단서

"골수이형성증후군은 백혈병 전 단계이고 백혈병에 버금가는 중한 혈액 암으로 분류되는 질환이고 빈혈, 출혈 증상이 동반되는데 이로 인해서 환자들은 감염과 뇌출혈과 같은 중증 출혈로 사망하게 되고 치료하지 않으면 한 두 달 안에도 사망할 수 있는 중한 질환 중 하나 입니다."

김호영 박사 / 한림대 혈액종양내과 교수

골수이형성증후군에 걸리게 되면 일상생활이 불가능해질 만큼 심한 어지럼증이 생기지만, 약을 먹거나 수술을 하는 것과 같은 구체적인 치료 방법이 없다. 스스로 피를 만들지 못하기 때문에 수혈을 받으며 살아갈 수밖에 없다는데. 그렇게 그녀의 병세는 점점 더 심각해져 갔다.

"앞에 사람이 안 보여요. 그리고 앉았다가 일어서지 못해요. 힘이 없어서요. 수혈을 안 받았을 경우 뇌까지 산소 공급이 안 된다고 하더라고요. 피가 안 만들어지니까 심장이 멎는다거나. 뇌에 산소 공급이 안 되면 자다가 죽는 거죠. 아이 재워놓고 있으면 너무 우울했어요. 그 당시 생각하면. 지금은 행복한데 그 때 생각하면 말로 표현할 수가 없죠."

가족들에게도 그녀의 병은 큰 충격과 아픔이었다.

"매일 눈물바다였죠. 매일 죽는다니까 그 때 생각을 안 하려고 해요. 눈물이 나니까. 골수이식을 해야만 희망이 보인다고 해서 가족들 엄마, 아빠, 저, 남동생, 가까운 친지들도 다 검사했는데 맞는 게 없는 거예요. 너무 가슴이 아팠고, 가족들이 언니 앞에서 울지를 못했어요."

하지만 이런 가족들을 위해 다시 건강을 되찾기로 결심했다는 남유정 씨. 그 결과, 골수이식도 받지 않은 그녀가 현재는 건강한 몸 상태를 유지하게 됐다. 어떻게 이런 일이 가능하게 되었을까?

"제가 몸에 좋다는 건 다 먹었거든요. 장어 엑기스, 홍삼, 미꾸라지 엑기스, 상황버섯, 차가 버섯등등. 여러 가지 다 먹었는데 그 중 가장 효과를 본 게 바로 이거예요."

남유정 씨의 건강을 되살린 일등공신, 물! 특별한 재료를 넣고 끓였다는데.

"이게 제 건강비결이에요. 일본에서 건너온 슈퍼푸드, 잎새입니다."

일본에서 공수해 먹기 시작했다는 '잎새', 그녀가 가장 아팠을 당시, 소개를 받았다고 한다.

"저희 신랑 사촌이 일본으로 시집가서 살고 있는데 그 때 시아버지가 간암에 걸렸는데 골수까지 전이돼서 가망이 없다고 했는데 이걸 먹고 완치됐다는 거예요. 저에게는 그런 일은 거의 기적이었죠."

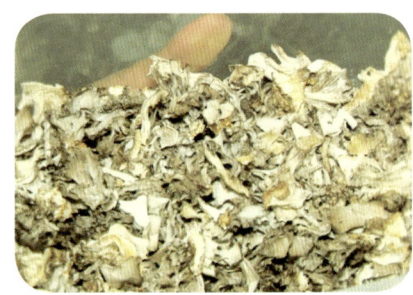

| 말린 잎새버섯

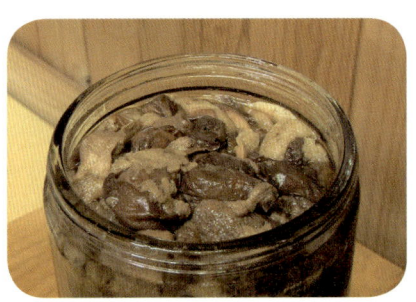

| 잎새버섯차

일본산 슈퍼 푸드, 한국에 상륙하다!

그런데 일본에서만 재배되던 '잎새'는 몇 해 전부터 국내에서도 볼 수 있게 됐다. 경남 창원, 한적한 시골에 위치한 잎새 농장. 그런데! 일제히 숟가락을 손에 들고 걸어오는 사람들. 대체 이 범상치 않은 숟가락의 용도는 무엇일까?

"이게 그냥 수저가 아니라 잎새 따는 도구예요."

드디어 공개되는 '잎새'의 정체! 플라스틱 병 안에 특수한 흙을 넣어 키우고 있었다. 손으로 따면 이파리만 뜯어져, 수저를 활용해 수확한다는 '잎새'. 마치 밥 한 공기를 가득 푸듯이, 채취하는 방식이 독특해 보인다.

"이게 버섯의 왕, 슈퍼푸드라 불리는 잎새 버섯입니다."

한국과 가장 가까운 섬나라 일본! 추운 북부지방에서 잎새 버섯이 자

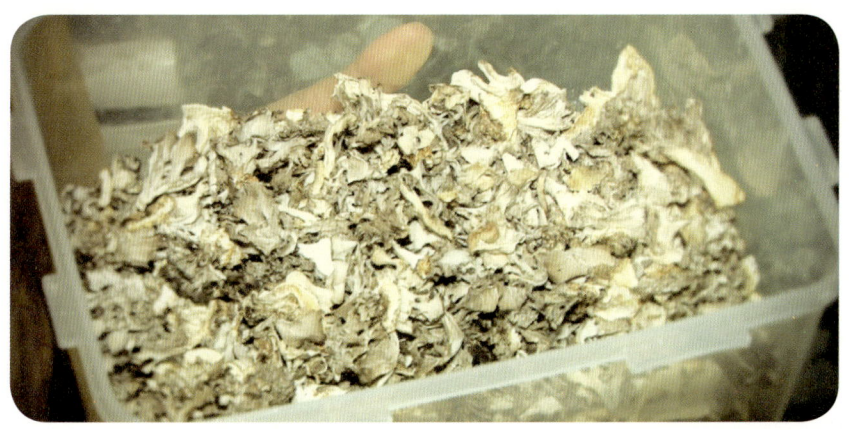

| 통안에 둔 잎새버섯

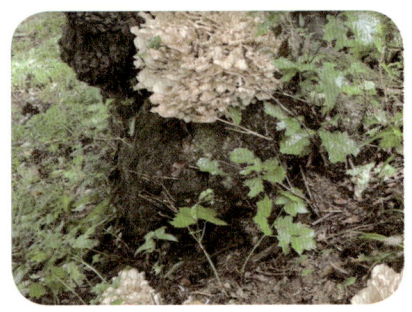 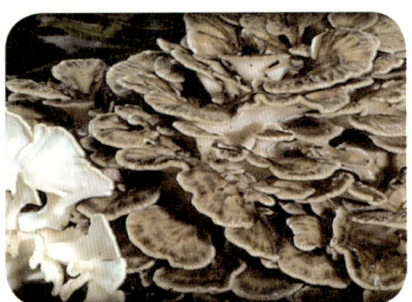

| 야생잎새버섯

란다. 해발 1,500미터의 깊은 산중, 떡갈나무처럼 오래된 활엽수 고목에서 자라는 보기 드문 버섯으로, 은행잎을 여러 개 겹쳐놓은 모양이라 '잎새 버섯'이라 불리지만, 원산지 일본에서는 귀한 버섯인 만큼 발견했을 때 기뻐서 춤을 춘다 하여 '춤추는 버섯'이라고 불리기도 했다.

"일본에서는 면역력 뛰어나다 보니까 우리나라 홍삼 이용하듯 가족 건강 위해서 많이 애용합니다."

자연에서 보기 드물었던 잎새 버섯이 1970년대 대량생산에 성공하면서, 일본인들이 가장 사랑 받는 건강식품으로 애용되고 있다는데. 이토록 일본이 잎새 버섯에 열광하는 이유는, 바로 그 효능을 밝혀낸 한 대학 교

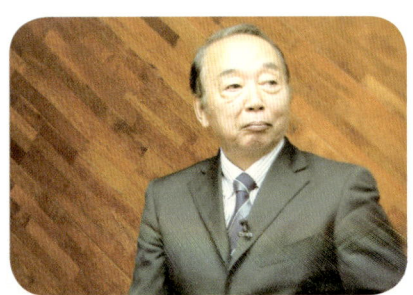 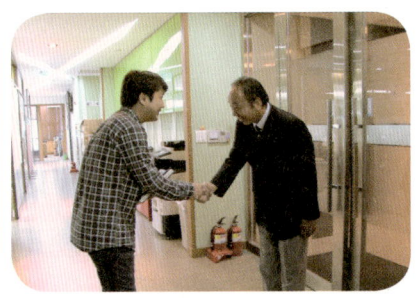

| 난바교수와의 만남

수의 연구 때문이었다. 25년 동안 잎새 버섯만을 연구한 '잎새 버섯의 권위자', 난바히로야키 교수.

"버섯이라는 것은 거의 다 베타글루칸을 포함하고 있는데 잎새 버섯의 베타글루칸은 다른 버섯에 없는 특별한 화학구조를 갖고 있습니다. 이 특별한 화학구조가 면역을 올리는 것을 저희가 증명했습니다. 한 가지 명심해야 할 것은 베타글루칸이 면역을 올린다고 말하는데 종이에도 베타글루칸 성분이 있습니다. 종이를 먹는다고 병이 낫습니까? 그러므로 베타글루칸이 화학적으로 아주 독특한 형태를 갖고 있지 않으면 면역력을 올리지 못한다는 것을 알아야 합니다."

난바 히로야키 박사 / 고베대학교 의과대학 교수/ 잎새버섯 25년 연구가

거의 모든 버섯에 함유돼 있다는 베타글루칸 성분. 하지만 잎새 버섯은 베타글루칸의 구조가 특이하기 때문에 면역력을 높여주는 기능이 가장 뛰어나다는 게 그의 설명이었다.

"잎새 버섯은 면역을 올리는 것뿐 아니라 생활습관 병인 당뇨병, 고지혈증에도 효과가 있는 것을 발견했습니다. 그러니까 매일 먹는 것으로 혈액 속 지방과 장기의 지방을 줄여줍니다."

난바 히로야키 박사 / 고베대학교 의과대학 교수/ 잎새버섯 25년 연구가

난바 히로야키 교수는 잎새 버섯의 뛰어난 항암 작용을 입증했고, 미국에서는 이미 FDA(미국식품의약국) 승인을 받아 항암보조제로 쓰이고 있

었다. 우리가 몰랐던 잎새 버섯의 숨겨진 효능, 과연 건강에는 어떤 긍정적인 영향을 미치는 걸까?

"잎새 버섯은 우리 몸 세포에 좋은 물질 많이 갖고 있기 때문에 성인병과 염증성 반응이 아주 좋고요, 특히 면역 세포 수를 늘려주고 면역 세포 활동 증강시켜 줘서 다른 버섯에 비해 특별하고 강력한 면역 반응을 발휘하는 것 같습니다."

이왕림 박사 / 고려대학교 통합의학센터 교수

한 대학의 연구에 따르면, 암에 걸린 쥐에게 잎새 버섯 추출물을 투여했을 때, 암세포 증식을 막고, 백혈구의 수치를 높여준다는 내용을 확인할 수 있었다. 그렇다면 잎새 버섯이 '골수이형성증후군'을 앓고 있던 남유정씨에게도 도움이 된 것일까?

"본 환자에 있어서도 항산화 물질이 환자 면역기능을 조절해서 증상

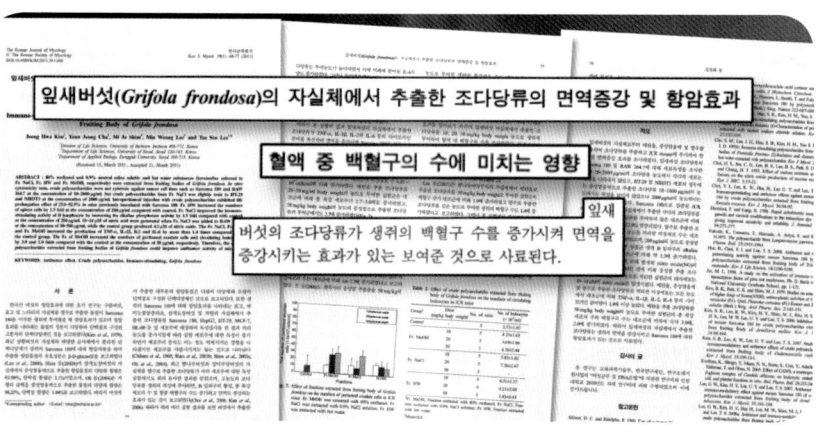

| 백혈구 논문

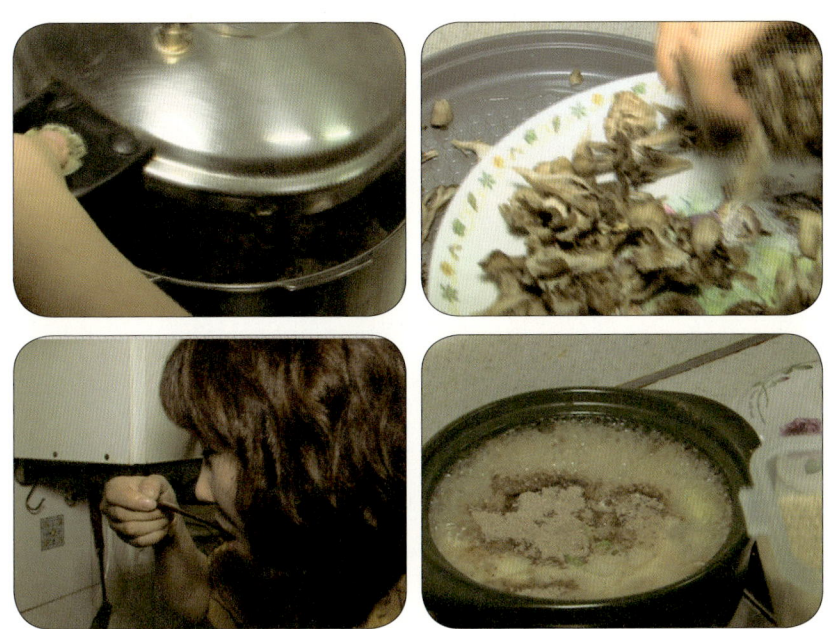

| 잎새버섯으로 요리하는 사례자

개선 도왔다는 것을 유추해 볼 수 있습니다. 하지만 단순히 잎새버섯만으로 치료는 어려웠을 것 같고, 환자가 치료과정 중에 식이요법, 운동요법 등 여러 가지 상호작용을 통해서 증상 개선된 걸 유추해 볼 수 있습니다."

김호영 박사 / 한림대 혈액종양내과 교수

잎새버섯을 2년째 먹고 있는 남유정 씨. 그녀는 단순히 버섯을 물로 끓여 마시는 것 외에도 다양한 요리로 활용하고 있었다. 잎새버섯을 약으로서 먹는 게 아니라, 맛있게 즐겨 먹기 위해서였다.

"상황이나 영지버섯은 딱딱해서 물로밖에 못 끓이잖아요. 요리를 못하는데, 잎새 버섯은 약용이면서도 일반적인 요리로도 활용해 먹을 수 있으니까 그게 차이점인 것 같습니다."

잎새버섯을 먹기 시작한 뒤 처음 3개월 동안은 별다른 느낌이 없었다. 하지만 6개월이 지나고 나자 몸에 놀라운 변화가 생겼다. 어지러움 증이 줄어들고, 얼굴에 혈색이 돌기 시작했다는 것이다. 나아가 백혈구 수치도 올라가면서 더욱 열심히 잎새버섯을 챙겨 먹었다.

"골수이식을 안 하면 살 수 없다고 그런 이야기 들었는데 골수이식 안 받고 여기까지 살고 있는 게 다 잎새 버섯 때문이 아닐까 라고 저는 생각했어요. 먹은 게 이것 밖에 없으니까 저는 절대적으로 잎새 때문이라고 말할 수 있죠."

가장 최근에 받았다는 진단서를 보면, 과거 혈색소가 4%미만에서 현재는 10%이상까지 오른 상태로 거의 정상수치에 가까워졌다.

"환자의 과거 검사결과를 보면 의사 입장에서는 적극적인 수혈과 골수이식을 권장할 만한 상황인데. 최근 결과는 헤모글로빈 수치가 정상으로 회복 된 걸 볼 수 있습니다. 환자와 같은 경우는 굉장히 드문 케이스고, 좋은 경우라고 볼 수 있습니다."

김호영 박사 / 한림대 혈액종양내과 교수

건강을 되찾아 무엇보다 가장 행복한 건 사랑하는 아이와 함께 할 수 있다는 것! 이렇게 건강한 모습으로 오래도록 아이 옆을 지키는 게 그녀의 바람이다.

슈퍼 푸드란 무엇일까요?

우리가 흔히 알고 있는 블루베리, 토마토, 마늘, 브로콜리, 버섯 등이 슈퍼 푸드다. 그렇다면, 과연 슈퍼 푸드의 조건은 무엇일까?

"슈퍼푸드라고 불리는 식품들은 즉, 마늘, 토마토, 브로콜리, 블루베리 모두 항암성분이 있고 항산화 효과 심장질환 예방 노화 방지 면역력 강화, 두뇌활동을 원활하게 해주는 게 특징입니다. 한 마디로 말하면 영양가가 많고, 생리활성을 좋게 해주는 게 슈퍼푸드입니다."
 이건순 박사 / 한국농수산대 교수

블루베리의 안토시아닌, 토마토의 라이코펜, 저마다 독특한 성분을 갖고 있다는 슈퍼푸드! 바로 이런 고유한 '항산화 물질'이 슈퍼푸드 만의 특징이다.